AF591518

LEÇONS

DE CLINIQUE THÉRAPEUTIQUE

SUR LES

MALADIES DU SYSTÈME NERVEUX

HÉMORRAGIE CÉRÉBRALE. — ÉTATS NEURASTHÉNIQUES.
ÉPILEPSIE. — HYSTÉRIE. — TIC DOULOUREUX ET MIGRAINE.
MORPHINOMANIE. — VERTIGE DE MÉNIÈRE.
PIEDS BOTS. — MYÉLITES SYPHILITIQUES. — ATAXIE LOCOMOTRICE.

PAR LE DOCTEUR

GILLES DE LA TOURETTE

PROFESSEUR AGRÉGÉ A LA FACULTÉ DE MÉDECINE DE PARIS
MÉDECIN DE L'HOPITAL SAINT-ANTOINE.

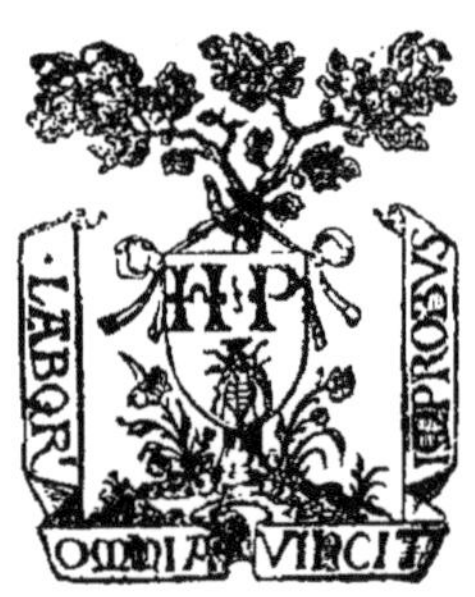

PARIS
LIBRAIRIE PLON
E. PLON, NOURRIT ET Cie, IMPRIMEURS-ÉDITEURS
RUE GARANCIÈRE, 10

1898

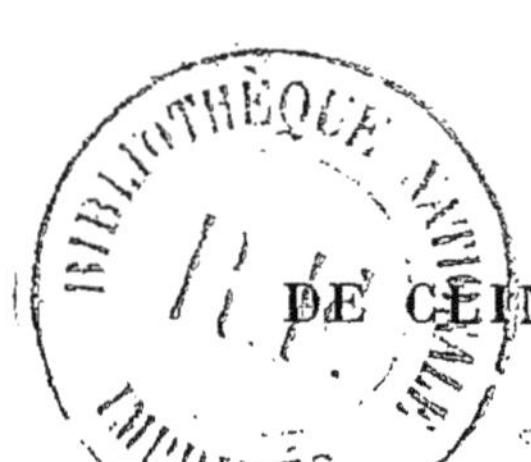

LEÇONS

DE CLINIQUE THÉRAPEUTIQUE

SUR LES

MALADIES DU SYSTÈME NERVEUX

DU MÊME AUTEUR

L'hypnotisme et les états analogues au point de vue médico-légal, *Préface de M. le prof. Brouardel.* In-8° de 583 pages. Paris, Plon et Cie, 1887; 2e édit., 1889. (*Prix Châteauvillard, Faculté de médecine.*)

Sœur Jeanne des Anges, supérieure des Ursulines de Loudun; autobiographie d'une hystérique possédée, d'après le manuscrit inédit de la Bibliothèque de Tours; *Préface de M. le prof. Charcot.* In-8° de 321 p. et reprod. autographiques (avec M. le Dr G. Legué). Paris, Delahaye et Lecrosnier, 1886.

Théophraste Renaudot, d'après des documents inédits. — **Un Essai de Faculté libre au dix-septième siècle**; les Consultations charitables, la Gazette, etc. In-8° de 316 p. Paris, Plon et Cie, 1884.

Études cliniques et physiologiques sur la marche. — *La marche dans les maladies du système nerveux étudiée par la méthode des empreintes.* In-8° de 78 p. avec 31 fig. Paris, Delahaye et Lecrosnier, 1886. (*Prix Godard, Société de biologie.*)

Étude sur une affection nerveuse caractérisée par de l'incoordination motrice accompagnée d'écholalie et de coprolalie. (Jumping, Latah, Myriachit, maladie des tics convulsifs.) In-8° de 68 p. Delahaye et Lecrosnier, 1885.

La nutrition dans l'hystérie. In-8° de 116 pages. Paris, Lecrosnier et Babe, 1890 (avec M. H. Cathelineau). (*Prix Lallemand, Académie des sciences.*)

Traité clinique et thérapeutique de l'hystérie, *Préface de M. le professeur Charcot,* 3 vol. in-8°. Paris, Plon et Cie, 1891-95. (*Prix Herpin, Académie de médecine.*)

La syphilis héréditaire de la moelle épinière. (*Nouv. Icon. de la Salp.*, nos 2 et 3, 1896.)

PARIS. — TYP. DE E. PLON, NOURRIT ET Cie, 8, RUE GARANCIÈRE. — 4126.

LEÇONS

DE CLINIQUE THÉRAPEUTIQUE

SUR LES

MALADIES DU SYSTÈME NERVEUX

HÉMORRAGIE CÉRÉBRALE. — ÉTATS NEURASTHÉNIQUES.
ÉPILEPSIE. — HYSTÉRIE. — TIC DOULOUREUX ET MIGRAINE.
MORPHINOMANIE. — VERTIGE DE MÉNIÈRE.
PIEDS BOTS. — MYÉLITES SYPHILITIQUES. — ATAXIE LOCOMOTRICE.

PAR LE DOCTEUR

GILLES DE LA TOURETTE

PROFESSEUR AGRÉGÉ A LA FACULTÉ DE MÉDECINE DE PARIS
MÉDECIN DE L'HOPITAL SAINT-ANTOINE.

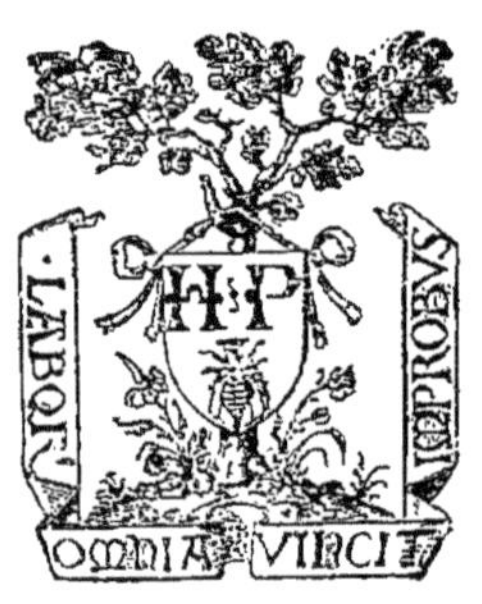

PARIS
LIBRAIRIE PLON
E. PLON, NOURRIT ET Cie, IMPRIMEURS-ÉDITEURS
RUE GARANCIÈRE, 10

1898

AVANT-PROPOS

Parmi les leçons cliniques que j'ai eu l'occasion de faire au courant de ces dernières années, j'ai songé à réunir celles qui comportaient tout particulièrement des développements thérapeutiques, espérant ainsi être utile à la pratique médicale.

En effet, la thérapeutique des maladies du système nerveux est difficile; les chapitres qui lui sont consacrés dans les traités didactiques sont souvent négligés par le lecteur, qui a vite compris que l'auteur s'était beaucoup plus préoccupé de la maladie à décrire que du malade à traiter.

Je me suis proposé de lui faire connaître ce malade et de le guider dans la thérapeutique à opposer à sa maladie.

S'il se dégage de ces leçons quelque impression favorable, c'est à mon regretté Maître, le professeur J.-M. CHARCOT, que je le devrai, car il n'est guère de pages dans ce livre où je n'aie respectueusement essayé de traduire ce qu'il m'avait appris à la Salpêtrière.

Paris, 22 septembre 1898.

LEÇONS
DE CLINIQUE THÉRAPEUTIQUE
SUR LES
MALADIES DU SYSTÈME NERVEUX

PREMIÈRE LEÇON

DIAGNOSTIC ET PRONOSTIC DE L'HÉMORRAGIE CÉRÉBRALE ET DES ÉTATS APOPLECTIFORMES. — TRAITEMENT DES HÉMIPLÉGIQUES.

Introduction.

L'HÉMORRAGIE CÉRÉBRALE. — *Causes réelles :* altérations des parois artérielles : athérome, syphilis, etc.; *causes favorisantes :* variations de la pression; structure particulière des artères; traumatisme; rupture des sinus, etc.

Ensemble clinique de l'hémorragie : ictus et coma. — *Le sujet survivra-t-il?* — Importance de l'*investigation thermométrique.* — Contracture précoce des cas graves; déviation conjuguée de la tête et des yeux; *decubitus acutus.*

Le sujet restera-t-il paralysé, et de quel côté? — Examen de la face et des diverses sensibilités.

DIAGNOSTIC DIFFÉRENTIEL DES ÉTATS APOPLECTIQUES SIMULANT L'HÉMORRAGIE CÉRÉBRALE. — *États organiques :* néoplasmes intra-craniens; traumatismes; coma épileptique. — *Coma des intoxications :* alcool; opium; coma urémique et diabétique, etc. — *États dynamiques :* attaque d'hystérie comateuse.

ÉVOLUTION DE L'HÉMIPLÉGIE ORGANIQUE. — Hémiplégie transitoire; diagnostic avec l'hémiplégie hystérique. — *Phénomènes qui se passent* du côté de la *face;* du côté du *membre inférieur;* du côté du *membre supérieur.* — *L'arthrite des hémiplégiques avec ankylose,* phénomène de simple immobilisation, cause des *douleurs,* cause de l'*atrophie musculaire;* doit être évitée; sa fréquence. — *État mental des hémiplégiques.*

TRAITEMENT DE L'HÉMORRAGIE CÉRÉBRALE. — Prophylactique; traitement du coma; traitement de l'hémiplégie; traitement médicamenteux.

L'année où j'avais l'honneur d'être l'interne du professeur Damaschino à l'hôpital Laënnec, il se trouvait parmi les élèves du service un étudiant laborieux, qui à quelque temps de là devint interne à son tour. Je le rencontrai un jour que je me rendais à la Salpêtrière où m'appelaient mes fonctions de chef de clinique de M. Charcot, et, pensant lui être agréable, je l'invitai à suivre le cours élémentaire et pratique que mon maître m'avait autorisé à faire à quelques élèves particuliers sur les maladies du système nerveux.

« A quoi bon? me répondit-il. J'ai renoncé à la carrière des concours, d'ici peu de temps j'aurai soutenu ma thèse et serai installé dans mon pays, en province, où mon but sera surtout de m'adonner à la clientèle et de pratiquer l'art de guérir. Alors pourquoi me creuser la tête à apprendre les maladies nerveuses, puisque dans la majorité des cas il n'y a pas de traitement à leur opposer? »

Je crus inutile de discuter avec lui, car, évidemment, son siège était fait; mais je pensai, et c'est encore mon opinion aujourd'hui, qu'il se trompait doublement.

J'estime, en effet, que les médecins désireux de s'adonner à la pratique doivent, en matière nerveuse comme en toute autre, connaître la pathologie à l'instar de ceux qui poursuivent un but exclusivement scientifique. Car les notions ainsi acquises leur permettront seules d'établir le diagnostic de l'affection pour laquelle ils seront consultés, et un bon diagnostic est indispensable pour formuler un pronostic sur lequel l'entourage du malade désire toujours être renseigné d'une façon aussi rapide et aussi précise que possible.

C'est qu'en effet, à la ville, dans la clientèle, les choses se passent un peu différemment que dans un service hospitalier. En présence d'un cas difficile, à l'hôpital, nous pouvons louvoyer, prendre des atermoiements, revenir sur notre diagnostic, attendre l'évolution de l'affection soumise à notre observation. A la rigueur, nous ne sommes pas tenu de nous prononcer; nous ne sommes pour ainsi dire responsable que vis-à-vis de nous-même.

Dans la pratique, il n'en est plus ainsi. On vous pressera

de formuler votre opinion sur la gravité du cas pour lequel vous aurez été mandé. Outre les sentiments d'affection qui font désirer à l'entourage d'être renseigné le plus vite possible, il existe encore des questions d'intérêt qui nécessitent une solution aussi urgente, toutes choses dont vous n'aurez pas à vous préoccuper à l'hôpital. Il peut y avoir la situation de toute une famille à sauvegarder : des mesures immédiates à prendre si le cas est jugé d'emblée mortel ou incurable, ce qui arrive fréquemment en matière de maladies nerveuses. Il faut donc de toute nécessité que la clinique et la pathologie vous soient familières pour établir le diagnostic et le pronostic anxieusement attendus.

J'ajoute, et c'est le second point sur lequel se trompait mon interlocuteur, que vous aurez également dû apprendre le traitement à opposer à ces maladies, car il existe, et souvent très efficace, à l'inverse de l'opinion erronée et trop courante dont il se faisait l'écho. J'espère vous le démontrer au cours de ces leçons dans lesquelles, sans négliger les enseignements de la pathologie, je m'efforcerai surtout de me placer au point de vue pratique, faisant autant que possible abstraction du milieu hospitalier où nous nous trouvons pour reporter, au moins par la pensée, le malade dans le milieu familial où vous aurez un jour ou l'autre à intervenir.

I

Je ne crois pas que dans le domaine des maladies du système nerveux il y ait une affection autre que l'*hémorragie cérébrale* à laquelle s'appliquent plus exactement les considérations dans lesquelles je viens d'entrer, et cela, en raison de sa fréquence, de la soudaineté de ses allures et de sa grande gravité. Pendant la période apoplectique, on vous demandera si la mort doit être la consé quence fatale de l'ictus; après le coma, il faudra vous prononcer sur l'évolution ultérieure de l'hémiplégie. Que répondrez-vous si cette question de pathologie ne vous est pas familière? Quelle sera votre attitude si, après avoir diagnostiqué — faute de notions cliniques antérieurement acquises — la rupture d'une artériole cérébrale et porté le plus sombre pronostic, la situation se résout par une attaque d'hystérie convulsive succédant à un coma de même nature? La chose s'est vue et se verra malheureusement encore. Il n'est pas, vous allez vous en rendre compte, jusqu'au traitement de l'hémiplégie la plus banale qui ne permette de faire ressortir votre savoir, votre expérience ou votre ignorance en la matière.

C'est pourquoi, entre toutes, j'ai choisi cette question de l'hémorragie cérébrale pour vous faire comprendre sans discussion possible la nécessité où se trouve le praticien, d'être au courant de la pathologie, de la clinique thérapeutique des maladies nerveuses. J'en ferai l'objet de cette leçon, en groupant autour d'elle par rapport à ses diverses phases ou périodes les états qui la pourraient simuler.

En dehors du traumatisme dont le mécanisme est variable : plaies pénétrantes, fractures, chevauchement des os du crâne chez les nouveau-nés dont l'issue des parties maternelles a été laborieuse, la cause réelle et de beaucoup la plus fréquente de l'hémorragie réside dans l'altération pariétale des artères de l'encéphale. Je néglige, en effet, la déchirure assez rare des sinus dont la notion pratique ne pourrait vous être fournie que par la constatation d'un traumatisme.

Hormis cette altération artérielle que vous allez bientôt connaitre, on a invoqué, pour expliquer la fréquence de l'hémorragie au niveau du cerveau, ce fait que les vaisseaux à sang rouge de l'encéphale étaient de petit volume et, partant, peu résistants, que la substance cérébrale, par sa constitution même, ne leur offrait qu'un faible soutien. Ces dispositions anatomiques ne jouent, à la vérité, qu'un rôle accessoire dans la pathogénie de leur rupture. Pour infirmer ce rôle, j'ajouterai qu'il n'est peut-être pas de vaisseaux dans l'économie qui soient mieux doués anatomiquement que les artères du cerveau pour résister à la pression sanguine. En 1883, alors que j'avais l'honneur d'être l'élève de M. le professeur Ranvier, au Collège de France, il me sembla intéressant, mettant à profit les travaux de mon maître, d'étudier leur structure en la comparant à celle des autres artères de l'économie. La conclusion que je tirai de ces recherches restées inédites fut que les artères du cerveau, je parle en particulier de la sylvienne et de ses ramifications intra-encéphaliques, participent à la fois du type musculaire et du type élastique. Elles jouissent donc en même temps des qualités inhérentes à l'un et à l'autre, ce qui permet de préjuger de leur résistance. A la vérité, dans certains états pathologiques, lors des accès d'épilepsie, par exemple, elles sont appelées à subir des exagérations de pression très considérables, ainsi que l'ont démontré MM. Pitres et François-Franck. Mais pour déterminer leur rupture, la pression doit être singulièrement augmentée. Il résulte, en effet, des expériences de Mendel et de Stein que pour qu'une artère saine se rompe, il faut que celle-ci passe du chiffre normal de 8 à 12 millimètres à 150-200 millimètres de mercure. Vous comprenez, dès lors, combien, en dehors de certains cas d'exaltation exceptionnelle de pression, l'altération de la paroi est nécessaire. En réalité, c'est elle qui domine la pathogénie de l'hémorragie cérébrale, et je vais en quelques mots préciser les causes et la nature de cette altération.

L'*âge* joue un grand rôle dans la circonstance, et, de fait, c'est rarement avant cinquante ou soixante ans que se montre l'hémorragie cérébrale, favorisée, en outre, suivant M. le professeur Dieulafoy, par certaines prédispositions héréditaires. Toutefois, on peut également l'observer chez des individus jeunes ayant souffert de maladies infectieuses, la syphilis en particulier, productrices d'artérites tant généralisées que localisées à l'encéphale.

Dans tous ces cas l'altération vasculaire, cause habituelle de l'hémorragie cérébrale, se juge en particulier par des lésions d'apparence limitée, entrevues par Cruveilhier, mais dont la description a été donnée d'une façon définitive par Charcot et Bouchard en 1868. Je veux parler des *anévrismes miliaires* qui siègent sur les ramifications terminales des artères intra-encéphaliques, en particulier sur l'artère lenticulo-striée, artère de l'hémorragie cérébrale de Charcot. Ces petits anévrismes, source immédiate de l'hémorragie, sont intimement liés à l'altération des parois vasculaires. Je crois inutile d'entrer dans le détail des discussions qui ont eu lieu à dater du mémoire des auteurs précités pour déterminer si, comme ils le pensaient, la périartérite est surtout en cause, l'endartérite restant la lésion du ramollissement, ou si, au contraire, c'est à cette dernière qu'il faut attribuer la pathogénie de l'anévrisme. Aujourd'hui ces diverses opinions se sont fusionnées, et l'on met au compte de l'artérite, de l'artério-sclérose, sans plus de distinction, le développement de ces dilatations vasculaires. Toutes les causes susceptibles de faire naître l'artérite aiguë ou l'artério-sclérose seront donc capables de produire la lésion de l'hémorragie cérébrale : l'âge en particulier, je vous l'ai dit, qui s'accompagne d'une déchéance de tous les tissus, auquel s'ajouteront les maladies infectieuses, la goutte, l'alcoolisme et les diverses intoxications qui prédisposent aux altérations artérielles.

Quelle que soit l'origine de l'adultération pariétale, celle-ci tient, en fin de compte, l'hémorragie sous sa dépendance directe. Toutefois, il ne faut pas négliger l'étude des causes qui favorisent la rupture de l'artère déjà malade. Ces dernières doivent être recherchées dans les *variations de pression* que le système vasculaire est appelé à subir à chaque instant. Elles sont importantes à connaître, car si vous ne pouvez pas grand'chose contre l'altération elle-même une fois constituée, il vous sera peut-être possible par une hygiène prophylactique bien comprise de retarder le moment de la rupture.

L'influence nuisible du froid, et surtout du froid s'exerçant subitement, est indéniable. Lorsque le sujet passe sans transition d'une température élevée à une température basse, d'un appartement fortement chauffé à l'atmosphère du dehors, le sang reflue de la périphérie vers le centre, et la pression intra-viscérale, cerveau y compris, se trouve augmentée. L'ingestion d'une trop grande quantité de liquides, surtout de boissons alcooliques ou stimulantes, thé ou café par exemple, produit des effets analogues par un autre mécanisme De même le coït, surtout lorsqu'il est pratiqué peu de temps après le repas, peut conduire à des résultats identiques. Je ne fais que vous signaler les conditions favorisantes les plus habituelles, pour ne pas sortir de la règle pratique que je me suis imposée dans ces leçons. Toutes ces causes sont d'ailleurs bien connues; elles ne sauraient conduire à l'hémorragie, si l'altération des parois n'était pas préexistante. Toutefois il est des cas, rares à la vérité, où celle-ci n'est pas indispensable; c'est ainsi, comme je vous l'ai déjà dit, qu'au cours des accès d'épilepsie la pression artérielle peut devenir assez considérable pour produire d'elle-même la rupture. C'est un fait qu'il importe de connaître et dont vous tirerez parti dans certains cas d'un diagnostic difficile où vous aurez noté des accès convulsifs. De même chez les enfants naissants, lorsque la circulation cérébrale se trouve entravée par l'enroulement du cordon autour du cou.

*
* *

Supposons maintenant que, malgré toutes les précautions qu'on ait pu prendre, l'hémorragie cérébrale vienne à se produire ; voyons par quels signes elle va se révéler.

Il a pu exister des prodromes consistant en céphalées, en bouffées congestives de la face, fréquentes chez les athéromateux, en vertiges; mais c'est bien plutôt là le fait de la thrombose ou du spasme artériel, de l'oblitération intermittente ou progressive des vaisseaux que l'indice de leur prochaine déchirure. Dans la grande majorité des cas l'hémorragie s'effectue soudainement, sans prodromes caractéristiques; le sujet n'a pas le temps d'analyser ses sensations, il s'affaisse lourdement sur le sol, la perte de connaissance est rapidement complète. Et ne croyez pas pour cela que l'hémorragie doive être nécessairement très considérable, que cette annihilation soudaine des facultés entraîne forcément par elle-même un pronostic presque sûrement fatal. Il y a longtemps déjà que M. le professeur Jaccoud a insisté sur l'action synergique des hémisphères, sur les phénomènes d'inhibition qui se généralisent à tout le cerveau, lorsqu'une de ses parties vient à être lésée.

Le sujet est plongé dans le coma, dans la résolution la plus absolue, telle que la vessie ou le rectum ont pu laisser échapper leur contenu ; on remarque parfois que les vêtements sont souillés par un vomissement. Les membres soulevés retombent flasques et inertes sur le plan du lit ; les yeux sont clos, les pupilles souvent contractées ; au moindre mouvement communiqué la tête roule indifféremment sur l'une ou l'autre épaule.

Il des cas cependant où la période apoplectique de l'hémorragie cérébrale ne se juge pas par une flaccidité générale aussi complète. Il importe que vous en soyez avertis, car presque toujours, en constatant les signes que je vais vous indiquer, vous aurez à porter un pronostic de la plus haute gravité. Vous remarquerez alors que tout un côté du corps est contracturé, que les membres supérieur et inférieur du même côté sont raides et animés parfois de secousses convulsives, que cette raideur tend à se généraliser à toutes les parties du corps. Cette contracture très précoce ne s'observe que dans les grands épanchements qui ont inondé les ventricules, ou encore dans les hémorragies méningées intéressant une certaine étendue du territoire cortical ; elle entraîne avec elle, je vous l'ai dit, un pronostic des plus fâcheux.

Faisons abstraction de ces cas, en vérité assez rares, pour nous placer dans les conditions les plus habituelles. Vous êtes en présence d'un sujet plongé dans le coma, dans la résolution absolue, insensible à toutes les excitations extérieures, à quel signes reconnaîtrez-vous qu'il est atteint d'une hémorragie cérébrale?

L'âge relativement avancé du sujet est un élément de présomption de grosse importance, mais insuffisant dans l'espèce, car certains syphilitiques jeunes peuvent en particulier être frappés de cette façon. La soudaineté du début vous servira également; mais, outre qu'elle est parfois difficile à apprécier en l'absence de renseignements qui pourront faire défaut, elle ne saurait à elle seule confirmer le diagnostic. Enfin, l'état comateux lui-même ne diffère pas sensiblement dans l'hémorragie de celui qu'on observe au cours d'autres manifestations dont nous aurons bientôt à nous ocuper.

L'élément capital qui vous permettra de serrer le diagnostic d'aussi près que possible est tiré de l'*investigation thermométrique*. Aussi, lorsqu'on vous appellera près d'une personne plongée dans le coma, votre premier soin devra-t-il être de vous munir d'un thermomètre.

Il résulte, en effet, de recherches longtemps poursuivies à la Salpêtrière par Charcot, Lépine, et surtout par M. Bourneville, que l'hémorragie cérébrale se juge d'ordinaire par une courbe thermométrique sinon invariable, au moins assez constamment la même pour laisser peu de place à une erreur d'interprétation. Au moment où l'hémorragie se produit, la température baisse, elle tombe à 36°, voire même à 35° dans certains cas. Mais cette chute n'est que momentanée, elle dure rarement plus de quelques heures. Aussi, bien souvent n'arriverez-vous auprès du malade que lorsqu'elle aura déjà disparu et fait place, au contraire, à une élévation thermométrique. Trois ou quatre heures, sinon plus tôt, après le début de la rupture artérielle, vous constaterez déjà 38° à 39°. A ce moment et à ces degrés, la température peut rester stationnaire. Notez-la avec soin et exigez qu'elle soit reprise toutes les deux heures. L'indication pratique du plus haut intérêt qu'elle vous fournira immédiatement est la suivante : au-dessous de 39° vous pouvez espérer la survie, l'espérer d'autant plus que la température se maintiendra à ce taux, ou que dans les vingt-quatre ou trente-six heures qui vont suivre elle ne s'élèvera plus ou tendra à s'abaisser.

Mais si, mandé près d'un malade dans les cinq ou six premières heures qui ont suivi l'ictus, vous constatez que la température avoisine 40° et qu'une heure plus tard elle s'est encore accrue, alors vous pourrez prédire une issue fatale et rapidement fatale. D'autant que dans ces conditions les 40° sont souvent dépassés et qu'il n'est pas rare de noter 41°, voire 42° ou même 43°,2, ainsi que j'en ai observé moi-même un exemple.

Vous voyez quels renseignements aussi précis qu'immédiats vous fournit l'investigation thermométrique ; au-dessous de 39°, c'est la survie, ou tout au moins l'échéance fatale momentanément ajournée ; au-dessus de 39°, la situation est grave ; à 40° et au-dessus, c'est presque fatalement la mort.

Je dois ajouter que chez certains sujets âgés ou affaiblis il se produit parfois une période dite stationnaire, se prolongeant pendant quelques jours et au bout de laquelle la mort peut survenir, bien que la température n'ait pas dépassé 38° à 39°. Ces cas sont rares ; généralement, ou bien dans les quarante-huit heures la température monte d'un jet ou progressivement et la mort survient ; ou, sans avoir dépassé 39°, elle revient plus lentement, après quelques oscillations, à la normale marquant ainsi la terminaison favorable de l'état apoplectique.

En possession de ces données si précieuses fournies par l'investigation thermométrique, vous seriez peut-être tentés d'en tirer un nouveau bénéfice pour le diagnostic différentiel à établir entre l'hémorragie cérébrale et le ramollissement, par exemple. Vos espérances seraient déçues : qu'il s'agisse d'une hémorragie ou d'un foyer nécrobiotique en préparation producteurs de l'apoplexie, la température reste peu élevée dans les cas bénins et s'exalte dans les cas graves. En réalité, d'ailleurs, ce sont là deux lésions de même ordre et sous la dépendance d'une altération vasculaire de même nature : vous devrez chercher ailleurs les éléments d'un diagnostic différentiel qui n'a en vérité, au moment de l'ictus apoplectique, qu'une importance de second ordre. Pendant cette période, vous aurez, j'y insiste à nouveau, à trancher uniquement la question de survie ou de mort, qu'il s'agisse de ramollissement ou d'hémorragie ; le thermomètre vous permettra de répondre, n'essayez pas de lui demander plus qu'il ne pourrait vous donner.

*
* *

J'ajoute qu'il existe dans cet ordre d'idées quelques autres éléments d'appréciation. Je vous ai déjà parlé de la *contracture précoce* qui, lorsqu'elle se manifeste, est toujours d'un fâcheux augure, de même peut-être que la contracture extrême des pupilles lorsqu'elle est persistante. Vous pourrez aussi tirer un indice grave d'un signe objectif, à la vérité un peu moins sévère : je veux parler de la *déviation conjuguée de la tête et des yeux*.

Voici en quoi consiste ce phénomène. Lorsque, appelé près d'un sujet plongé dans le coma, vous considérerez avec attention l'aspect de sa face, l'état de ses pupilles, que vous aurez placé pour ce faire sa tête en situation médiane, il vous arrivera parfois de remarquer qu'aussitôt après votre examen, la tête est revenue dans la situation où vous l'aviez trouvée, s'inclinant, par exemple, sur l'épaule droite. Elle y revient à nouveau, si vous l'inclinez à gauche. Considérez alors les yeux, vous remarquerez encore que tous les deux se portent synergiquement à droite, du côté où la tête, malgré vous, retourne s'incliner, la face se portant en rotation et regardant le côté droit.

Ce signe facile à constater est de mauvais augure : corroborez-le par l'investigation thermométrique. N'oubliez pas toutefois que, même si la température est peu élevée, la déviation conjuguée devra vous faire hésiter à porter un diagnostic favorable. Récemment, on conduisait dans le service une femme de soixante-cinq ans ramassée en plein coma sur la voix publique : la tête et les yeux restaient manifestement déviés en permanence vers la gauche. La température ne dépassait pas 38°,2 : elle oscilla autour de ce chiffre pendant trois jours, après lesquels la mort survint, ainsi d'ailleurs que je l'avais prévu en me basant sur cette déviation persistante. L'autopsie montra un large foyer de ramollissement siégeant dans l'hémisphère gauche. J'avais pu indiquer cette localisation, en dehors d'une hémiplégie que l'état comateux profond rendait alors très difficilement appréciable.

C'est qu'en effet la déviation conjuguée peut être utilisée non seulement comme facteur de gravité, mais encore, dans les cas où la survie doit avoir lieu, pour indiquer de quel côté siégera l'hémiplégie qui accompagne si souvent l'hémorragie ou le ramollissement cérébral. L'hémiplégie se fera du côté opposé à la déviation, car en un mot, en une phrase caractéristique, « le sujet regarde sa lésion » ; l'hémiplégie sera à droite s'il regarde à gauche, et *vice versa*. Je n'ignore pas qu'il est quelques exceptions à cette règle, bien mises en lumière par M. le professeur Landouzy; qu'il peut exister des déviations conjuguées par paralysie ou par contracture; mais l'indication fournie par la déviation n'en reste pas moins précise dans la majorité des cas, tant au point de vue du siège de la lésion que de la gravité de l'état apoplectique, ce qui nous importe surtout en ce moment.

Un autre signe de gravité a été indiqué par M. Charcot. Il est moins précoce que la déviation conjuguée et que l'ascension thermique, mais il n'apporte pas moins de précieux renseignements pour établir le pronostic, d'autant qu'il coïncide souvent avec une prolongation inusitée du coma. Il consiste dans l'apparition, du deuxième au quatrième jour qui suit l'ictus, d'une plaque d'érythème sur la fesse du côté où existera l'hémiplégie, si le sujet survit. Cette plaque siège sur le milieu de la région fessière et non à la région sacrée, où se montrent d'ordinaire les escarres résultant d'un décubitus longtemps prolongé : elle se couvre rapidement d'une éruption bulleuse, à laquelle succède une tache ecchymotique qui constitue le *decubitus acutus*. Si la survie doit avoir lieu, le décubitus se transforme en escarre, mais il est rare qu'il parcoure tous les stades de son évolution; le plus souvent, la mort survient dans les deux ou trois jours qui suivent son apparition, d'où la qualification caractéristique dans l'espèce d'*ominosus*, que M. Charcot avait attribuée à cette manifestation. Vous la rechercherez avec soin, de même que certaines éruptions pemphigoïdes, qui se montrent ordinairement, dans ces cas, sur le membre inférieur qui doit être paralysé, aux endroits plus particulièrement soumis à une légère pression, au talon, à la face interne du genou, par exemple. Celles-ci entraînent toutefois un pronostic moins grave que le decubitus acutus proprement dit.

C'est en vous aidant de ces divers signes que vous pourrez répondre avec quelque assurance à la question qui, je le répète, vous sera toujours posée : Le sujet succombera-t-il à l'ictus apoplectique qui le tient en ce moment plongé dans le coma? Aussi je crois utile de résumer ces diverses indications pronostiques.

Si dans les douze ou vingt-quatre heures qui suivent l'ictus la température prend une marche ascendante et dépasse 40°, la mort surviendra à brève échéance; si la température oscille autour de 39° et qu'il existe de la déviation conjuguée de la tête et des yeux ou de la contracture précoce, il est probable que le pronostic se jugera de même façon. Si la température reste stationnaire autour de 39° pendant deux ou trois jours et qu'il se montre du decubitus acutus, même réponse.

Si, au contraire, la température reste au-dessous de 39° dans les premières vingt-quatre heures, le pronostic est favorable; à plus forte raison, si elle s'abaisse encore dans les deux ou trois jours qui vont suivre, le sujet reviendra à lui, et la survie aura lieu dans les conditions que je vais vous indiquer. Tenez-vous cependant dans une sage réserve pendant les trois ou quatre premiers jours qui suivront l'ictus, car une seconde hémorragie peut alors se produire, ce que d'ailleurs l'élévation thermique vous indiquerait à nouveau. Méfiez-vous aussi, je vous l'ai dit, chez les personnes âgées ou très affaiblies, d'une courbe thermique peu accentuée, mais traînante, avec prolongation du coma ou d'un demi-coma. Pour que le pronostic soit nettement favorable, il ne faut pas, dans l'hémorragie cérébrale, que l'état comateux se prolonge au delà de quarante-huit heures, et la température doit être redevenue normale ou presque normale au bout de quatre à six jours.

Pouvez-vous, à l'aide de l'investigation thermométrique, préciser davantage et vous servir de ce moyen pour localiser anatomiquement, par exemple, le siège de l'hémorragie? Certainement non. Les recherches des auteurs précités, les expériences physiologiques de MM. Charles Richet et J.-F. Guyon n'ont pas permis d'établir la localisation précise des centres thermiques de l'encéphale, et dans le mémoire très documenté de M. Bourneville vous trouverez des cas avec élévation thermique où l'hémorragie siégeait indifféremment dans le cerveau, le cervelet, le bulbe ou la protubérance. J'ai eu récemment l'occasion de faire deux autopsies dans lesquelles je pensais trouver un large épanchement intra-cérébral : il existait simplement un petit foyer hémorragique situé en plein bulbe. Dans les deux cas, la mort était survenue rapidement avec une élévation thermique dépassant 40°. Peu nous importe, du reste, si nous ne quittons pas le point de vue pronostique auquel nous nous sommes placé. Il s'agit de savoir si l'hémorragie, quel que soit son siège ou son étendue, tuera le sujet qui en est porteur; je crois vous avoir mis à même de répondre à cette question qui prime toutes les autres. Je pourrais dire aussi bien ramollissement qu'hémorragie, car en ce moment la nature précise de la lésion vient au second plan. J'ajouterai même que, dans les cas présumés de traumatisme cranien, de tumeur cérébrale, chez des sujets observés pour la première fois en plein ictus, sans renseignements précis sur l'évolution antérieure de l'affection, la courbe thermométrique vous fournira à elle seule des renseignements aussi précieux, aussi circonstanciés, en ce qui regarde le pronostic, qu'au cours de l'hémorragie cérébrale.

*
* *

Je suppose maintenant qu'en présence d'une température de 38°,5, par exemple, votre pronostic n'ait pas été fatal, que vous ayez laissé espérer la survie, la question suivante vous sera alors immédiatement posée : « Puisque le malade doit sortir la vie sauve de son ictus, dans quelles conditions se trouvera-t-il? Restera-t-il paralysé? » On n'ignore pas, en effet, dans le milieu extra-médical, qu'une attaque dite apoplectique, quelle qu'en soit la nature, laisse après elle souvent, sinon dans la majorité des cas, des phénomènes paralytiques. Vous serez sollicités de dire s'il existera une hémiplégie et de quel côté elle siégera. D'une façon générale, vous pourrez répondre beaucoup plus facilement à cette question qu'à celle qui, pendant le coma, concernait la survie. Outre que la réponse engage relativement moins votre responsabilité, vous aurez pour guides un certain nombre de signes objectifs qui laisseront rarement place à l'erreur.

Examinons attentivement le sujet plongé dans le coma. Lorsqu'il existe de la déviation conjuguée de la tête et des yeux, nous pourrons presque immédiatement répondre que l'hémiplégie siégera du côté opposé à la déviation, si toutefois la grave lésion dont ce signe est l'indice permet la survie et, partant, la persistance de l'hémiplégie qui fait bien rarement défaut dans ces cas.

En l'absence de la déviation, heureusement d'ailleurs assez rare, dans les premières heures qui suivent l'ictus il vous sera difficile d'être affirmatif. La résolution est complète, absolue, l'insensibilité totale, il n'existe aucune réaction musculaire, ni spontanée, ni provoquée, rien, en un mot, qui puisse vous guider dans l'appréciation d'une localisation paralytique.

Il n'en est plus généralement de même après vingt-quatre heures, si la mort ne doit pas avoir lieu, ce qui est le cas qui nous intéresse en ce moment. Divers signes vous permettront alors de sortir de la réserve prudente que vous vous étiez imposée.

L'examen de la face va prendre une valeur de tout premier ordre. Alors qu'à ce moment les membres supérieurs et inférieurs gisent inertes, sans phénomènes réactionnels d'aucune sorte, provoqués ou spontanés, on note déjà que la joue et la commissure labiale d'un côté sont soulevées par la colonne expiratoire d'une façon un peu différente de celle observée du côté opposé. La joue droite, par exemple, la commissure labiale, la lèvre supérieure se soulèvent davantage; il semble, pour employer une expression consacrée, que le malade fume la pipe à chaque expiration.

C'est de ce côté que siégera l'hémiplégie, car ce soulèvement passif, comparativement plus accentué que celui qu'on observe du côté gauche, dans l'espèce, indique la présence d'une paralysie faciale, et, s'il peut exister une paralysie des membres supérieur et inférieur sans paralysie faciale, il est exceptionnel dans l'hémorragie cérébrale d'observer une paralysie faciale sans hémiplégie. Pour contrôler votre diagnostic, soulevez les membres du côté que vous supposez devoir être paralysé, ils retomberont parfois plus lourdement que ceux du côté opposé, mais ce signe peut être insuffisamment marqué à la période où le coma est encore très profond, où la tonicité musculaire n'a pas encore reparu. Il en est de même des réactions douloureuses ou musculaires, que vous chercherez à provoquer, soit en pinçant la peau, soit en enfonçant une aiguille dans les tissus. Tenez-vous-en donc, à cette période, aux données que vous fournira l'observation de la face. De plus, et déjà, si vous constatiez que la paralysie faciale siège à droite, vous pourriez émettre l'hypothèse qu'avec une hémiplégie droite coïncidera peut-être l'aphasie suivant ses divers modes.

Le diagnostic d'hémiplégie ne tardera pas, d'ailleurs, à devenir de plus en plus facile. Dans l'hypothèse où nous nous sommes placé d'une terminaison favorable, le coma va bientôt disparaître. Au bout de vingt-quatre à quarante-huit-heures, rarement plus tard, mais assez souvent plus tôt, car il ne faut pas oublier qu'un coma apoplectique même de courte durée et d'allures relativement bénignes s'accompagne souvent d'hémiplégie, le sujet sort de la torpeur profonde dans laquelle il était plongé. La paralysie faciale devient de plus en plus évidente ; alors que la conscience est encore presque entièrement obnubilée, la tonicité musculaire a reparu, la bouche se dévie manifestement du côté sain, dont la commissure s'agrandit par rapport à celle du côté paralysé, l'orifice buccal prenant l'aspect d'un point d'exclamation dont la petite extrémité siège du côté qui doit être frappé d'hémiplégie. Enfin, en soulevant les draps du lit, vous pourrez vous apercevoir qu'une jambe s'est repliée, que les mouvements reviennent d'un côté dans une certaine mesure.

A ce moment l'hémiplégie, si elle doit exister — ce qui, je le répète, est la règle — va se montrer manifeste.

Il est rare, si la conscience commence à revenir, que la sensibilité générale ne fasse pas parallèlement sa réapparition. Si vous piquez le membre supérieur droit, il se produira un léger mouvement de défense, même au cas où le sujet ne peut encore manifester sa souffrance par une plainte : le côté gauche reste inerte, c'est là que siégera la paralysie. Toutefois, n'allez pas conclure hâtivement à l'existence d'une hémianesthésie durable superposée à la paralysie, si le malade n'accuse pas *in situ* de sensations douloureuses à la piqûre. A la vérité, l'hémianesthésie peut parfaitement accompagner l'hémiplégie motrice née d'une hémorragie cérébrale et demeurer permanente, mais il faut savoir aussi que, même dans les cas où la paralysie persistant, la sensibilité doit revenir inaltérée, pendant les cinq ou six jours qui suivent l'attaque cette sensibilité reste toujours émoussée, toujours moins évidente que du côté resté sain.

II

Au point où nous en sommes, la conscience ne tardera pas à revenir. L'état comateux va disparaître ; nous sommes fixé sur sa gravité et sur son évolution. Mais avant d'aborder l'étude des phénomènes qui vont suivre, de l'hémiplégie en particulier, il importe que je vous expose le *diagnostic différentiel des états apoplectiques ou comateux* qui pourraient simuler l'apoplexie qui accompagne l'hémorragie cérébrale. En un mot, je dois vous tracer la séméiologie de ces états, en la faisant graviter, pour ainsi dire, autour de l'ictus occasionné par l'hémorragie que nous venons d'étudier d'une façon particulière.

Nous voici donc de nouveau en présence d'un sujet plongé dans le coma apoplectique : quelle est la cause du coma? Quel pronostic cet état comporte-t-il?

Deux cas peuvent être envisagés : 1° l'état apoplectique est lié à une lésion organique des centres nerveux; 2° il est sous la dépendance d'un simple trouble fonctionnel ou d'une maladie générale, intoxication ou autre, dont la manifestation principale, beaucoup plus facilement appréciable cliniquement pendant la vie qu'anatomiquement après la mort, est localisée sur le système nerveux central.

En dehors de l'apoplexie liée à l'hémorragie cérébrale ou au ramollissement que vous avez appris à connaître, il vous faudra d'abord penser aux *néoplasmes intra-craniens :* tumeurs de diverses natures, gommes syphilitiques, etc. Si le sujet est observé pour la première fois en plein coma et si les renseignements sur son passé pathologique font défaut, le diagnostic sera des plus difficiles. La présence de secousses épileptiformes dans un membre indique seulement que la lésion est localisée en foyer, mais ces secousses s'observent parfois dans certaines hémorragies méningées. L'élévation de la température prouve que les centres thermiques sont intéressés, mais leur réaction peut être la même, qu'il s'agisse d'un foyer hémorragique ou d'un néoplasme en particulier. Il est donc presque de toute nécessité que vous puissiez acquérir des notions sur l'état pathologique antérieur du malade. Dans l'hypothèse d'un néoplasme, vous apprendrez que longtemps déjà avant l'ictus, le sujet était tourmenté par des céphalalgies violentes et tenaces, débutant généralement en un point assez limité du crâne, toujours le même, avant au moins d'irradier du côté opposé. On vous dira aussi que l'état apoplectique s'est installé pour ainsi dire sourdement, que le malade était depuis quelques jours somnolent, engourdi, indice de la compression cérébrale qui se préparait; qu'à plusieurs reprises il s'est plaint qu'un côté du corps devenait faible; enfin, dans d'autres cas, qu'il a vu double ou a souffert d'un affaiblissement de la vue que vous pourrez relier, par l'examen ophtalmoscopique pratiqué au lit du patient, à une névrite optique. Vous chercherez sur le corps les traces de syphilides anciennes ou récentes, si la notion de la vérole n'est pas avérée, en sachant toutefois que la manifestation cérébrale peut être, en dehors de l'accident primitif depuis longtemps effacé, l'unique révélation de la syphilis.

En résumé, c'est surtout sur la connaissance des phénomènes prémonitoires de l'ictus que vous pourrez baser votre diagnostic différentiel sur l'envahissement souvent progressif de l'état apoplectique comparé à la soudaineté que l'on observe dans l'hémorragie cérébrale. En dehors de ces notions, il vous sera difficile de préciser la nature de la lésion causale; vous devrez vous borner à établir le pronostic qui, de même d'ailleurs que dans l'hémorragie, se jugera surtout d'après la marche de la température.

Je dois ajouter que c'est particulièrement dans les cas de néoplasme intra-cranien qu'on voit l'état apoplectique ou comateux se prolonger bien au delà des limites qui sont de règle dans l'épanchement sanguin. C'est, en effet, dans ces conditions que, par suite des obstacles apportés par la tumeur à la circulation veineuse intra-encéphalique, on note les phénomènes dits de compression cérébrale. La température peut être alors modérément élevée, le danger n'en est pas moins grand s'il n'est pas aussi immédiat. C'est à ce moment qu'une paralysie localisée, à la face, au membre supérieur ou inférieur, accompagnée ou non de secousses locales d'épilepsie partielle, pourra vous guider au point de vue d'une intervention opératoire.

Les difficultés de diagnostic que je viens de vous signaler se montrent également au cours des états apoplectiques ou comateux qui suivent les *traumatismes craniens*.

Il est certain que si l'on a assisté à l'accident, s'il s'écoule du sang par l'oreille, s'il existe une plaie ou un hématome du cuir chevelu, à plus forte raison si l'on constate un chevauchement des fragments osseux, on ne saurait se méprendre sur la nature des phénomènes en présence desquels on se trouve. Mais un sujet a pu faire une chute, être assailli au cours d'une promenade nocturne, avoir été alors ramassé dans la rue, conduit à l'hôpital ou transporté inerte à son domicile. Appelé près de lui, nous ne possédons aucun renseignement; il est dans le coma; il faut cependant formuler une opinion. S'il a passé la soixantaine, pourquoi ne pas penser à une hémorragie cérébrale? A la vérité, en dehors des lésions extérieures indiquant un traumatisme, que vous devrez toujours rechercher avec soin, de l'écoulement du sang ou même de l'issue de matière cérébrale par l'oreille, les éléments d'un diagnostic différentiel vous feront défaut. Même dans ces cas, cependant, vous pourrez formuler une opinion circonstanciée sur le pronostic. Lors de traumatismes craniens ayant déterminé, par exemple, une fracture dont la réalité objective ne nous apparaît pas évidente, pendant la période apoplectique, le pronostic se tirera encore de l'état de la température. Les règles formulées à propos de l'hémorragie cérébrale trouvent donc encore ici leur application, et je crois inutile de les énoncer à nouveau. Il est même singulier de faire remarquer à ce propos que l'existence d'un épanchement sanguin intra-cranien n'est pas indispensable dans ces cas pour expliquer l'élévation thermique. Le plus souvent, en effet, en dehors du trait de fracture qui n'est même pas toujours facilement constatable, on ne trouve à l'autopsie qu'un léger piqueté hémorragique, qu'une congestion généralisée des centres nerveux. Quelle que soit l'interprétation qu'on adopte, et celle-ci nous importe peu au point de vue purement clinique auquel nous nous sommes placé, qu'il vous suffise de savoir que dans les traumatismes du crâne, avérés ou non, l'étude de la température vous permettra de porter un pronostic raisonné.

Envisageons une autre espèce. Un individu est ramassé

sur la voie publique ou trouvé dans son lit, inconscient, râlant. Il ne porte aucune trace apparente de coups, si ce n'est quelquefois dans la région frontale une ecchymose avec écorchure qu'il a pu se faire en tombant. A quelle cause est due l'état comateux dans lequel il est plongé? En l'examinant attentivement, on remarque qu'une écume sanguinolente s'écoule de la bouche, on constate sur l'un des bords de la langue les traces d'une morsure récente, on note parfois sur la face, sur le cou des taches pétéchiales, variables en étendue; la température s'élève à 39°; il n'existe généralement pas de traces évidentes d'hémiplégie. A quoi faut-il songer?

En présence de l'écume sanguinolente, d'une morsure de la langue, d'une miction involontaire qu'il faudra rechercher, les probabilités sont en faveur d'un accès d'épilepsie ou mieux d'un état de mal épileptique, lequel, ainsi que l'a bien montré M. Bourneville, s'accompagne très souvent d'une élévation de la température centrale. Le doute ne saurait d'ailleurs être de longue durée : ou bien le coma va cesser et le sujet, quoique somnolent et abruti, reprendra ses esprits ; ou bien, si le coma persiste, vous verrez survenir tout à coup des convulsions toniques, puis cloniques plus ou moins limitées au début, se généralisant ensuite, suivies d'une accentuation du stertor comateux, Il s'agit manifestement dès lors d'un épileptique qui peut d'ailleurs parfaitement succomber à son état de mal si la température, au lieu de s'abaisser, s'élève et dépasse 40°. L'autopsie ne révélera souvent encore rien de plus que le piqueté hémorragique que je vous ai déjà signalé, mais parfois aussi le piqueté cérébral prendra l'aspect de petites nappes hémorragiques. Pendant l'accès épileptique la tension artérielle s'exalte singulièrement, et ces pétéchies que vous aurez pu constater sur la face ou sur le cou sont la preuve évidente qu'elle peut aller jusqu'à produire la rupture des artérioles. Ces cas sont d'ailleurs d'un diagnostic facile, pour peu qu'on observe le sujet avec quelque attention. Le stertor avec ronflement, qui accompagne les accès subintrants d'épilepsie, peut à la rigueur suffire à lui seul à différencier cet état comateux des phénomènes apoplectiques proprement dits liés en particulier à l'hémorragie cérébrale.

*
* *

Le états que nous venons d'envisager sont en réalité ceux que l'on pourrait surtout confondre avec l'état apoplectique occasionné par l'hémorragie ou le ramollissement cérébral. Tous sont liés à des lésions intra-encéphaliques : tumeurs, piqueté hémorragique, difficiles à préciser cliniquement, mais anatomiquement indéniables. Tous s'accompagnent d'une élévation de la température dont l'ascension plus ou moins brusque, plus ou moins considérable, est le meilleur indice de leur gravité. Le diagnostic causal peut rester incertain, le pronostic se base sur les mêmes appréciations raisonnées, et c'est lui surtout qu'on demande au médecin de formuler.

Il n'en est plus de même des états que je vais maintenant étudier. Ils sont d'une nature toute différente des précédents; on pourrait certainement les confondre avec eux, mais il existe des signes qui ne permettront pas à la confusion de persister pendant longtemps. Le terme de coma les caractérise mieux que la qualification d'apoplexie, si l'on veut ainsi dénommer un état à début moins soudain et aussi d'une durée généralement plus longue que l'ictus apoplectique. Il faut cependant que vous les connaissiez bien, que leur aspect clinique, leur évolution ne vous soient pas étrangers, si vous voulez porter un diagnostic précis avec le pronostic qu'il comporte.

Je considérerai d'abord les états comateux liés à *diverses intoxications*. A l'inverse des précédents, leur caractéristique presque constante, au moins dans certaines conditions que je vais préciser, est que la température au lieu de s'élever tend à descendre ; sa chute aggrave le pronostic, à l'instar de son exaltation dans les cas que nous venons d'étudier.

Lorsque l'*intoxication alcoolique* revêt la forme de delirium tremens, la température s'élève et fournit une excellente base d'appréciation pronostique. Mais l'agitation du sujet et le tremblement écartent toute confusion avec un état comateux.

Il n'en est plus de même dans certains cas d'intoxication aiguë, d'*ivresse* à proprement parler. Après l'absorption d'une dose massive d'alcool, l'agitation, toujours d'assez courte durée, fait place à un état profond de torpeur avec ou sans stertor — le sujet est ivre mort — qui prend toutes les allures d'un état comateux. Dans ces cas, la température est abaissée, et cet abaissement persiste, si la mort doit survenir.

L'élévation thermique fait également défaut dans l'*intoxication par l'opium*. Ici, au moins dans les cas graves, la perte de conscience est complète, le coma absolu, mais sans stertor toutefois, le pouls est petit, à peine perceptible, les pupilles très resserrées; les extrémités sont froides, la température, je vous l'ai dit, au-dessous de la normale, la mort survient dans l'hypothermie, qui, avec l'état défaillant du cœur, est le meilleur indice pronostique. L'intoxication étant liée le plus communément à l'absorption du laudanum, il est rare qu'on ne trouve pas sur la face, sur la peau du cou, sur les vêtements, des taches jaunes résultant de vomissements, qui répandent une odeur de safran caractéristique. Ces vomissements ne font jamais défaut également dans l'empoisonnement aigu par la morphine, qui présente avec le précédent des analogies considérables. Comme le plus souvent l'intoxication est consécutive à des injections répétées, l'inspection minutieuse des téguments pourra mettre sur la trace des pratiques fâcheuses qui ont déterminé l'apparition de l'état comateux.

Vous éprouverez plus de difficultés, en l'absence des commémoratifs, dans l'appréciation du coma qui suit l'absorption d'une *quantité toxique* de *digitale* ou de *poisons stupéfiants* tels que l'*aconit*, la *jusquiame* ou la *belladone*, en vous souvenant toutefois que cette dernière donne lieu à une dilatation permanente des pupilles qui pourra vous mettre sur la voie du diagnostic. Ces intoxications sont rares d'ailleurs, et l'état du cœur sera encore la meilleure base d'appréciation au point de vue du pronostic à porter ; je ne fais d'ailleurs, vu leur peu de fréquence, que vous les signaler.

C'est donc rarement que vous vous trouverez en présence du coma par suite de l'absorption d'agents médicamenteux en dehors du laudanum et de la morphine. Il n'en est pas de même en ce qui regarde les phénomènes d'ordre similaire résultant de la présence de l'albumine ou du sucre dans les urines. D'où ce précepte, sur lequel j'insiste particulièrement, que dans les états comateux, quels qu'ils soient, lorsqu'il existera un doute dans votre esprit, vous devrez essayer de vous procurer des urines à l'aide de la sonde. Cela vous permettra souvent, en dehors de toute autre donnée, de préciser immédiatement le diagnostic.

*
* *

Le *coma urémique* et le *coma diabétique* sont relativement fréquents, je les réunis dans un même chapitre, étant donné surtout que les éléments sur lesquels vous vous baserez pour les différencier du coma apoplectique proprement dit s'appuient sur des données cliniques qui offrent entre elles de nombreux points de ressemblance.

Très rarement le coma urémique et le coma diabétique surviennent d'emblée ; le plus souvent, ils sont précédés de phénomènes convulsifs auxquels s'ajoutent des désordres gastro-intestinaux : vomissements et diarrhée et des troubles dyspnéiques, fréquents dans les deux cas. Néanmoins ces phénomènes prémonitoires peuvent ne plus exister au moment où le médecin est appelé ; celui-ci se trouve uniquement en présence d'un état comateux sur lequel seul le diagnostic doit s'établir. Dans ces cas, je vous l'ai dit, le meilleur moyen de lever tous les doutes est de pratiquer l'examen des urines; mais il n'est pas toujours facile de s'en procurer; la sonde introduite dans la vessie peut trouver celle-ci vide. Là encore, l'élément capital du diagnostic se tirera de l'étude de la température. Non seulement dans ces deux états elle ne s'élève pas au-dessus de la normale, mais encore elle s'abaisse considérablement au-dessous, surtout si la situation menace d'être grave. Il n'est pas rare de noter 36° ou 35° dans le coma urémique et dans le coma diabétique; plus le thermomètre s'abaisse, plus la vie est compromise. A la vérité, il est des cas complexes où le doute est permis, c'est lorsqu'après avoir constaté un abaissement au-dessous de la normale on voit tout à coup le thermomètre monter rapidement, le sujet albuminurique ou glycosurique avéré, par exemple, restant toujours comateux. Cela tient à ce que chez les brightiques artério-scléreux et chez les diabétiques les hémorragies cérébrales ne sont pas rares.

J'ai eu récemment l'occasion d'observer un cas de cet ordre dont je désire vous exposer en quelques mots l'histoire. Un homme, âgé de cinquante ans, saturnin, brightique et artério-scléreux, s'était essayé à diverses reprises à faire des accidents urémiques ; une fois, en particulier, il était resté quarante-huit heures dans le coma avec une température de 35°,8 qui m'avait fortement inquiété. Un beau matin, on le trouva de nouveau plongé dans le coma : le thermomètre marquait 39°,5 ; le soir, il succombait, et l'autopsie révélait un vaste foyer hémorragique. A vrai dire, pendant la courte durée de son état comateux on avait pu constater l'existence d'une paralysie faciale qui eût pu servir à différencier l'état apoplectique d'un coma urémique et diabétique où les paralysies sont l'exception. Mais cette paralysie faciale eût pu aussi bien passer inaperçue, vu le peu de temps que dura le dernier acte de la maladie. Je dois ajouter, d'ailleurs, qu'en ce qui regarde le pronostic, le coma urémique et surtout le coma diabétique sont, à titre comparatif, beaucoup plus graves que l'état apoplectique lié à l'hémorragie cérébrale ; il importe donc, ne serait-ce qu'au point de vue de leur gravité, de bien les connaître pour pouvoir les différencier.

*
* *

Je terminerai cette comparaison des états comateux ou apoplectiques entre eux en vous parlant de l'*attaque hystérique à forme apoplectique* ou *comateuse*. Dans l'épilepsie, l'état comateux, ou mieux stertoreux, ne survient guère qu'après une série d'accès convulsifs subintrants qui suffisent le plus souvent pour établir le diagnostic. Le même fait s'observe également dans l'hystérie. Toutefois j'ai vu des hystériques indéniables, chez lesquelles le mal comitial n'était en cause en aucune façon, même à l'état d'association, tomber frappées subitement dans les cours de la Salpêtrière et être apportées inertes dans les salles. S'il s'était agi de sujets d'un âge avancé, l'hypothèse d'une hémorragie cérébrale eût pris immédiatement corps, l'état comateux se prolongeant.

Dans ces conditions, en dehors d'antécédents pouvant mettre sur la voie du diagnostic, deux éléments d'appréciation devront surtout vous guider. Le premier est tiré, comme toujours, de l'investigation thermométrique : la température reste normale, elle ne s'abaisse ni ne s'élève, à moins que dans les jours suivants, le sujet ne s'alimentant en aucune façon, ce qui est rare, devienne un inanitié. Le second, qui n'a pas été suffisamment indiqué, à mon avis, est encore plus important. Il consiste dans un battement, un frémissement vibratoire des paupières qui ne fait presque jamais défaut et dans tous les cas n'existe dans aucun des états apoplectiques ou comateux précédemment étudiés. La découverte d'une zone hystérogène, susceptible de transformer un état comateux en un accès convulsif ou de déterminer le réveil, pourra également vous être d'un grand secours. Tous ces signes devront être recherchés, d'autant qu'il ne faut pas oublier qu'au cours du coma hystérique peut se développer une hémiplégie dont la constatation viendrait singulièrement compliquer le tableau clinique. Je sais bien qu'il existe des différences entre le spasme glosso-labié qu'on observe le plus souvent alors et la paralysie faciale des hémiplégiques organiques; mais l'interprétation différentielle de ces deux symptômes est souvent difficile.

Cependant, sans sortir du domaine de l'hystérie, il est des cas, à la vérité complexes, où l'hésitation sera permise, et le fait suivant, pris parmi quelques autres que j'ai communiqués à la Société médicale des hôpitaux (29 mai 1896), me servira à vous faire apprécier ces difficultés.

Au cours de la cérémonie assez imposante des fiançailles israélites, une jeune fille de vingt-six ans fut prise d'un évanouissement accompagné d'un vomissement. On la transporta dans sa chambre, et le médecin de la famille présent à ce moment lui donna immédiatement ses soins. La conscience était presque absolument abolie, bientôt survenait une paralysie manifeste du côté gauche, face y comprise. Connaissant la jeune fille de longue date, l'ayant déjà soignée à plusieurs reprises pour des attaques hystériques, notre confrère pensa qu'il se trouvait en présence d'accidents de même nature, il diagnostiqua une attaque d'hystérie à forme comateuse avec hémiplégie. Le lendemain, le coma et l'hémiplégie persistant, il me manda en consultation. La pression d'une zone hystérogène ovarienne habituellement active resta infructueuse, le battement des paupières faisait défaut. Par contre, la température appréciée simplement à la main en l'absence de thermomètre, dépassait certainement 39°. Comme il n'existait pas trace d'affection intercurrente (embarras gastrique, etc.), susceptible d'expliquer cette élévation thermique, je n'hésitai pas, en présence de l'état comateux et de l'hémiplégie, à relier les phénomènes observés à une affection organique du cerveau, à une hémorragie cérébrale en particulier. Mes prévisions se trouvèrent malheureusement justifiées, et quarante-huit heures plus tard cette jeune fille succombait sans avoir repris connaissance, ayant présenté de la déviation conjuguée de la tête et des yeux. J'ajouterai que rien ne paraissait, en dehors de l'hystérie, expliquer la lésion organique dont j'avais diagnostiqué l'existence. L'examen de l'urine ne révéla ni sucre ni albumine, le cœur était sain, les artères semblaient en bon état, l'hypothèse de la syphilis devait être écartée.

J'ai observé deux autres cas du même ordre; dans l'un, il y eut également issue fatale; dans l'autre, la malade sortit du coma avec une hémiplégie spasmodique qu'elle conserve encore aujourd'hui. Ces trois malades avaient antérieurement présenté des troubles trophiques divers de nature hémorragique, des manifestations de ce que j'ai appelé la diathèse vaso-motrice chez les hystériques. Bien que je ne possède pas d'autopsie permettant de corroborer mon opinion, je n'hésite pas à admettre que ces sujets peuvent faire de par leur hystérie même des hémorragies cérébrales, comme elles font des hémoptysies ou des hématémèses. En présence d'une hystérique nettement avérée, plongée dans le coma et hémiplégique, il ne faudra donc pas éliminer d'emblée l'hypothèse d'une hémorragie cérébrale. On prendra la température, qui permettra presque immédiatement de trancher la question. Ces cas sont rares à la vérité, mais, à mon avis, ils existent d'une façon assez certaine pour qu'on doive chercher à se garantir contre la possibilité même d'une erreur très préjudiciable, on le conçoit, lorsqu'on envisage le pronostic.

Je crois vous en avoir assez dit sur les états comateux susceptibles d'être confondus avec l'état apoplectique né d'une hémorragie cérébrale, pour revenir à cette dernière que mon intention, je vous l'ai annoncé, a été d'envisager plus particulièrement au courant de cette leçon.

III

Nous avons laissé le sujet qui en est atteint au moment où le coma va cesser après avoir noté les signes qui, pendant qu'il dure encore, pouvaient faire présager l'hémiplégie, conséquence presque forcée de l'ictus.

Que va-t-il devenir maintenant? Quelle sera l'évolution de son hémiplégie? Telles sont les questions qui vous seront posées et que vous devrez résoudre.

Dans les jours qui suivent la disparition du coma, l'affaissement intellectuel diminue peu à peu, le malade reste encore assoupi, obnubilé, mais il fait de jour en jour de nouveau progrès vers le retour à la conscience de soi-même. Il faudra d'ailleurs longtemps encore pour que les facultés intellectuelles s'affranchissent du choc qu'elles ont subi ; toutefois ce n'est pas là le point particulier qui devra le plus solliciter votre attention. La question capitale entre toutes, je le répète, lorsque le danger de mort sera écarté, ne manquera jamais d'être la suivante : Que deviendra l'hémiplégie dont le sujet est porteur?

Je dis : Que deviendra l'hémiplégie? car, en thèse générale, celle-ci ne fait jamais défaut à la suite d'un ictus né d'une hémorragie cérébrale. Il existe une lésion, celle-ci interrompt le faisceau moteur, d'où paralysie plus ou moins complète de toute une moitié du corps.

Ici j'ouvre une parenthèse : il est bien entendu que le diagnostic de la nature du coma n'a pas été douteux, que celui-ci était bien lié à une lésion organique du cerveau, à l'hémorragie cérébrale en particulier, que partant l'hémiplégie que nous constatons est, elle aussi, une hémiplégie organique et non une paralysie simplement fonctionnelle, une hémiplégie hystérique.

S'il vous restait des doutes à ce sujet, l'examen des troubles de la sensibilité ne tarderait pas à les faire disparaître. A l'hémiplégie hystérique se superpose presque toujours une hémianesthésie sensitivo-sensorielle dont la constatation aura, dans l'espèce, la plus grande importance. Je sais bien qu'il existe des hémiplégies organiques liées en particulier à une lésion du tiers postérieur de la capsule interne qui s'accompagnent des mêmes troubles sensitifs, mais ces cas sont très rares. Vous devrez y penser néanmoins pour ne pas commettre une erreur.

Si l'étude des commémoratifs, de la nature du coma ou de l'ictus vous laissait des doutes en présence de ces troubles de sensibilité, vous pourrez avoir recours à la constatation de certains signes indiqués par M. Babinski, tels que le relâchement des muscles, l'extension des orteils sur le métatarse au lieu de leur flexion lorsque l'on pique la plante du pied, certains mouvements associés, sur lesquels je ne puis ici insister, et qui appartiendraient presque exclusivement à l'hémiplégie organique.

Vous vous rappellerez surtout que dans l'hémiplégie hystérique les réflexes rotuliens restent normaux, ce qui, vous allez le voir, est le contraire de ce que l'on observe dans l'hémiplégie organique, à part certains cas bénins où l'hémiplégie ne doit être que transitoire et ne s'accompagne jamais alors de troubles de sensibilité.

Mais faisons abstraction de ces particularités de diagnostic entre l'hémiplégie hystérique et l'hémiplégie organique, et voyons ce que va devenir cette dernière.

Maintenant le sujet a repris, en partie au moins, possession de soi-même, l'hémiplégie est devenue évidente ; comment va-t-elle évoluer ?

Elle peut être transitoire lorsqu'elle succède à une congestion apoplectiforme chez un athéromateux qui a fait du spasme vasculaire sans thrombose permanente ; lorsqu'elle se montre après un état de mal lié à l'épilepsie partielle ou à certaines migraines dites *accompagnées*, chez un paralytique général, chez un syphilitique.

La courte durée de l'ictus, l'absence ou la faible élévation de la température, l'étude des commémoratifs pourront permettre de se prononcer et d'écarter l'hypothèse d'une hémiplégie définitive.

Mais en dehors de ces cas, si les probabilités sont en faveur d'une hémorragie cérébrale, lésion que nous envisageons plus particulièrement, la permanence de l'hémiplégie est la règle : étudions donc son évolution.

Dans les cinq ou six jours qui suivent la sortie du coma, d'une façon générale, l'abolition du mouvement est complète dans la face, le membre supérieur et inférieur du côté hémiplégique. Considérons séparément ces trois localisations, en commençant par la face.

Ce qui frappe le plus, c'est la déviation de la bouche du côté sain, déviation dont je vous ai indiqué la forme : la joue est flasque, c'est un voile inerte qui se gonfle à chaque expiration et s'affaisse légèrement pendant l'inspiration ; les rides sont effacées du côté paralysé, le sillon naso-labial est moins creux, le front lisse par comparaison surtout avec le côté opposé resté sain. Toutefois, un muscle a conservé son action, l'orbiculaire des paupières ; il n'est atteint — et alors l'œil reste ouvert en permanence par suite de l'action antagoniste du releveur innervé par la troisième paire — que lorsque la paralysie faciale est périphérique, c'est-à-dire extra-encéphalique proprement dite, ce qui n'est pas ici le cas ; c'est là un fait constant, à de très rares exceptions près, dont on n'a pas encore, d'ailleurs, trouvé une explication satisfaisante.

La langue, qui est un organe double, peut se mouvoir encore, mais la pointe s'est déviée du côté paralysé par suite d'une action assez complexe des génio-glosses, sur laquelle je ne veux pas insister. Quelle que soit l'interprétation qu'on adopte, le fait clinique n'en existe pas moins. La luette elle-même, le voile du palais peu mobile dans son ensemble, sont déviés du côté sain. Pour bien apprécier la déviation de la langue, je dois vous mettre en garde contre ce fait qu'il peut manquer des dents, et qu'alors la déviation de la langue peut sembler se faire en sens contraire de ce qui devrait normalement exister ; il vous suffira d'y penser pour faire vous-même la correction nécessaire. De même il existe parfois des mucosités pharyngées qui fixent la luette en situation anormale.

L'impotence de la musculature de la langue se traduit surtout par une difficulté dans l'émission des mots — des consonnes linguales en particulier — difficulté qu'il ne faudra pas confondre avec les troubles liés à l'aphasie motrice coïncidant avec une hémiplégie droite, à moins que le sujet ne soit gaucher, ce dont il faudra vous assurer. La paralysie du voile du palais à laquelle s'associe la paralysie des muscles du pharynx d'un côté se juge par des troubles de la déglutition.

*
* *

Quant aux membres supérieur et inférieur, ils continuent à être inertes. La situation, toutefois, ne va pas tarder à s'améliorer, et les mouvements vont revenir du côté paralysé, progressifs et de plus en plus étendus, surtout si vous savez aider la nature. L'hémiplégie s'amendera, mais je le répète, à de rares exceptions près, elle persistera à un degré plus ou moins accentué. Il est un signe, d'ailleurs, qui, à ce moment, va vous permettre de prévoir l'évolution ultérieure de l'hémiplégie.

Ne manquez pas dans les jours qui suivent la sortie de l'état apoplectique d'explorer soigneusement les réflexes tendineux. Trois cas peuvent alors se présenter.

Dans le premier, les réflexes restent normaux, c'est-à-dire ni abolis, ni exagérés : il y a bien des probabilités pour que l'hémiplégie ne soit que transitoire. Les mouvements vont revenir rapidement : après quelques jours, le sujet pourra mouvoir son bras dans tous les sens, se lever et marcher. Ces cas sont rares, ils appartiennent aux congestions passagères, aux états de mal épileptique dont je vous ai parlé.

Dans le second, les réflexes sont abolis, ils n'existent plus ni au membre supérieur ni au membre inférieur. C'est là un signe de mauvais augure. Les mouvements ne reviennent pas, l'hémiplégie est flasque et reste telle. Vous noterez souvent alors que les membres sont le siège de troubles trophiques, dont l'œdème précoce est le plus fréquemment observé. Il y a bien des chances alors non seulement pour que l'hémiplégie soit absolue et permanente, mais encore pour que l'état général devienne mauvais, qu'il se produise des escarres, pour que le sujet soit emporté rapidement par une congestion pulmonaire ou par le seul fait de son hémorragie. C'est dans ces conditions qu'on observe la persistance à un degré plus ou moins accentué de l'élévation thermique.

Dans le troisième cas, de beaucoup le plus fréquent, vous noterez qu'à dater du cinquième au dixième jour, quelquefois plus tôt, rarement plus tard, le membre supérieur, par exemple, restant encore flasque en apparence, le choc du tendon olécranien donne lieu à une secousse exagérée par rapport à ce qui existe du côté opposé. C'est l'indice d'un état spasmodique commençant qui va aller en s'exagérant désormais.

Autrefois, on pensait que cette contracture secondaire des hémiplégiques était directement attribuable à la dégénérescence descendante du faisceau pyramidal que l'autopsie permet toujours de constater dans ces cas. Aujourd'hui, de nouvelles théories sont nées qui tendraient à faire jouer un rôle secondaire à cette sclérose. Je crois inutile de vous les exposer et de prendre parti dans la question, étant donné le point de vue exclusivement clinique auquel je me suis placé.

Quelle que soit l'interprétation qu'on admette, l'exaltation des réflexes n'en est pas moins évidente : en coïncidence avec elle, à moins que la contracture ne soit d'emblée très marquée, on note le retour au moins partiel des mouvements dans les membres jusqu'alors complètement paralysés ou une plus grande étendue de ces mouvements si la paralysie n'avait été qu'incomplète.

Cette récupération des fonctions motrices semble être un peu plus précoce au *membre inférieur* qu'au membre supérieur. Après quinze jours ou trois semaines de séjour au lit, le sujet peut mouvoir sa jambe, puis se lever, s'appuyer sur son pied et se tenir debout. Après le premier mois ou les six premières semaines qui suivent l'ictus, il peut généralement marcher, mais d'une façon assez particulière. Par suite de la contracture qui s'accompagne de l'exagération du réflexe rotulien et souvent aussi de trépidation épileptoïde, le membre est transformé en une tige rigide tenue en extension. Le malade s'en sert comme d'un pilon, auquel chaque mouvement du corps destiné à la progression fait subir un demi-cercle. On dit qu'il marche en fauchant. Cette tonicité musculaire exagérée semble donc bien, dans une certaine mesure, favoriser la marche. Il ne faut pas toutefois qu'elle soit portée trop loin, car au type d'extension relativement favorable que nous venons d'indiquer peut succéder la flexion, à savoir que, sous l'influence de la contracture, la cuisse se fléchisse sur le bassin et la jambe sous la cuisse, le talon pouvant venir toucher la fesse, situation qui, on le comprend facilement, rend la marche définitivement impossible.

A ce sujet, je dois faire une remarque. Si l'on examine en particulier le réflexe rotulien du membre inférieur opposé à la paralysie, on voit que presque toujours il est exagéré par rapport à la normale, quoique généralement à un degré moindre que du côté paralysé. Cependant, cette exagération peut parfois aller jusqu'à la trépidation spinale. Ce membre tend alors à devenir raide, et il est des cas où le sujet, quoique atteint d'une lésion cérébrale unilatérale, présente manifestement une paraplégie spasmodique, la contracture respectant le membre supérieur non paralysé. M. Pitres a bien élucidé la pathogénie de ce phénomène dont la constatation surprend au premier abord, dans des expériences sur des animaux, le singe en particulier. On sait que normalement le faisceau pyramidal ne s'entre-croise pas complètement au niveau du bulbe ; sa décussation est incomplète. Outre le faisceau pyramidal croisé dont la dégénérescence va du côté opposé à la lésion cérébrale, il existe un faisceau pyramidal direct qui s'enfonce dans la moelle du côté où siège le foyer. C'est cette dégénérescence directe qui donne lieu à l'exagération des réflexes du côté opposé à l'hémiplégie. Et, comme il y a des différences individuelles dans la décussation et, partant, dans la dégénérescence, on comprend que dans les cas où cette décussation est relativement incomplète, il puisse exister une véritable rigidité du membre inférieur opposé à l'hémiplégie, qu'on aurait cru devoir rester sain. Je devais vous prévenir de ces variations individuelles de l'état spasmodique qui affecte les membres inférieurs chez les individus hémiplégiques.

Quoi qu'il en soit, et en raisonnant sur l'état anatomique habituel, on peut dire qu'en dehors de certains cas graves où la contracture en flexion du membre inférieur devient rapidement marquée et empêche la marche, où le sujet, par suite de son grand âge, d'une débilité antérieure, de l'œdème des tissus qui peut se montrer, est forcé de se confiner au lit, la marche devient généralement possible dans le courant du deuxième mois qui suit l'ictus apoplectique. A partir de ce moment et dans ces conditions, vous pourrez, sans crainte trop grande de vous tromper, affirmer que l'état du membre inférieur restera dès lors stationnaire ; le sujet s'en servira à la façon d'une tige plus ou moins rigide qui lui permettra encore de marcher.

*
* *

Voyons maintenant ce qui se passe du côté de la *face* et du *membre supérieur*.

La paralysie faciale, je vous l'ai dit, a déterminé une déviation du côté paralysé vers le côté sain par suite de l'action tonique prédominante des muscles antagonistes. La bouche, par exemple, si la paralysie siège à gauche, s'est déviée à droite; la langue, par un mécanisme particulier, s'est déviée en sens inverse. La parole reste embarrassée, les mouvements de déglutition sont difficiles par suite de la paralysie des muscles du pharynx.

D'une façon générale, cette paralysie des muscles de la face — l'orbiculaire des paupières étant toujours respecté, — de la langue, du pharynx et d'une partie des muscles du voile du palais est celle qui tend le plus vite à s'améliorer comparativement à la paralysie qui a frappé les membres supérieur et inférieur. Alors que l'impotence plus ou moins complète, souvent très accentuée, de ceux-ci reste permanente, la paralysie faciale tend à s'effacer. A moins qu'il n'existe de l'aphasie, la parole redevient bientôt sensiblement normale, les muscles de la face reprennent leur tonicité. Presque toujours, au bout de cinq à six mois, il ne reste plus trace de la paralysie, si ce n'est un léger affaissement de la commissure labiale du côté paralysé. Cela tient probablement à ce que les muscles de la face échappent, pour des raisons d'ailleurs inconnues, à la contracture qui envahit d'une façon presque inéluctable les muscles des membres.

Cette contracture secondaire qui alors dévie la face en sens inverse, et tire les traits du côté hémiplégique, se montre pourtant quelquefois, mais à titre exceptionnel. Vous en trouverez quelques exemples que j'ai contribué à recueillir dans la thèse de M. O. Foucher, faite sous l'inspiration de mon regretté maître Damaschino (1886). Dans ces conditions, vous le voyez, la paralysie des muscles de l'extrémité céphalique est celle dont vous aurez le moins à vous préoccuper dans le pronostic de l'hémiplégie liée à une lésion organique du cerveau, l'hémorragie en particulier. Il n'en est pas de même en ce qui regarde la paralysie des muscles du membre supérieur ; c'est de ce côté que se passent les phénomènes les plus intéressants et sur lesquels devront se diriger tous les efforts de votre thérapeutique. C'est pour mieux y insister que j'ai différé jusqu'à présent de les décrire.

*
* *

En prenant comme type une hémiplégie de moyenne intensité, on peut dire sans crainte d'erreur que le bras deviendra toujours plus impotent que le membre inférieur correspondant.

Je vous ai déjà parlé de la contracture qui, vers le huitième ou le dixième jour, quelquefois plus tôt, quelquefois plus tard, envahit les muscles paralysés. Au lieu de rester pendant le long du corps lorsque le sujet est debout ou assis sur son lit, le bras tend de plus en plus à se serrer le long du tronc, l'avant-bras se porte en pronation, se fléchit sur le bras, le poignet s'applique sur la région thoracique médiane, les doigts se fléchissent dans la paume de la main. Dans les cas sévères où la contracture est accentuée, il devient bientôt difficile de séparer le bras du tronc, d'étendre l'avant-bras sur le bras; il est nécessaire d'interposer entre les doigts et la paume de la main un rouleau de linge, de façon que les ongles ne pénètrent pas dans la peau. Ce sont là les cas extrêmes : ce qu'il faut retenir toutefois de ces faits, c'est que la contracture, lorsqu'elle existe accentuée, a presque toujours lieu en flexion; parfois, cependant, on note de l'extension de l'avant-bras sur le bras, une sorte de torsion du poignet dans le sens de la pronation ou de la supination, les doigts restant généralement fléchis. De même, il peut exister de l'athéthose ou de l'hémichorée. Je passe sous silence ces cas un peu exceptionnels.

Restons-en à la forme moyenne, celle de beaucoup la plus souvent observée. Supposons que nous soyons consulté par un hémiplégique trois ou quatre mois après l'ictus apoplectique d'où il est sorti paralysé, et voyons ce qu'est devenue sa paralysie *abandonnée à elle-même*, ce qui est le cas de tous le plus fréquent.

A ce moment, il se lève déjà depuis longtemps ; il parle sans trop de difficulté, car sa paralysie de la langue et de la face est en voie d'atténuation ; il marche en fauchant et peut tant bien que mal effectuer d'assez longues promenades. Ce dont il se plaint surtout, c'est de son bras qui reste raide, inhabile, et, de plus, le fait souffrir.

Le bras, je vous l'ait dit, est collé le long du corps par la contracture, l'avant-bras en flexion sur le bras, les doigts plus ou moins fléchis dans la paume de la main. Essayez de l'écarter du tronc, vous vous rendrez immédiatement compte que la contracture n'est pas seule en cause dans le maintien de cette attitude, car vous sentirez que l'écartement est limité et que l'obstacle siège manifestement au niveau de l'épaule, où vos manipulations déterminent une douleur. En examinant le membre de plus près, il vous sera facile de constater que l'articulation scapulo-humérale du côté paralysé est le siège d'une *arthrite* qui, dans certains cas, peut aller jusqu'à l'ankylose, laquelle met obstacle aux mouvements spontanés ou communiqués.

A ses divers degrés, cette arthrite, dont l'ankylose est la résultante, se juge d'abord par des craquements facilement perceptibles lorsqu'on appuie la paume de la main sur le moignon de l'épaule, ensuite par une raideur, et enfin par une immobilisation complète de la tête humérale, qui entraîne avec elle l'omoplate à laquelle elle se soude et la fait basculer quand on essaye d'écarter le bras du tronc. Les malades, interrogés, vous diront que très rarement les tissus péri-articulaires ont été le siège d'un gonflement, les lésions de l'article s'étant produites à froid, pour ainsi dire, comme cela s'observe lorsqu'une jointure a été soumise à une immobilisation prolongée.

Les diverses manœuvres auxquelles vous vous êtes livrés ne manquent jamais, je vous l'ai dit, de déterminer dans l'articulation une douleur plus ou moins vive. Cette douleur, les malades la ressentent aussi spontanément : ils vous diront qu'elle a débuté dans le premier mois qui a suivi la paralysie, et que de l'épaule où elle siège en permanence elle irradie, à intervalles variables, dans tout le membre supérieur paralysé.

En résumé donc, vous serez conduits à admettre qu'il se développe presque toujours, sinon toujours, dans l'hémiplégie abandonnée à elle-même, une arthrite qui a le plus souvent pour siège l'articulation scapulo-humérale, sans préjudice de ce qui peut exister du côté du membre inférieur. C'est elle qui, plus encore que la contracture, met obstacle tout au moins aux mouvements provoqués : elle est, en outre, l'origine de douleurs qui, d'abord localisées, peuvent ensuite irradier dans tout le membre.

*
* *

Il me faut insister sur cette arthrite dont la connaissance approfondie me paraît capitale, au moins au point de vue de l'évolution de la paralysie du membre supérieur, de son pronostic, et aussi de la thérapeutique à mettre en œuvre dans l'hémiplégie organique.

La notion des arthropathies qui peuvent se montrer chez les hémiplégiques, se localisant sur les membres paralysés, est de date déjà ancienne. Scott Alison, Todd, Romberg, Charcot, Brown-Séquard, Hitzig les ont étudiées, essayant d'en donner l'interprétation pathogénique.

Il résulte de leurs recherches que parfois, dans les jours qui suivent la sortie de l'ictus apoplectique, on peut observer un gonflement douloureux affectant une ou plusieurs articulations des membres paralysés, s'accompagnant d'un œdème des tissus de voisinage et d'un engorgement des gaines synoviales péri-articulaires. Toutefois, les cas de cet ordre sont rares, sinon exceptionnels; ils n'ont guère été observés que chez les goutteux, témoin les faits de Scott Alison, et semblent être une manifestation de la diathèse urique sur le côté hémiplégique.

Ce n'est pas sous cette forme aiguë que se présente dans la très grande majorité des cas la localisation articulaire. Les arthrites des hémiplégiques, comme je vous l'ai fait pressentir, sont chroniques d'emblée, sans réaction inflammatoire. Dans ces conditions elles sont, pour ainsi dire, la règle dans l'hémiplégie abandonnée à elle-même; je vais vous le démontrer.

Depuis longtemps j'avais été frappé de la fréquence de ces arthropathies chroniques. Pour corroborer l'opinion que je m'étais faite à leur égard, j'examinai en bloc (mars 1897) les malades hémiplégiques, alors au nombre de 20, de mon service de l'hôpital Hérold où ils avaient été conduits, à des époques variées de leur paralysie, des divers hôpitaux de Paris.

Sur ces 20 malades, 17, c'est-à-dire presque la totalité, étaient porteurs d'une arthrite à évolution chronique se limitant, chez 10, au membre supérieur paralysé, s'étendant, chez 7, à la fois au membre supérieur et au membre inférieur; chez 3 sujets seulement l'arthrite faisait défaut.

Chez les 10 premiers malades, l'arthrite et l'ankylose plus ou moins complète qui en avait été la conséquence se localisaient au membre supérieur, affectant presque exclusivement l'articulation de l'épaule. Ils ne pouvaient mouvoir leur bras ou au moins l'écarter du tronc que dans une mesure très limitée. J'insiste sur ce fait que ces 10 malades se levaient et marchaient.

Les 7 autres chez lesquels il existait, en dehors d'une arthrite scapulo-humérale, une ankylose de même ordre plus ou moins complète de l'articulation coxo-fémorale, ne se levaient pas et restaient confinés au lit. Chez tous, l'hémiplégie avait été abandonnée à elle-même, c'est-à-dire qu'aucun traitement local n'avait été appliqué aux membres paralysés.

En présence de ces faits, il devenait facile, à mon avis, d'arriver à l'interprétation de l'arthrite si fréquemment observée chez les hémiplégiques. Chronique d'emblée, elle devait être attribuée à l'immobilisation forcée qu'entraîne avec elle la paralysie et surtout la contracture qui lui succède; sa localisation toute particulière corroborait d'ailleurs cette interprétation.

Rappelons-nous, en effet, ce qui se passe dans les premiers jours qui suivent la sortie de l'ictus. La contracture a bientôt succédé à la paralysie. Elle porte le bras en adduction le long du tronc, et de ce fait l'articulation de l'épaule se trouve tout particulièrement immobilisée. Le sujet hémiplégique droit, par exemple, à l'aide de sa main gauche restée libre, s'emploie généralement à mobiliser sa main droite et son avant-bras, mais il peut beaucoup plus difficilement de cette façon mobiliser le segment supérieur du membre. Aussi qu'arrive-t-il? C'est que l'articulation de l'épaule souffre tout particulièrement de cette immobilisation; il s'y développe peu à peu une arthrite qui déjà au bout de trois semaines ou un mois peut se juger par une ankylose. Si la contracture, ce qui est rare, est très marquée du côté de la main ou du poignet, on voit par le même mécanisme naître sur place des arthrites localisées, mais celles-ci sont incomparablement moins fréquentes.

Envisageons maintenant à ce point de vue ce qui se passe au niveau du membre inférieur. Dès les premiers jours qui suivent leur sortie de l'ictus, les sujets sont sollicités de s'asseoir sur leur lit pour vaquer aux besoins naturels : l'articulation coxo-fémorale se trouve ainsi mobilisée, à l'inverse de ce qui se passe pour l'articulation de l'épaule. A plus forte raison cette mobilisation de la hanche et des autres articulations du membre inférieur a-t-elle lieu lorsqu'ils mettent pied à terre et commencent à marcher. L'ankylose est ainsi évitée.

Mais si l'état général est resté mauvais, si la contracture du membre inférieur est trop intense pour permettre la marche — et c'est ce qui avait lieu chez nos sept malades du deuxième groupe — le confinement au lit s'impose. L'articulation coxo-fémorale se trouve ainsi immobilisée, bien plus complètement en particulier que les articulations du segment inférieur du membre, le malade — à l'instar de ce qui se passe du côté du poignet et du coude pour le membre supérieur — remuant sa jambe et son pied sans imprimer pour cela de mouvements marqués à la cuisse et à la hanche. De ce fait, l'arthrite et l'ankylose et, avec elles, les douleurs se montrent ou prédominent sur l'articulation de la hanche.

Ce qui corrobore cette interprétation de l'arthrite à localisation particulière des hémiplégiques, c'est que les 3 malades sur 20 chez lesquels il n'existait que des lésions articulaires insignifiantes s'étaient employés dès les premiers jours du retour des mouvements à mobiliser eux-mêmes et surtout à faire largement mobiliser par les personnes de leur entourage leur membre supérieur paralysé; les mouvements de la marche avaient suffi pour la mobilisation des jointures du membre inférieur.

Je dois ajouter, d'ailleurs, et je reviendrai sur ce point capital en vous parlant du traitement, que, depuis plus de dix ans, chez tous les hémiplégiques que j'ai eu à soigner au début ou dans les premières semaines qui ont suivi leur ictus, j'ai pu, à moins qu'il n'existât une contracture précoce et très accentuée, éviter l'apparition ou arrêter l'évolution de l'arthrite que j'observais chez 17 malades sur 20, c'est-à-dire sur la presque totalité des sujets de mon service venus de divers hôpitaux alors qu'ils étaient déjà hémiplégiques depuis longtemps, et dont l'hémiplégie avait été abandonnée à elle-même.

De tout cela on peut, je pense, conclure que l'arthrite des hémiplégiques — sauf certains cas aigus très exceptionnels que je n'ai pour ma part jamais observés — est simplement due à l'immobilisation. Les conditions de nutrition générale dans lesquelles se trouve un membre paralysé favorisent peut-être l'apparition de cette arthrite. En tout cas, ce n'est là qu'une cause adjuvante, puisque l'arthrite se localise toujours particulièrement au niveau de la jointure qui, par sa situation, est le plus à l'abri des mouvements que le sujet peut de lui-même faire exécuter aux membres paralysés.

J'ajoute qu'à mon avis cette arthrite tient sous sa dépendance les *douleurs* que ressentent les hémiplégiques dans les membres paralysés. En effet, celles-ci se limitent au niveau des jointures ankylosées, d'où elles peuvent irradier, du reste, à toute la continuité du membre.

Dans ces cas, si vous intervenez à une période qui ne doit pas être trop tardive, vous pourrez, par des mobilisations, rétablir le jeu normal des articulations, et vous verrez parallèlement disparaître les douleurs. Certainement, il est d'autres variétés de phénomènes douloureux chez les hémiplégiques, mais ceux que je viens de vous décrire sont de tous les plus fréquemment observés, et l'arthrite les tient manifestement sous sa dépendance.

Cette arthrite, qui est d'une observation si commune, entraîne encore avec elle une autre conséquence que vous devez également bien connaître. Je veux parler de l'*atrophie musculaire,* tour à tour attribuée chez les hémiplégiques à des lésions centrales, médullaires, périphériques, voire même purement dynamiques, du système nerveux. Je crois avoir établi (*Soc. méd. hôp.*, 9 avril 1897) que ces interprétations multiples devaient s'effacer devant une cause unique : l'arthrite, qui, je vais vous le démontrer, est la cause directe de l'atrophie musculaire.

Avant d'aller plus loin, voyons comment cette atrophie se présente en clinique.

Il faut d'abord savoir que chez presque tous, sinon chez tous les hémiplégiques, on peut constater dans les premiers mois qui suivent l'ictus une diminution générale de volume, un amaigrissement des masses musculaires du côté paralysé, qui va rarement au delà d'un centimètre comparativement avec le côté sain. Ce n'est pas de cette diminution de volume que je veux vous parler : elle est pour ainsi dire normale, elle existe pour tous les muscles; c'est une résultante presque obligée de l'impotence paralytique. A part les cas assez rares où il existe de l'œdème de la peau, on peut constater, par la palpation, qu'il s'agit d'une atrophie simple, que nulle part la fibre muslaire n'est remplacée par de l'adipose ou de la sclérose conjonctive; les réactions électriques restent normales, quoique un peu diminuées. Les muscles ne fonctionnent plus ou fonctionnent moins que du côté sain; ils maigrissent, diminuent de volume comme tous les muscles soumis à un certain degré d'inaction, toutes réserves faites en ce qui regarde l'hypotrophicité qui frappe les tissus des membres paralysés.

L'atrophie musculaire que j'envisage en ce moment est de tout autre nature : elle tranche le plus souvent sur l'aspect du membre, siège de l'amaigrissement général dont je viens de vous parler; elle est facilement constatable, car elle affecte des caractères tout particuliers. En effet, à l'encontre de l'amaigrissement qui est général et s'étend à tout le membre, elle se localise en territoires nettement délimités.

Pour appuyer ma démonstration par des exemples, je reprendrai l'exposé des 20 malades de mon service qui nous ont servi à étudier l'arthrite des hémiplégiques.

L'atrophie existait chez 17 d'entre eux, ce qui montre assez sa fréquence; de plus, phénomène capital, chez tous elle se superposait à l'arthrite, respectant les membres ou les segments de membre qui étaient indemnes de lésions articulaires. Cela revient à dire, sans insister à nouveau sur la répartition de ces lésions, que l'atrophie musculaire était pour ainsi dire constante au niveau de l'épaule, faisant défaut dans cette région uniquement chez les trois sujets qui en mobilisant leur membre supérieur avaient échappé à l'arthrite. De ce fait, sa pathogénie vous apparaît évidente : c'est une atrophie d'origine articulaire et, par conséquent, une atrophie en territoires.

Vous savez, en effet, et c'est une loi de pathologie générale, que chaque articulation de l'économie joue le rôle d'un centre trophique par rapport aux muscles qui l'avoisinent. Lorsqu'une articulation est lésée, que les lésions persistent pendant un certain temps, il se produit presque inéluctablement une atrophie spéciale, toujours la même, au moins dans sa répartition, car elle se limite exclusivement aux muscles, toujours les mêmes, que le centre trophique articulaire tient sous sa dépendance.

C'est ainsi, par exemple, que chez les hémiplégiques porteurs d'une arthrite de l'épaule par immobilisation, l'atrophie affecte d'abord et surtout le deltoïde, gagne ensuite les muscles de la ceinture scapulaire, respectant le biceps et le coraco-brachial. De même, lorsque l'articulation du genou est prise, c'est le triceps qui dégénère tout particulièrement, alors que celui-ci, à l'encontre des fessiers, est respecté dans l'arthrite de la hanche.

J'ajoute que, pour la constatation de cette atrophie, il ne faut pas se baser uniquement sur le simple examen objectif. Le palper, les réactions électriques toujours diminuées, quelquefois perverties dans ces cas, l'abolition de certains mouvements, sont autant d'éléments nécessaires d'appréciation. En effet, on pourrait commettre une erreur. Le muscle atrophié, le deltoïde en particulier, est souvent, au moins au bout d'un certain temps, remplacé *in situ* par de l'adipose qui masque l'atrophie et fait disparaître les méplats. La palpation permet nettement de constater les différences qui existent entre cette adipose localisée remplaçant le muscle atrophié ou devenu fibro-graisseux et le ventre du biceps, par exemple, qui, quoique amaigri, donne nettement la sensation élastique du tissu musculaire sain. Il ne saurait y avoir de difficultés dans l'appréciation de cette atrophie en territoires par rapport à l'amaigrissement général des membres paralysés, que dans le cas où, par suite d'une contracture intense, l'immobilisation aurait été assez marquée pour donner naissance à des arthrites multiples auxquelles se superposerait l'atrophie des muscles, prenant ainsi elle-même un caractère de généralisation. Outre que les faits de cet ordre sont rares, les modifications scléro-adipeuses que je viens de vous signaler permettraient d'éviter cette erreur d'interprétation.

En résumé, il se développe d'une façon qu'on peut dire constante, chez les hémiplégiques abandonnés à eux-mêmes, des arthrites qui doivent être attribuées à l'immobilisation prolongée à laquelle sont soumis les membres paralysés.

Pour les raisons que nous avons indiquées, dans la forme moyenne, habituelle de l'hémiplégie, l'arthrite se localise tout particulièrement sur l'articulation scapulo-humérale du côté hémiplégique. En dehors des douleurs spontanées et provoquées qu'elle entraîne avec elle, elle détermine une atrophie musculaire dans le territoire trophique de l'articulation lésée.

Comme corollaire, cette arthrite de l'épaule, si fréquente, et l'amyotrophie qui en est la conséquence, peuvent être évitées à l'aide d'une thérapeutique prophylactique que je vais maintenant vous exposer.

J'en ai fini, d'ailleurs, avec les modifications d'un intérêt vraiment pratique qui se passent du côté des membres chez les hémiplégiques : je passe sous silence l'hémichorée, l'athétose contre lesquelles vous serez désarmés, l'hémianesthésie permanente, très rare dans l'hémiplégie organique et qui doit surtout faire songer à une manifestation hystérique. J'ai hâte d'arriver au traitement de l'hémorragie cérébrale et de la paralysie qui en est la suite la plus habituelle. Avant de l'aborder, je désire toutefois vous dire quelques mots de l'*état mental* des hémiplégiques par lésion cérébrale.

Celui-ci est variable : il est des individus jeunes, porteurs d'une affection cardiaque, par exemple, chez lesquels une embolie a produit la paralysie. Chez eux, le choc une fois passé, l'état mental peut redevenir satisfaisant, les facultés intellectuelles presque égales à ce qu'elles étaient avant l'ictus. De même en ce qui regarde quelques syphilitiques, chez lesquels un traitement approprié a enrayé l'évolution de l'artérite, sans toutefois faire disparaître complètement les accidents paralytiques.

Vous verrez certains de ces sujets à lésion localisée, tout en restant paralysés, reprendre et continuer à souhait les occupations auxquelles ils s'adonnaient avant d'être frappés par l'apoplexie.

Le plus souvent, toutefois, le tableau clinique offre un autre aspect, l'hémiplégie étant dans la majorité des cas liée à l'artério-sclérose, productrice de l'hémorragie ou du ramollissement cérébral, et la lésion vasculaire par sa généralisation même nuisant à l'irrigation normale des régions idéatrices. De tels hémiplégiques sortent de leur ictus, l'intelligence affaiblie, obnubilée ; ils deviennent exigeants, coléreux ou radoteurs et affaissés. Leur état mental ne nécessite pas une longue description, et je ne fais que vous signaler sans y insister davantage les troubles intellectuels qui le caractérisent, d'autant que lorsqu'ils existent, ils échappent à tous les efforts de la thérapeutique. C'est pourquoi je me bornerai à envisager exclusivement celle qui est à opposer à l'hémorragie cérébrale en elle-même et à l'hémiplégie qui en est la conséquence.

IV

Le *traitement prophylactique* de l'hémorragie cérébrale est celui de l'artério-sclérose, à laquelle ressortit presque toujours la rupture artérielle qui produit l'épanchement sanguin. Les vertiges, les poussées congestives à la face indiquent l'état défectueux de la circulation cérébrale, que traduisent à l'œil nu les varicosités des artères temporales. Dans le but de parer à l'éventualité qu'on redoute, après avoir mis en œuvre le traitement général de l'artério-sclérose, il conviendra de chercher à éviter les variations brusques de la pression artérielle qui pourraient occasionner la rupture d'un vaisseau déjà malade. Ainsi que je vous l'ai dit au début de cette leçon, toutes les causes de congestion encéphalique devront être soigneusement évitées : travaux intellectuels, émotions morales vives. La mise en pratique de tels conseils n'est pas toujours, on le conçoit, chose bien aisée.

Mais il en est d'autres qui pourront être plus facilement écoutés : éviter, par exemple, de passer brusquement à des températures très différentes. Sous l'influence d'un froid vif, le sang reflue de la périphérie vers le centre, et il n'est pas rare en hiver de voir des individus frappés brusquement dans la rue d'un ictus apoplectique lié à une hémorragie cérébrale. De même, pendant l'été la tête devra être soigneusement abritée des rayons du soleil; on proscrira aussi le séjour dans des appartements surchauffés.

Les excès de toute nature devront être sévèrement interdits : les repas trop copieux, surtout le soir, avant le sommeil pendant lequel il se produit une congestion physiologique de l'encéphale, et notamment l'abus des boissons alcooliques qui exaltent momentanément la tension artérielle, quitte à amener ensuite une dépression, ce qui est aussi nuisible aux sujets en imminence de rupture qu'à ceux dont l'état des artères favorise la thrombose. Sous ce rapport, les excitations génésiques sont des plus préjudiciables : on se souviendra que l'hémorragie cérébrale n'est pas rare pendant le coït.

Malgré ces précautions, l'ictus apoplectique est survenu : le sujet est dans le coma ; l'âge du malade, la soudaineté du mal, l'état de la température permettent de supposer légitimement que l'apoplexie doit être rattachée à une hémorragie cérébrale. Quelle conduite tenir en pareille occurrence ? Bien des traitements ont été préconisés. En réalité, il n'en est pas de véritablement efficace. Comment intervenir sur une artère qui saigne en plein cerveau ? Comment agir sur le foyer hémorragique qui s'est ainsi produit ? A vrai dire, nous ne possédons aucun moyen d'action directe : il faut s'efforcer d'abaisser, si possible, la pression artérielle générale et locale. C'est dans ce sens qu'ont été dirigées presque toutes les médications.

Pour abaisser la pression centrale, il faut exalter la circulation périphérique par des frictions énergiques sur le tégument cutané, en plaçant des révulsifs étendus, des sinapismes sur les membres inférieurs. On administrera un lavement purgatif, qui n'aura pas seulement pour but d'évacuer le contenu du gros intestin, mais encore, en augmentant la sécrétion de cet organe, diminuera d'autant la masse sanguine. En réalité, une large saignée répondrait surtout à ces indications. Mais on hésitera le plus souvent à recourir à cette opération, en songeant que, somme toute, son action sera bien limitée sur un foyer local qui très probablement s'est déjà effectué et d'une façon irrémédiable. La saignée serait toutefois formellement indiquée si le pouls, vibrant et fort, dénotait nettement l'éréthisme vasculaire, qu'on a tout intérêt, dans les cas de congestion simple, à ne pas voir persister. La pratique plus habituelle de placer des sangsues derrière les oreilles répond à ces indications. Toutefois, la déplétion sanguine générale qu'on obtient ainsi est bien peu considérable ; quant à l'action locale, elle est aussi très limitée, la circulation intra-encéphalique n'ayant en somme que des rapports assez restreints avec celle des téguments de la tête et du cou.

A la vérité, nous sommes à peu près désarmés quand il s'agit d'exercer une action réelle, sinon efficace, sur l'hémorragie cérébrale en train de se produire, de même d'ailleurs que sur le foyer sanguin qui en est la conséquence. Le rôle du médecin, toutefois, ne doit pas se borner uniquement à surveiller l'ictus apoplectique, le thermomètre à la main, pour en suivre l'évolution et prévenir l'entourage de ce qui adviendra suivant toute vraisemblance. En dehors des prescriptions déjà énumérées, certaines règles de pratique seront mises en œuvre avec utilité. C'est ainsi, par exemple, qu'il faudra tout particulièrement s'inquiéter de l'état de la vessie. Celle-ci est frappée de paralysie : il importe de ne pas la laisser se remplir outre mesure d'une urine stagnante, afin d'éviter les infections qui ne manqueraient pas de se produire. Vous prescrirez une toilette minutieuse du gland et du prépuce, et un sondage aseptique trois fois par jour pendant le coma et durant les jours qui suivront, si vous jugez que la vessie se vide mal.

Veillez encore à faire donner certains soins que nécessite la paralysie faciale. Sous son influence, l'aile du nez du côté paralysé est affaissée, la respiration devient presque exclusivement buccale ; il s'accumule sur les lèvres, sur les gencives, sur la langue devenue immobile, des poussières, des fuliginosités qui peuvent être autant de sources d'infection des voies respiratoires profondes. La congestion pulmonaire, la pneumonie sont toujours à craindre chez les apoplectiques ; faites plusieurs fois par jour nettoyer la bouche à l'aide du doigt recouvert d'un linge fin plongé dans une solution légèrement antiseptique, qui sera promené sur la langue et en particulier dans les rainures gingivo-labiales. Matin et soir, faites pratiquer des lotions générales tièdes, qui exciteront la circulation périphérique en même temps qu'elles assureront l'antisepsie du tégument cutané, en particulier dans les régions où se produisent d'ordinaire des escarres susceptibles de s'infecter.

Veillez aussi à l'alimentation : aussitôt que les mouvements de déglutition seront possibles, donnez du lait froid, du bouillon par cuillerées, et ne négligez pas d'administrer de cette façon, dès que vous le pourrez, un léger purgatif qui débarrassera l'intestin et empêchera les fermentations.

*
* *

Toutefois, le rôle vraiment efficace du médecin — certainement trop laissé dans l'ombre par les auteurs — commence surtout lorsque le sujet sort du coma et qu'il est constitué hémiplégique. C'est contre la paralysie et surtout ses conséquences que vous devrez et que vous pourrez lutter avec quelque profit.

Contre l'hémiplégie faciale, rien ou peu de chose à tenter. Elle est destinée à s'effacer d'elle-même, si d'emblée elle n'est pas très accentuée. Tout au plus serez-vous autorisés, tous les deux ou trois jours, à stimuler les muscles par quelques secousses faradiques qui ne devront jamais être ni trop prolongées ni de trop grande intensité pour les raisons que je vais vous donner, bien que la contracture secondaire, vous le savez, ne soit presque jamais à craindre dans cette région.

Votre action trouvera bien davantage à s'exercer sur les membres supérieur et inférieur. Vous n'oublierez pas, en effet, qu'à la paralysie flasque va succéder, dans la grande majorité des cas, la contracture, et que celle-ci tendra à à immobiliser les membres en attitude vicieuse. Or, je crois vous avoir péremptoirement démontré que l'immobilisation est la cause réelle de l'arthrite, qui est presque fatale au membre supérieur, en particulier, si l'hémiplégie est abandonnée à elle-même. Cette arthrite non seulement limite les mouvements que vous avez tout intérêt à rétablir dans leur intégrité, mais encore elle tient sous sa dépendance directe l'atrophie musculaire et les douleurs si souvent notées chez les paralytiques.

En procédant comme je vais vous l'indiquer, vous pourrez éviter l'arthrite et peut-être même enrayer la contracture. Munk, je vous le rappelle, a, en effet, démontré expérimentalement, sur des singes auxquels il avait pratiqué des destructions de l'écorce cérébrale productrices de l'hémiplégie, que les mobilisations précoces des membres paralysés mettaient obstacle, dans une certaine mesure, à l'apparition des phénomènes spasmodiques.

C'est cette *mobilisation précoce* des articulations qui devra être la base du traitement externe chez les hémiplégiques. A dater des premiers jours qui suivront la sortie du coma, même pendant sa durée s'il a de la tendance à se prolonger, faites vous-même, matin et soir, et exigez ensuite que l'on fasse deux fois par jour une séance de mobilisation. Portez tous vos efforts sur le membre supérieur, sur l'articulation de l'épaule, celle qui a le plus de tendance à s'ankyloser, et procédez de la façon suivante. Mobilisez une à une les articulations des doigts, du poignet et du coude, et faites exécuter au bras les mouvements les plus étendus qui se passent dans l'articulation scapulo-humérale, en le portant dans toutes les positions physiologiques. Terminez par un léger massage des muscles, en allant de leur insertion osseuse à leur terminaison tendineuse. Par cette action sur les muscles, vous assurerez leur nutrition en favorisant la circulation locale qui physiologiquement, vous le savez, ne s'exécute bien qu'avec l'aide indispensable de la contraction active de l'élément musculaire. De ce fait, si les mouvements tardent trop à revenir, ou s'ils sont insuffisants, terminez la séance de mobilisation et de massage par quelques secousses faradiques. Toutefois, méfiez-vous de l'emploi exagéré des courants interrompus. Il est de pratique usuelle, et j'ajouterai de mauvaise pratique, de faradiser à outrance les hémiplégiques ; le plus souvent, d'ailleurs, là se borne tout le traitement qu'on oppose à l'hémiplégie. Il semble que lorsqu'on a obtenu quelques mouvements passifs des muscles à l'aide de l'électricité, on ait tout fait pour rétablir les mouvements spontanés. C'est de la pure illusion thérapeutique, d'autant plus condamnable qu'elle est certainement préjudiciable. La pratique démontre, en effet, que si les mobilisations et les massages légers sont capables, dans une certaine mesure, d'atténuer, sinon de prévenir la contracture, les secousses faradiques trop intenses, trop fréquemment renouvelées, excitent, par contre, l'état spasmodique, qui est toujours en puissance dans les membres paralysés.

Pour ma part, j'emploie avec beaucoup de ménagements l'électricité chez les hémiplégiques ; je ne m'en sers jamais régulièrement avant les dix ou quinze premiers jours qui suivent la sortie de l'ictus apoplectique. Je termine alors la séance quotidienne de mobilisation et de massage en faisant passer pendant huit ou dix minutes un courant galvanique, et non faradique, de faible intensité dans les membres atteints. Le pôle positif est placé dans la région dorsale supérieure s'il s'agit du membre supérieur, dorsale inférieure pour ce qui est du membre inférieur, sous forme d'une large plaque, et le large tampon négatif est promené sur les masses musculaires paralysées. A l'aide de l'interrupteur, en donnant un peu plus d'intensité, je termine par quelques secousses qui se produisent aussi bien qu'avec le courant interrompu, et de cette façon je crois éviter les inconvénients inhérents aux courants faradiques, tout en faisant bénéficier le malade des mêmes avantages.

Les prescriptions que je viens de formuler s'appliquent aussi bien au membre inférieur qu'au membre supérieur : mobilisez avec soin ses jointures, en particulier l'articulation coxo-fémorale. Ici, les suites de l'immobilisation sont moins à redouter qu'au membre supérieur, par ce fait qu'aussitôt qu'il sera possible vous exigerez que le sujet quitte le lit et essaye de marcher. De cette façon, il mobilisera de lui-même ses articulations et, en contractant ses muscles, assurera leur circulation.

Poursuivez longtemps ces manœuvres, régulièrement, avec assiduité ; continuez-les pendant plusieurs mois, alors même que vous jugerez que les membres ont recouvré désormais tous les mouvements dont ils sont capables, eu égard à l'hémiplégie persistante. Vous obtiendrez, en ce faisant, des résultats vraiment remarquables, qui vous étonneront même dans une certaine mesure, si votre pratique ne comportait pas d'ordinaire ce genre de traitement.

*
* *

En terminant, je voudrais encore vous donner quelques conseils pratiques dont la mise en œuvre pourra à l'occasion vous rendre certains services. Retenez ce fait, qu'il ne faut pas négliger les petits moyens chez les hémiplégiques. Ils vous seront reconnaissants du moindre bénéfice obtenu par cela même qu'ils ne sont pas d'ordinaire les enfants gâtés de la thérapeutique. C'est ainsi que par des soins journaliers vous pourrez remédier à certains troubles fort gênants qui ressortissent à l'aphasie envisagée dans son acception la plus générale.

Les hémiplégiques droits, vous le savez, sont assez souvent aphasiques. Je passe sous silence la cécité et la surdité verbales, voire l'aphasie motrice, contre lesquelles les méthodes de rééducation n'ont guère de prise. Il n'en est pas tout à fait de même, vous le savez, en ce qui regarde l'agraphie. Vous n'ignorez pas, en effet, qu'on peut, lorsque, bien entendu, l'hémiplégie proprement dite est légère et laisse à la main droite la faculté de tenir une plume, arriver par des exercices répétés à rééduquer le sujet et à lui permettre à nouveau d'exprimer sa pensée par l'écriture. Ces faits sont connus, je n'y insiste pas, outre que l'agraphie est chose relativement rare. Cette pratique des exercices progressifs, analogue à celle qu'on met en usage chez les enfants qui apprennent à écrire, est d'ailleurs toujours longue et difficile, et malgré la patience et l'attention qu'on y emploie donne rarement des résultats bien satisfaisants.

Mais l'agraphie n'est qu'un mode de l'aphasie, et ceux-ci sont multiples. C'est ainsi que nombre de mouvements usuels spécialisés de la main droite ressortissent à autant d'aphasies partielles lorsqu'ils sont abolis. Vous verrez, par exemple, des femmes atteintes d'une hémiplégie droite légère ne savoir plus coudre, bien que la force musculaire soit suffisamment conservée dans la main droite pour leur permettre de tenir une aiguille ou un crochet. Elles se servent maladroitement de cette main pour un usage un peu précis et spécialisé, parce que l'intermédiaire entre l'image mentale et le mouvement qui en est la réalisation leur fait désormais défaut. Elles souffrent de cette maladresse et s'en plaignent. Vous ne devrez pas négliger de tenter la rééducation, en faisant pratiquer quotidiennement des exercices raisonnés. Vous vous guiderez sur les circonstances pour essayer de combler ces lacunes, et vous serez parfois récompensés de vos efforts.

J'ai négligé jusqu'à présent de vous parler du traitement médicamenteux à mettre en œuvre chez les hémiplégiques, parce que, à mon avis, celui-ci doit venir au deuxième rang, comparativement à la thérapeutique externe que je vous ai exposée. Il existe un foyer soit d'hémorragie, soit de ramollissement, qui s'est éteint, pour ainsi dire, et dont l'hémiplégie est la permanente révélation. Que faire contre cette lésion indélébile passée désormais à l'état chronique? Aider à la résorption du caillot, favoriser la cicatrisation de l'infarctus. En théorie, nous pouvons y penser; en pratique, nos moyens d'action sont, vous le comprenez, presque nuls. Nous retombons dans le traitement de l'artério-sclérose, source primitive de tout le mal.

L'iodure de potassium à petites doses longtemps prolongées, les règles d'hygiène physique et morale que je vous ai déjà exposées en vous parlant de la prophylaxie, seront les bases de cette thérapeutique, à laquelle vous devrez toujours songer, sans toutefois fonder sur elle de trop grandes espérances.

DEUXIÈME LEÇON

LES ÉTATS NEURASTHÉNIQUES ET LEUR TRAITEMENT

Considérations générales. — Aperçu historique. — *Étiologie générale des états neurasthéniques.*

La neurasthénie vraie. — *Les stigmates neurasthéniques :* Céphalée; craquements de la nuque; insomnie; état des pupilles; plaque sacrée; le vertige. — *Troubles des fonctions viscérales :* Estomac et intestin; fonctions génitales, urinaires; cœur et fausse angine de poitrine. — Tremblement. — *État mental.* — *Formes cliniques.* — *Exemples cliniques* de cérébrasthénie et de myélasthénie. — *Étiologie.* — Associations morbides; neurasthénie secondaire.

La neurasthénie héréditaire ou constitutionnelle. — Étiologie. — Exemple clinique. — *Pronostic des états neurasthéniques suivant la condition sociale.*

Diagnostic différentiel des états neurasthéniques entre eux; avec les états mélancoliques ou hypocondriaques; avec la *paralysie générale;* avec l'hystérie.

L'association hystéro-neurasthénique : Étiologie; description.

Traitement des états neurasthéniques : surtout psychique; reconnaître la forme neurasthénique. — *Traitement par les agents externes :* hydrothérapie; électricité statique. — *Médicaments.* — Importance considérable du *régime.* — Déplacement et isolement. — *Traitement de l'association hystéro-neurasthénique.*

Nous allons aujourd'hui aborder l'étude d'une question toute d'actualité, celle de la *neurasthénie,* dont vous entendez si souvent parler, de cette nouvelle venue dans le vieux cadre nosologique, de cette maladie dont le nom, de plus en plus compréhensif, sert trop souvent à masquer des erreurs de diagnostic.

J'ai parlé de maladie, mais je ne sais véritablement si ce terme n'est pas impropre dans l'espèce. La neurasthénie, prise dans son acception la plus générale, n'est pas en effet une entité morbide; c'est un état ou mieux une réunion d'états qu'il faut savoir différencier les uns des autres si l'on veut s'éviter des mécomptes au point de vue du pronostic qui, en bonne médecine, doit primer toutes les autres considérations. C'est ainsi qu'entre l'*état neurasthénique vrai* et celui qu'avec Charcot je qualifierai de *neurasthénie à forme héréditaire,* de *neurasthénie constitutionnelle,* il existe des différences si considérables en ce qui regarde l'évolution, par exemple, qu'il importe d'attribuer à chacun d'eux une signification nosologique particulière, et cela malgré la commune expression symptomatique qui les réunit en apparence et pousse à les confondre dans une même description. Cela tient à ce que le cerveau n'a à sa disposition pour traduire sa souffrance qu'un certain nombre de modes réactionnels toujours les mêmes. C'est l'agencement de ces réactions, leur mise en œuvre étiologique et surtout leur évolution dominée par cette étiologie même qui différencient ces divers états morbides et permettent au clinicien de ne pas s'égarer, de porter un diagnostic et un pronostic différents, alors que, je le répète, l'expression symptomatique tend à les identifier. C'est pourquoi la question de la neurasthénie est, à mon avis, beaucoup moins simple qu'elle ne le paraît peut-être au premier abord. Pour résoudre ce problème gros de conséquences, le médecin doit faire appel à son observation la plus attentive. Aussi vous ne trouverez pas oiseux, je l'espère, les développements dans lesquels je vais entrer à propos des états neurasthéniques ; leur complexité même en rend l'étude singulièrement attrayante.

I

Avant de vous tracer une description d'ensemble, je crois indispensable d'entrer dans quelques détails au point de vue historique.

La neurasthénie est née, au moins en partie, des recherches de Beard (de New-York), qui créa le mot s'il n'inventa pas la chose. Son premier travail, publié dans le *Boston Medical and Surgical Journal* du 29 août 1869, passa presque complètement inaperçu. Son mémoire fondamental est d'ailleurs bien postérieur; lu devant l'Académie de médecine de New-York le 4 août 1878, il parut dans le *New-York Medical Journal* au mois de mars 1879. C'est celui qu'il a développé dans son livre *Neurasthenia* (nervous exhaustion), dont la deuxième édition vit le jour en 1890. Ultérieurement Beard publia, sur la *neurasthénie sexuelle*, un ouvrage qui eut les honneurs d'une traduction française. A mon avis, la science gagna peu à cette dernière publication, et c'est encore au mémoire présenté à l'Académie de médecine qu'il faut vous reporter si vous désirez éviter de confondre entre eux les états nerveux les plus différents réunis par l'auteur sous le même vocable de neurasthénie.

Dans ses diverses publications, Beard tient à peine compte des travaux de ses devanciers, en particulier de ceux émanés des auteurs français : Bouchut, Sandras et Bourguignon, Brachet, etc.; il eût pu s'y documenter sur l'affection qu'il allait décrire. Toutefois, il est juste d'ajouter qu'il se fait de la neurasthénie une conception toute particulière, qui ne devait guère le pousser à compulser les auteurs de l'ancien continent. C'est la maladie du nouveau monde, elle est spéciale aux Américains du Nord; on la rencontre à peine en Europe, si ce n'est en Allemagne et en France, assertions aventureuses que les faits devaient bientôt contredire. Du reste, la description de Beard, je le répète, est beaucoup trop compréhensive, et vous pourrez lire dans sa *Neurasthénie sexuelle* que la maladie à laquelle il a donné son nom englobe en un seul tout l'hypocondrie, l'*hystérie*, la perversion sexuelle, etc., opinion qui reste toute personnelle à son auteur, je n'ai pas besoin de vous le dire.

C'est pourquoi, si vous lisez les ouvrages de Beard,

vous vous ferez de la neurasthénie une idée toute différente de celle que je vais vous proposer d'admettre, en même temps que vous risquerez fort de vous égarer au milieu du dédale de ses descriptions.

Beard, quoi qu'il en soit, ne reste pas moins le promoteur de la neurasthénie, mais dans la mise au point ultérieure de cet état nerveux il a été singulièrement aidé par divers auteurs, au premier rang desquels il faut placer Erb et Arndt, en Allemagne; en Amérique, Weir Mitchell; en Angleterre, Playfair; et en France, sans oublier Axenfeld et Huchard, mon regretté maître Charcot, qui a fait de la neurasthénie la base d'un enseignement dont je m'inspirerai surtout dans cette leçon. Ses idées se sont diffusées : vous les trouverez éparses çà et là dans les monographies de Bouveret, Mathieu, Levillain, dans les mémoires de Pitres, Grasset, Rauzier, etc. J'arrête ici ces citations, craignant de me laisser déborder par leur nombre, car on a certainement plus écrit sur la neurasthénie, au cours de ces dix dernières années, que sur l'épilepsie ou l'hystérie, par exemple, dans le siècle qui vient de s'écouler. Et il n'est pas, je vous l'assure, toujours facile de s'y reconnaître au milieu de cet édifice souvent chaotique, d'autant que la théorie s'en est mêlée, que les doctrines se sont entre-choquées, nuisant, comme il est de règle en pareilles matières, à la saine interprétation des faits.

*
* *

La neurasthénie est une affection courante que vous observerez à l'hôpital soit à l'état pur, soit le plus souvent associée à d'autres états morbides qui en masqueront fréquemment la physionomie. C'est surtout dans la clientèle de ville que vous la rencontrerez sous ses divers aspects, parmi les sujets qui travaillent plus de l'esprit que du corps, bien que tous les milieux sociaux soient tributaires de la forme dite héréditaire ou constitutionnelle. Vous l'observerez chez les adultes hommes et femmes, chez certains adolescents ; elle est inconnue dans l'enfance, au moins en ce qui regarde l'état neurasthénique vrai, qui d'ailleurs est beaucoup plus rare que l'état constitutionnel. Tout ce qui tend à déprimer le moral et le physique est susceptible de la faire naître; mais à côté de cas où la cause génératrice n'est pas douteuse, vous la verrez surgir spontanément, au moins en apparence, et ce ne sera pas votre moindre étonnement que d'avoir à rapprocher les uns des autres des faits dont la genèse vous apparaîtra si dissemblable.

Aussi j'estime que pour introduire quelque clarté dans le sujet, il vaut mieux commencer par vous donner une description générale de l'état neurasthénique, quitte à y faire plus tard des coupes et des réserves pour la différenciation desquelles une étude étiologique complémentaire nous sera d'un précieux secours.

*
* *

Cette description, vous le prévoyez déjà, est difficile à tracer; elle l'était surtout avant que Charcot, guidé par sa méthode des types, eût fait pour la neurasthénie ce qu'il avait fait pour l'hystérie en particulier. Il a extrait de ce complexus symptomatique un certain nombre de signes de premier ordre qu'il a appelés *stigmates*. Leur connaissance est indispensable, vu qu'ils se retrouvent toujours plus ou moins associés et groupés dans tous les états dits neurasthéniques.

Ces stigmates sont d'ordre psychique et d'ordre physique, surtout psychique, et de ce fait ils sont beaucoup plus souvent subjectifs qu'objectifs, ce qui ne laisse pas, vous le comprenez, de rendre leur observation et leur interprétation difficiles. A ce propos, je dois vous dire que si tous les neurasthéniques, quels qu'ils soient, ont entre eux un air de famille qui permet le plus souvent de les ranger sous la même bannière, de les faire entrer dans un même groupe pathologique, chacun d'eux n'en imprime pas moins d'ordinaire à sa maladie une individualité particulière. C'est une chose qu'il faut bien savoir, sous peine de commettre des erreurs d'interprétation.

Un des stigmates le plus fréquemment observés n'est autre que la *céphalée*. Dans sa thèse inaugurale, Lafosse l'a signalée 41 fois chez 45 malades : c'est dire qu'elle fait rarement défaut. Toutefois, il faut considérer qu'elle peut être atténuée ou, au contraire, revêtir une intensité qui dominera la scène morbide et servira parfois à qualifier la forme clinique de l'état neurasthénique.

Elle consiste en une douleur qui apparaît le matin au réveil, ou mieux au lever, pour cesser, ou au moins s'accoiser considérablement pendant la nuit, ce qui a son importance. Elle est sourde, contusive, revêtant parfois le caractère d'élancements et de véritables paroxysmes. A l'instar des autres stigmates, je puis vous le dire dès maintenant, elle s'atténue généralement pendant les repas, au moment où l'alimentation a lieu; mais elle revient avec une grande intensité pendant le travail de la digestion. Alors elle s'exalte, s'accompagne de poussées de chaleur au visage, d'un sentiment de plénitude générale, d'un malaise très pénible. Puis elle se calme vers la fin de l'après-midi pour reparaître après le repas du soir, s'atténuer dans la soirée et généralement disparaître pendant la nuit. Toutefois, il est des malades qu'elle n'abandonne pour ainsi dire jamais; chez tous, la douleur de tête est fatigante, obsédante, et s'accompagne d'un état mental que j'aurai à vous décrire.

Elle affecte deux sièges de prédilection. Tantôt elle est bitemporale, enserrant la tête comme dans un étau; tantôt, et le plus souvent peut-être, c'est à la région occipitale qu'elle prédomine, embrassant la partie postérieure du crâne à la façon du casque de la Minerve, d'où le nom de *galeati* que donnait Charcot à ces malades. Il s'y ajoute fréquemment alors des craquements au niveau de la nuque.

Ces craquements sont-ils réels ou simplement subjectifs? Beaucoup de malades croient les entendre; ils vous engageront à appliquer la main *in situ* afin de vous les faire percevoir. Quelquefois vous les sentirez mieux que vous ne les entendrez véritablement, mais le plus souvent vous devrez vous en tenir à leur affirmation. Il faut toutefois que les lésions articulaires dont ils devraient dépendre en bonne logique soient bien peu marquées, puisque les craquements disparaissent généralement à mesure que l'état mental s'améliore. Or, ce n'est guère le fait d'une arthrite chronique d'entrer ainsi en résolution sous une telle influence, d'autant que jamais vous n'observerez de gonflement local permettant de les attribuer à une arthrite aiguë. Retenez donc simplement l'existence de ce phénomène sans trop chercher à l'interpréter, vous risqueriez encore une fois de vous égarer dans ces théories qui ont fait tant de tort à la connaissance clinique des états neurasthéniques.

Au lieu de ce demi-casque qui enserre la nuque et s'étend parfois jusque sur les épaules à la façon d'une chape, au lieu de l'étau bitemporal, il se pourra que la tête tout entière soit envahie par la douleur. Les sujets accusent alors les sensations douloureuses les plus variées et les traduisent avec une richesse d'expressions qui revêtent un caractère tout individuel. Aux uns il semble que le crâne soit trop petit pour son contenu; d'autres affirment que leur cerveau bouillonne, fermente, pour ainsi dire. Ils vous feront placer la main sur leur front pour que vous perceviez la sensation de chaleur intense qu'ils y éprouvent. Rien n'est plus varié, je le répète, que ces sensations douloureuses; elles n'ont d'égale que la prolixité avec laquelle les patients les expriment.

Je vous ai dit que la douleur de tête cessait ou au moins s'atténuait dans la majorité des cas lorsque le sujet se mettait au lit. Il ne s'ensuit pas que le *sommeil* des neurasthéniques soit des meilleurs; bien au contraire, l'*in-*

somnie est un de leurs plus fréquents apanages. Elle se présente généralement sous deux formes. Après le repas du soir, les neurasthéniques sont pris d'une grande lassitude, d'un besoin de dormir qui les porte à se coucher tôt. A peine au lit, ils s'endorment d'un sommeil de plomb, le plus souvent sans rêves ni cauchemars, à l'inverse, par exemple, de ce qui existe dans l'hystérie. Mais ce sommeil dure rarement plus de deux à trois heures. Ils se réveillent vers minuit ou une heure du matin, s'ils s'étaient couchés vers dix heures, et alors commence une période d'insomnie des plus pénibles. Si la douleur de tête a disparu, ou au moins reste très atténuée, ils n'en demeurent pas moins en proie à mille sensations toutes plus pénibles les unes que les autres. Ils s'agitent, se retournent dans leur lit, ont des inquiétudes dans les membres inférieurs, des élancements douloureux, des sensations de picotements, de piqûres, de démangeaisons généralisées. Enfin, surviennent presque toujours des engourdissements qui les inquiètent fort. S'ils s'endorment, le membre supérieur tant soit peu replié sous le tronc, par exemple, ils se réveillent avec le bras tout engourdi, paralysé, mort pour ainsi dire. Au bout de quelques instants ces phénomènes disparaissent, mais cette sensation, qui se renouvelle, d'un membre paralysé les trouble singulièrement et les pousse à prendre dans leur lit des positions bizarres qui contribuent encore à rendre leur sommeil difficile. Beaucoup d'entre eux, au moment du passage de la veille au sommeil, ressentent dans les membres inférieurs des secousses soudaines qui, si elles n'appartiennent pas en propre à l'état neurasthénique, le compliquent au moins très fréquemment. D'autres éprouvent pendant la nuit des sensations de vide au creux épigastrique, des gargouillements dans les intestins, surtout marqués vers le matin, phénomènes généralement calmés par un régime alimentaire spécial, ainsi que je vous le dirai en parlant du traitement. Enfin, pendant la nuit, les mictions sont fréquentes, plus ou moins abondantes, sans que l'analyse des urines puisse permettre de rapporter cette pollakiurie au mal de Bright.

Le sommeil, dans ces conditions, fait donc presque totalement défaut : il ne reparaît que le matin, pour quelques heures, sous forme d'une torpeur rappelant celle qui a suivi le repas Aussi, lorsque le sujet se lève, est-il brisé, courbaturé, plus fatigué que la veille au moment du coucher ; d'où il résulte que, dans la neurasthénie, le sommeil — c'est un fait d'observation constante — n'est en aucune façon réparateur, et que l'insomnie, lorsqu'elle a été accentuée, influence toujours défavorablement la journée du lendemain.

L'insomnie peut revêtir, je vous l'ai dit, une autre forme qui diffère un peu de la précédente. Sous l'influence du besoin impérieux de dormir qui suit le repas du soir, les malades se couchent ; mais, une fois au lit, le sommeil qui semblait devoir survenir aussitôt ne se montre pas, et la nuit presque entière se passe dans l'état d'agitation que je vous ai décrit. Ces malades, avertis de ce qui les attend, retardent bientôt autant que possible le moment de se mettre au lit, et ce n'est que brisés de fatigue qu'ils consentent à se coucher. Cette forme est encore plus fâcheuse que la précédente et accompagne en particulier certains états neurasthéniques graves où le sommeil fait pour ainsi dire complètement défaut.

Vous comprendrez facilement qu'après une telle nuit le neurasthénique ne soit pas très dispos pour le travail, d'autant qu'au moment où il met le pied à terre, la céphalée ne manque pas de reparaître si elle avait cessé, ou de s'exagérer considérablement si elle s'était simplement atténuée. D'ailleurs, avec elle se montre un autre stigmate : le *vertige,* qui contribue singulièrement à étendre le champ de la scène morbide.

Le *vertige neurasthénique,* phénomène très fréquent lui

aussi, présente des caractères particuliers que vous devez bien connaître. Ce n'est pas, comme dans la maladie de Ménière, un trouble véritable de l'équilibre qui renverse le malade sur le sol, mais bien plutôt une sensation de vide cérébral s'accompagnant d'une faiblesse des membres inférieurs qui tendent à se dérober sous le poids du corps. Un voile s'étend devant les yeux, tout est gris, tout est terne ; il existe dans le champ visuel des taches noires, des mouches volantes ; les objets rapprochés ou éloignés se confondent dans un même plan ; ces derniers phénomènes sont en rapport avec une asthénopie accommodative des plus marquées, qui paraît bien favoriser l'existence de cet état vertigineux. En dehors de l'asthénopie, l'examen de l'œil ne révèle rien de particulier, si ce n'est que les pupilles, toujours égales, sont généralement dilatées, un peu paresseuses à la lumière. La rétine a sa couleur et ses contours normaux ; rien, en un mot, cela a son importance, ne permet de ce côté de penser à une affection organique des centres nerveux.

Cet état vertigineux ne manque pas de s'exagérer lorsque les malades veulent sortir et vaquer à leurs occupations. Il les pousse à raser les murailles, à suivre les maisons ; il les porte à fuir la traversée des grandes places. Il faut bien le différencier toutefois des angoisses de l'agoraphobie, laquelle n'appartient pas à la neurasthénie vraie, mais bien aux états héréditaires ou constitutionnels.

Le vertige, je vous l'ai dit, se montre surtout le matin au réveil ; comme presque tous les autres symptômes fondamentaux ou stigmates, il se calme avec l'alimentation pour reparaître dans l'intervalle des repas. Il disparaît généralement dans la soirée et n'existe plus pendant le repos au lit.

*
* *

Les sensations douloureuses dont je vous ai parlé ne sont pas les seules qu'éprouvent les neurasthéniques. Au type dans lequel prédomine la céphalée il faut opposer, car les différences sont souvent bien tranchées en clinique, celui où une douleur de même ordre se localise particulièrement sur la colonne vertébrale. A côté des *cérébrasthéniques,* il faut placer les *myélasthéniques*. Chez ces derniers, il existe au niveau de la légion lombaire, à son union avec la portion sacrée, une sensation des plus pénibles, sorte de courbature qui peut se limiter en cet endroit, mais s'étendre parfois aussi sur les fesses, irradiant jusque sur la partie supérieure des membres inférieurs, comme la céphalée pèse sur les épaules. Ces malades indiquent nettement avec la main la localisation de leur douleur, mais à ce niveau la peau n'est le siège d'aucun trouble objectif de sensibilité; tout au plus les apophyses épineuses présentent-elles parfois une légère hyperesthésie. Souvent, dans ce cas, on note dans les membres inférieurs des sensations toutes particulières de faiblesse et d'engourdissement qui, ainsi que Pitres en a rapporté des exemples, peuvent aller jusqu'à simuler la paraplégie, et pourtant les sphincters fonctionnent d'une façon satisfaisante, les réflexes rotuliens sont normaux, bien que toutefois leur exagération soit fréquente dans les états neurasthéniques.

Si chez les premiers sujets où prédominait la céphalée, on pouvait penser à une maladie organique de l'encéphale. chez les seconds l'idée d'une affection médullaire ne tarde pas à venir à l'esprit, d'autant que le tronc, l'abdomen, les membres supérieurs ou inférieurs sont fréquemment le siège de sensations douloureuses, à localisations variées, rappelant parfois celles de l'ataxie locomotrice, susceptibles encore d'en imposer dans le même sens.

*
* *

A ces troubles dans le domaine de la sensibilité générale se joignent des perturbations de divers ordres du côté des viscères, ou mieux des grandes fonctions viscérales de l'économie.

Je note en premier lieu les *troubles des fonctions digestives*. Il est rare, en effet, que le neurasthénique n'ait pas, à un moment quelconque, souffert peu ou prou de l'estomac ou de l'intestin. Sur ces troubles mêmes se sont échafaudées des théories que je crois inutile de vous faire connaître ; j'aime mieux insister sur l'aspect clinique qu'ils offrent habituellement.

Dans cet ordre d'idées, ce qui prédomine d'ordinaire chez le neurasthénique, c'est la lenteur et la difficulté de la digestion. Le matin, avant son lever, il ressent au niveau du creux épigastrique des tiraillements douloureux, il éprouve dans le ventre des tranchées et des gargouillements qui s'entendent à distance. Lorsqu'il se lève, la langue est un peu sale, la bouche pâteuse, l'appétit languissant. Cependant, l'alimentation va calmer ces sensations douloureuses ; de même, bien comprise, elle amène toujours une sédation marquée dans l'état général.

De ce fait, le petit déjeuner du matin, ordinairement bien toléré à cause de sa facile digestibilité, procure du soulagement. Il est même nécessaire que le second repas ne tarde pas trop ; sans cela, les tiraillements au creux de l'estomac reparaissent, les bâillements se montrent, une sensation de faiblesse envahit tout l'individu.

Le neurasthénique, en effet, est un épuisé qui a sans cesse besoin de réparer ses forces et pour cela de s'alimenter. C'est pourquoi chez lui l'appétit est généralement remplacé par une sensation de besoin qui doit être vite satisfaite. Il doit donc manger souvent, mais peu à la fois, puisqu'il lui faudra, comme tout autre, digérer les aliments qu'il aura pris, que ses fonctions digestives sont particulièrement laborieuses et s'effectuent toujours au détriment de l'état général. Aussi, chez les malades dont l'estomac est resté relativement bon, et, j'ajoute, le sommeil demeuré insuffisant, le pronostic sera-t-il presque toujours favorable.

On comprend dès lors que ce soit surtout après le repas de midi, après le grand repas, celui où les aliments ont été absorbés en quantité relativement considérable, que se montrent les troubles dyspeptiques si fréquents chez les neurasthéniques. Le soulagement, le bien-être habituel causé par l'alimentation est à ce moment de courte durée. Presque au sortir de ce repas, en réalité toujours trop copieux pour la puissance digestive de leur estomac, les malades sont envahis par un sentiment de réplétion générale, de lourdeur tant physique que morale, qui les pousse à dormir. L'épigastre devient douloureux, le ventre est légèrement ballonné, parfois surviennent des régurgitations acides; il existe, en un mot, tous les signes de la dyspepsie nervo-motrice.

Dans l'intervalle des deux principaux repas, il n'est pas rare de constater un certain degré de dilatation qui, si l'on examine les viscères abdominaux avec attention, ne siège pas uniquement sur l'estomac, mais intéresse aussi l'anse du côlon et le cæcum. Ces phénomènes liés à l'atonie générale des fonctions viscérales avaient pu faire penser que l'état neurasthénique lui-même était sous la dépendance directe d'une dilatation de l'estomac, de fermentations intestinales, que la maladie prenait sa source dans une auto-intoxication de l'individu. A notre avis, dilatation et fermentation sont secondaires; elles peuvent d'ailleurs manquer, et, s'il est indéniable cependant que les troubles digestifs existent dans un grand nombre de cas, il ne faut pas pour cela les placer au premier plan et leur attribuer l'importance pathogénique qu'ils ne possèdent pas en réalité.

La preuve encore de ce que nous avançons est qu'il nous est arrivé, chez nombre de neurasthéniques, de négliger complètement le côté gastrique en nous bornant à prescrire un régime à la fois simple et substantiel, et de voir ces troubles s'amender et disparaître à mesure que l'état nerveux général sur lequel nous faisions porter tous les efforts de la thérapeutique redevenait meilleur. Dans la neurasthénie, à moins d'associations morbides, il n'y a pas de maladie gastrique ou intestinale à proprement parler : l'estomac et l'intestin, nous le répétons, participent à la dépression, à l'asthénie générale de toutes les fonctions, et rien de plus.

Après quelques heures ainsi passées dans les malaises d'une digestion laborieuse, le neurasthénique éprouve du soulagement; il se sent mieux au physique et au moral, car l'absorption des matériaux introduits dans le tube digestif a remonté momentanément ses forces, mais la digestion est à peine terminée que le besoin d'alimentation se fait à nouveau sentir. Il se trouve de ce fait dans la situation pénible d'un individu qui doit sans cesse s'alimenter et éprouve la plus grande peine à digérer les aliments une fois qu'ils ont été ingérés. Le goûter de cinq heures, toujours peu copieux, de même que le petit repas du matin, le soulage véritablement, et le meilleur moment de la journée est généralement celui qui précède le dîner, qu'il retarde d'ailleurs toujours volontiers. Il le redoute, parce qu'il sait que, sous l'influence des lenteurs de la digestion, surviendra ce besoin de dormir avec poussées de chaleur au visage qui le forcera à se mettre de bonne heure au lit, où il connaîtra bientôt l'insomnie. Pendant la nuit il éprouvera encore le besoin de réparer ses forces, et le meilleur moyen de procurer du sommeil aux neurasthéniques qui en manquent si souvent consiste peut-être simplement à leur faire absorber, sans quitter leur lit, des aliments de facile assimilation.

La dyspepsie des neurasthéniques est donc, vous le voyez, d'une nature toute spéciale, d'origine dynamique et non organique. Chez ces malades, le système nerveux fait sans cesse appel à l'estomac, à l'alimentation pour se procurer les forces dont il manque, mais son aide indispensable fait défaut au bon accomplissement des fonctions digestives ; d'où la nécessité, je ne saurais trop y insister, de traiter directement l'état nerveux lui-même, pour assurer le bon fonctionnement de l'estomac.

Les perturbations digestives ont naturellement leur contre-coup sur les *fonctions intestinales.* Je vous ai parlé des borborygmes, des flatulences qui troublent le sommeil des neurasthéniques et s'accentuent en particulier le matin avant le lever. Ces phénomènes s'accompagnent toujours d'une irrégularité dans les garde-robes. Souvent on note une constipation parfois opiniâtre, mais plus souvent encore celle-ci alterne avec de la diarrhée. Les aliments sont insuffisamment digérés, les selles très odorantes, parfois décolorées ou au contraire très bilieuses, en coïncidence avec des alternatives d'acholie et d'hypercholie, le foie participant à ces irrégularités fonctionnelles. Enfin il est fréquent d'observer chez ces malades les manifestations toujours si tenaces de l'*entérite muco-membraneuse.*

*
* *

On comprend que l'*état général* se ressente de ces troubles dans la digestion et l'absorption des matières alimentaires ; la nutrition devient languissante, parfois l'embonpoint est conservé, mais le plus souvent on voit se manifester un amaigrissement réel, voire considérable, les traits sont tirés, le facies terreux, ces phénomènes étant toujours en corrélation marquée avec l'état nerveux général qui les tient sous sa dépendance.

Les *fonctions urinaires* participent à ces perturbations. Par moments les urines, claires, limpides, véritables urines nerveuses, sont abondamment excrétées, mais dans les intervalles variables de cette polyurie le liquide urinaire est peu abondant, chargé, riche en couleur. Le taux de l'urée est généralement faible, bien qu'il se fasse aussi de véritables décharges azotées ; par contre, il existe presque constamment une phosphaturie très marquée qui indique une élimination exagérée des éléments dont le système nerveux a besoin pour assurer son fonctionnement régulier. En dehors de ces particularités, dans les cas non compliqués, il n'existe ni sucre ni albumine dans les urines.

Le *cœur* s'associe à ce déséquilibre général de toutes les fonctions de la vie organique. La pression artérielle est presque toujours faible chez les neurasthéniques; au moins elle se déprime facilement et s'exagère de même; elle se trouble, en un mot, sous l'influence des causes les plus banales en apparence. Alors qu'elle s'était déprimée dans l'intervalle des repas, sous l'influence de la digestion elle s'exagère considérablement, et cette exagération se traduit par des bouffées de chaleur au visage, des battements des artères céphaliques qui font des neurasthéniques de faux congestifs.

En outre de cet état habituel, il survient fréquemment du côté de l'organe central de la circulation, sous forme de paroxysmes, des troubles douloureux qui ne manquent pas, lorsqu'ils existent, d'inquiéter singulièrement les malades et leur entourage : je veux parler de phénomènes qui simulent parfois à s'y méprendre l'ensemble clinique de l'angine de poitrine la mieux caractérisée.

L'*angor pectoris des neurasthéniques* est des plus réelles et, bien que d'essence dynamique, revêt souvent, j'y insiste à dessein, les allures des troubles cardiaques d'origine organique. Rien ne manque au tableau, ni l'angoisse précordiale, ni les irradiations douloureuses dans le bras gauche; la poitrine semble serrée dans un étau. Mais à l'inverse de ce qui existe dans l'angine vraie, le pouls, au lieu d'être petit, misérable, voire intermittent, est au contraire ample, plein et régulier; les battements du cœur sont forts, violents, bien frappés, les palpitations en quelque sorte régulières. Parfois la peau de la région précordiale est le siège d'une sensibilité exquise, le simple contact des vêtements est mal toléré. Il faut se méfier dans ces cas de l'association fréquente de la neurasthénie avec l'hystérie.

Ces accès douloureux, malgré leur aspect terrifiant, ne présentent en réalité aucun danger, mais, je le répète, il faut bien avoir appris à les connaître, car ils inquiètent considérablement les malades et contribuent à exagérer leur état nerveux.

Les *fonctions génitales* des neurasthéniques se ressentent elles aussi de la dépression générale de l'organisme. Le coït peut encore s'accomplir, mais presque toujours il est suivi d'un sentiment de fatigue extrême, de l'exagération douloureuse de la plaque sacrée lorsqu'elle existe ; aussi ces sensations conduisent-elles assez rapidement les malades à l'inappétence sexuelle. Parfois encore les neurasthéniques sont tourmentés par des érections nocturnes très tenaces et très fatigantes auxquelles le coït ne remédie en aucune façon. Ces érections s'accompagnent de pollutions qui s'ajoutent à la faiblesse générale en l'exagérant. Ou bien le coït est incomplet, trop rapide, l'éjaculation suivant presque aussitôt l'érection. Dans ces cas, si l'examen du sujet était incomplet, on pourrait penser à une affection organique de la moelle épinière.

Chez d'autres enfin, chaque défécation est suivie de l'écoulement par l'urèthre d'un liquide filant dans lequel l'examen microscopique permet de reconnaître, mêlés à quelques spermatozoïdes, les éléments de la sécrétion prostatique. Cette *spermatorrhée,* assez fréquente, liée tant à la réplétion des vésicules séminales chez les continents et à l'expulsion mécanique de leur contenu par le bol fécal qu'à un certain degré d'atonie des vésicules elles-mêmes, est souvent l'origine de préoccupations hypocondriaques. Elle contribue dans certains cas à la constitution de cette forme morbide particulière décrite sous le nom de *neurasthénie sexuelle* et qui appartient bien plus à la vésanie, à l'aliénation mentale qu'à l'état neurasthénique proprement dit.

Je terminerai cette longue nomenclature des symptômes physiques en vous indiquant le *tremblement,* un des rares phénomènes objectifs chez les neurasthéniques. Fréquemment observé, il est menu, vibratoire, à petites oscillations et presque toujours généralisé, affectant à la fois les membres supérieurs et inférieurs. La langue échappe rarement à ses vibrations, qui gagnent parfois les lèvres et déterminent alors de légers troubles de l'articulation des mots dont on devra tenir compte dans le diagnostic toujours difficile de la neurasthénie avec la paralysie générale.

*
* *

La débilité, l'épuisement qu'on observe à des degrés divers, mais d'une façon constante, dans les fonctions organiques, se retrouvent exaltés encore, si possible, dans les fonctions cérébrales des neurasthéniques.

Leur *état mental,* très important à connaître — car la maladie est au fond d'origine essentiellement psychique — se juge donc dans son ensemble par une dépression générale des facultés psychiques, avec ce caractère qu'aucune d'elles n'est à proprement parler ni pervertie ni annihilée, au moins en ce qui regarde la neurasthénie vraie que j'envisage seule en ce moment.

L'activité cérébrale dans la neurasthénie se trouve considérablement entravée plus encore que diminuée : toute occupation intellectuelle devient un lourd fardeau ; par exemple, il coûte extrêmement aux malades de prendre une décision. Mais s'il existe réellement une dépression générale des facultés mentales, l'analyse de celles-ci ne révèle pas moins qu'aucune d'elles n'est abolie : la mémoire, quoique paresseuse, est intacte, le jugement dans son ensemble reste sain. S'il veut faire un effort, le neurasthénique est capable, au moins pour un instant, de recouvrer sans lacunes la plénitude de ses fonctions intellectuelles. A l'inverse du mélancolique qui puise sa tristesse et son abattement dans des interprétations délirantes, véritables perversions mentales, ou du paralytique général qui ne jouit plus de son propre contrôle, le neurasthénique se rend un compte exact de son état mental, de la dépression psychique dans laquelle il se trouve. Il s'en rend compte et il s'en afflige, et c'est même cette conscience exagérée de son état qui le plonge dans la tristesse. Mais, je le répète, le raisonnement reste juste, les préoccupations sont en réalité légitimes, contrairement à ce qui existe dans les affections dont je viens de vous parler et, je puis le dire immédiatement, dans les états qualifiés d'héréditaires ou de constitutionnels où les perversions idéatrices forment le fonds de l'état mental.

De tout cela il ne résulte pas moins un trouble profond dans la vie intellectuelle. Les conceptions restent nettes ; mais alors que le passage de la conception à son exécution chez l'individu normal se fait d'ordinaire sans trop de peine, chez le neurasthénique il ne peut s'exécuter sans effort. Et cet effort qu'il doit fournir à chaque instant, le malade se sent dans la presque impossibilité de l'entreprendre. Alors, ou bien il s'abandonne complètement à sa dépression mentale, restreignant autant que possible et volontairement son champ d'activité psychique, devenant indifférent, au moins en apparence, et apathique ; ou bien il s'angoisse, l'effort toujours très pénible qu'il doit donner restant disproportionné avec l'incitation qui l'a fait naître et surtout avec le résultat qu'il sait devoir en obtenir.

On conçoit pratiquement où conduit un tel état d'esprit, non seulement à l'exclusion de toute initiative, mais encore à l'abandon presque forcé des occupations habituelles lorsque celles-ci, ainsi qu'il arrive très fréquemment chez ces sujets, sont d'ordre intellectuel.

Cette interprétation de l'état mental des neurasthéniques nous conduit encore à la thérapeutique rationnelle à mettre en œuvre pour faire disparaître la dépression, l'épuisement qui en sont la base ; j'aurai soin de me guider sur ces indications lorsque nous étudierons le traitement.

L'état mental que je viens d'analyser est surtout l'apanage des sujets qualifiés spécialement de *cérébrasthéniques,* chez lesquels le mal, avec son cortège habituel de céphalée, de vertiges, de troubles viscéraux, semble particulièrement porter son action dans le domaine psychique ou mieux céphalique. Il ne s'observe pas moins, mais plus atténué, chez les *myélasthéniques*, les réactions médullaires, à l'encontre des réactions cérébrales, dominant ici la scène morbide. Ces deux variétés d'un même mal méritent cependant d'être conservées et distinguées en clinique, car elles peuvent, je vous l'ai dit, prêter à des interprétations différentes au point de vue du diagnostic.

Je vous signalerai encore une troisième variété de l'état neurasthénique de moindre importance, qui n'avait pas échappé à Beard, et sur laquelle M. Charcot a lui aussi attiré l'attention, celle où l'association des phénomènes appartenant aux deux formes précédentes se localise particulièrement à une moitié du corps : c'est la forme *dimidiée* de la neurasthénie.

Je n'irai pas plus loin dans ces divisions ; il existe évidemment d'autres types, de même que j'ai, dans l'étude de ce grand complexus qu'est la neurasthénie, passé bien des symptômes sous silence ; mais je crois inutile de multiplier les espèces, d'autant, je le répète, que je n'ai en vue en ce moment que la neurasthénie vraie ; j'aurai, d'ailleurs, l'occasion de combler ces lacunes.

Je me suis borné jusqu'à présent à passer en revue les principaux symptômes de l'état neurasthénique, je les ai analysés chemin faisant et j'ai pu montrer qu'ils se groupaient parfois suivant des modes assez particuliers pour constituer des variétés dans le type général. Après vous avoir fait assister à ce groupement, je dois vous indiquer quelle est l'évolution de l'ensemble symptomatique.

Pour arriver à ce but, j'abandonnerai l'exposition didactique adoptée pour éviter des redites, voire des omissions, et j'essayerai de faire vivre pour ainsi dire ces types devant vous en prenant des exemples cliniques.

Les faits que je vais vous rapporter sont tirés de ma pratique. Les vrais neurasthéniques ne sont pas nombreux dans les services hospitaliers. Ils y séjournent en outre rarement assez longtemps pour qu'une observation suffisamment prolongée puisse servir de base à l'étude de l'évolution toujours longue de leur état nerveux.

Le premier cas, qui se rapporte au type cérébrasthénique et, dans la circonstance, évolua dans le sens neurasthénique vrai le plus pur, sans adjonction d'autres symptômes pouvant prêter à discussion, concerne un négociant en tissus, âgé de quarante-cinq ans à l'époque où je l'observai pour la première fois, il y a six ans environ. Je connais toute sa famille : aucun antécédent nerveux héréditaire. L'affection se développa chez lui de toutes pièces à la suite d'un ensemble de circonstances très caractéristique dans l'espèce. Arrivé au terme d'une association commerciale, il fut déçu dans son espoir longtemps caressé de conserver pour lui la maison qu'il avait contribué à créer. Ses affaires réglées, il se retira à la campagne, pensant y jouir d'un repos bien gagné. Il s'y trouva désœuvré, lui qui, d'ordinaire, dépensait sans compter une activité cérébrale et physique dont il avait donné de nombreuses preuves. En outre, les soucis lui vinrent; il songea que la petite fortune qu'il avait amassée serait peut-être insuffisante pour élever sa famille, pour subvenir aux charges qui lui incombaient. Il prit alors la résolution de fonder à lui seul une nouvelle maison de commerce. L'entreprise était lourde, il risquait tous les capitaux qu'il avait péniblement amassés. Cependant il n'hésita pas et mit à réaliser le dessein qu'il avait conçu toutes ses forces morales et physiques. Il se multiplia pour installer sa nouvelle industrie, passant des traités avec ses fournisseurs, voyageant pour ses commandes, faisant heureusement face à toutes ses échéances. Et bien que le succès fût venu couronner ses efforts, il ne put résister au labeur acharné qu'il s'était imposé; au bout de six mois environ commencèrent à se manifester les symptômes les plus indéniables de l'état neurasthénique : céphalée en casque, légers vertiges, insomnie marquée, irrégularités dans le caractère, inquiétudes injustifiées pour ses affaires qui, je vous l'ai dit, prenaient la meilleure tournure, enfin inaptitude au travail. Les fonctions stomacales, jusqu'alors parfaites, le sujet ayant toujours joui d'une santé physique à toute épreuve, ne tardèrent pas à s'altérer à leur tour. A l'inappétence se joignit une dyspepsie flatulente des plus marquées. Il perdit quelques kilos de son poids, s'en affecta outre mesure ; sa gaieté habituelle disparut, il devint triste et morose. C'est alors qu'il se décida à consulter, sa famille s'étant fortement alarmée de cet état nerveux qui s'accentuait de jour en jour.

Sur mes conseils, il se résolut, non sans peine, à confier le soin de sa maison à un homme qui lui avait donné de nombreuses preuves d'attachement, dans lequel il pouvait avoir toute confiance, et se rendit dans un établissement hydrothérapique, à la campagne, loin de ses occupations. Bientôt les nouvelles favorables qu'il reçut de son entreprise calmèrent ses inquiétudes, la céphalée s'atténua, le sommeil reparut. Sous l'influence d'un simple régime diététique, l'appétit revint, et avec lui les forces physiques. Il reprit confiance en soi, fit un voyage d'agrément, au bout duquel, apaisé et reposé, il rentra à son domicile, se remit progressivement à diriger sa maison, ne souffrant plus que de légers vertiges qui, eux aussi, ne tardèrent pas à disparaître. Ses affaires prospérèrent, et, comme, désormais averti il sut en partager le fardeau, il guérit complètement, et aujourd'hui, c'est-à-dire six ans après l'invasion de son mal, il continue à se porter admirablement tant au moral qu'au physique.

Voilà un fait typique de neurasthénie vraie, d'épuisement nerveux par surmenage intellectuel et physique ; le sujet, sous l'influence d'un travail exagéré, a, suivant une expression dont je me sers couramment en la matière, car elle peint bien ma pensée, vidé complètement sa pile Il lui a fallu quelques mois pour la recharger, mais, conseillé à temps, il en est arrivé à ses fins. Une fois guéri, il a pris ses précautions pour que pareille aventure ne lui arrivât plus, et il y a réussi. Évidemment les circonstances l'ont favorisé, mais pour guérir il en faut la façon, comme on dit vulgairement, de même qu'elle est nécessaire aussi pour devenir malade. Et nous verrons bientôt que dans les faux états neurasthéniques cette façon n'a plus besoin d'exister, ou tout au moins procède de causes bien différentes.

*
* *

A côté de ce cas, où l'affection revêtait le caractère cérébrasthénique, laissez-moi vous rapporter l'histoire d'un jeune peintre chez lequel l'allure clinique fut celle de la myélasthénie. Pendant de longs mois, il se consacra tout entier à la préparation d'un tableau pour le Salon annuel, sur lequel il fondait de grandes espérances. Il se fatigua beaucoup à exécuter cette grande toile, devant laquelle, debout, il passait sa journée presque tout entière, ce qui peut expliquer la localisation médullaire en pareil cas, comme en certains autres de même ordre que j'ai eu l'occasion d'observer. Son travail terminé, il éprouva une grande déception en n'obtenant pas la récompense sur laquelle il s'était cru en droit de compter. Bientôt apparurent tous les symptômes de la neurasthénie : légers accidents vertigineux, phénomènes dyspeptiques auxquels s'ajoutèrent de l'incapacité de travail et surtout une asthénopie accommodative jointe à un tremblement des membres supérieurs qui le força presque complètement à quitter ses pinceaux. Mais ce qui contribua surtout à l'inquiéter, ce fut une faiblesse croissante des membres inférieurs, qui semblèrent vouloir bientôt lui refuser le service qu'ils lui avaient si longtemps rendu pendant ses longues stations debout devant sa toile. Grand marcheur habituel, il rentrait harassé de courtes promenades, éprouvant dans la région lombo-sacrée une souffrance très marquée.

Il consulta, et ce qui rend le cas singulièrement instructif au point de vue du diagnostic, c'est qu'ayant présenté dans son enfance une légère déviation de la colonne vertébrale pour laquelle on avait d'ailleurs, à tort, prononcé le nom de mal de Pott, il put se croire atteint d'une récidive de cette affection dont il n'ignorait pas les funestes conséquences. Les réflexes rotuliens étaient exagérés, ainsi qu'il arrive fréquemment chez les neurasthéniques ; la plaque lombo-sacrée, très marquée chez lui, pouvait faire penser à une compression des racines médullaires. L'application intempestive d'un cautère sur la région lombaire, fait qui contribua beaucoup à fixer cette idée dans son esprit déjà troublé, finit de tout gâter : il se crut à la veille de devenir paraplégique.

Lorsque je le vis pour la première fois, il pouvait à peine marcher, passant ses journées couché sur une chaise longue, interrogeant lui-même à chaque instant ses réflexes. Comme il n'existait aucun trouble de sensibilité locale, que les sphincters avaient conservé leur puissance, que les circonstances étiologiques éclairaient remarquablement la situation, je pensai, après avoir écarté l'hypothèse d'une lésion organique et aussi l'hystérie dont les stigmates faisaient défaut, qu'il s'agissait simplement d'un état neurasthénique, diagnostic qui fut confirmé par mon regretté maître, M. Charcot. Dans ces conditions, nous engageâmes le patient à quitter au plus vite l'atelier où s'était développée son affection nerveuse, où il se confinait et s'étiolait physiquement. Il fallut presque le descendre pour le transporter jusqu'à la gare du chemin de fer où il devait s'embarquer pour aller faire une villégiature en Algérie. Il se reposa dix jours à Marseille, où il m'écrivit qu'il avait recouvré quelques forces pour monter en bateau. Huit mois plus tard, il était complètement guéri, et depuis plus de cinq ans la guérison ne s'est pas démentie. Il a pu reprendre ses occupations, en ayant soin de ne plus se surmener, de crainte de retomber dans l'état myélasthénique qui, à un moment donné, nous avait inspiré de légitimes inquiétudes.

Voilà la neurasthénie vraie ou mieux l'état tant cérébral que cérébro-spinal qui mérite justement ce nom, et les deux exemples que je viens de relater vous font entrer dans l'intimité pathogénétique de l'affection. Dans ces deux cas l'étiologie est simple : c'est le surmenage tant psychique que physique, mais surtout psychique, qui a déterminé l'épuisement nerveux ; si ce surmenage n'avait pas existé, nul doute que les sujets eussent continué à se bien porter. Les circonstances, jointes aux conditions sociales, ont permis aux patients de recharger leur pile, la guérison est survenue, et comme ils ont pris le soin de ne pas la vider à nouveau, elle ne s'est pas démentie.

*
* *

Les faits analogues à ceux dont je viens de vous rapporter l'histoire ne sont pas rares dans la pratique ; aussi vous importe-t-il de les bien connaître. Ils s'observent, vous en avez maintenant la notion, chez les sujets qui ont à fournir en un temps donné une trop grande somme de travail intellectuel, chez les ingénieurs, les avocats, les industriels, etc., qui abusent de leurs ressources intellectuelles et de leurs forces physiques, tout en ayant à compter avec les soucis et les déboires de la vie journalière.

La neurasthénie est fréquente parmi ceux de notre profession, surtout chez les médecins qui embrassent la carrière des concours. Dans la lutte à outrance pour l'existence, pour la conquête des situations élevées, il faut être fortement trempé pour réussir ; lorsque la force de résistance est insuffisante et que le travail continue, acharné comme devant, l'état neurasthénique, l'épuisement nerveux apparaît avec le cortège de symptômes que je vous ai indiqué. Est-ce à dire qu'il s'agit là d'une maladie vraie, d'une entité morbide? Peu nous importe ; l'ensemble symptomatique, bien que purement fonctionnel, reste toujours suffisamment univoque pour qu'on puisse le distinguer, le reconnaître entre les autres états morbides et lui donner la place qu'il mérite dans le cadre pathologique.

D'après ce que je viens de vous dire, vous comprenez combien les *notions étiologiques* sont importantes pour la juste interprétation de l'état neurasthénique. Non seulement elles le font naître, mais encore elles commandent son évolution, c'est-à-dire son pronostic et aussi son traitement. Vous jugerez encore mieux l'importance de leur rôle lorsque dans un instant il nous faudra différencier la neurasthénie vraie des états analogues que l'on confond si souvent avec elle. Il est donc nécessaire que vous sachiez, dans cet ordre d'idées, que l'appréciation de ces circonstances étiologiques n'est pas toujours aussi facile que vous pourriez peut-être le croire au premier abord. L'état neurasthénique vrai, le seul que j'envisage en ce moment, est en effet plus commun qu'on ne l'imagine et dans sa forme la moins discutable au point de vue nosologique. L'extension qu'on a donnée au terme neurasthénie est certainement abusive, et je ne voudrais pas contribuer à l'augmenter encore; mais à mon avis c'est dans un sens erroné qu'elle s'est faite, au bénéfice des états héréditaires qui n'ont de neurasthénique que le nom, je vous le démontrerai, et au détriment des formes, je le répète, les mieux cadrées.

Il ne faut pas croire, en effet, que dans tous les cas de neurasthénie on puisse trouver palpable, évident, le surmenage intellectuel et physique d'où relève le plus souvent l'épuisement nerveux. Il est de nombreux faits en particulier où la neurasthénie se trouve masquée par une autre affection qui d'ailleurs a présidé en réalité à sa genèse et au compte de laquelle on porte tous les phénomènes observés, alors qu'ils doivent en être distraits pour être attribués très légitimement à l'épuisement nerveux.

C'est ainsi que vous aurez souvent à faire la part qui revient à la neurasthénie dans la symptomatologie d'un certain nombre de maladies chroniques, organiques, affectant par exemple le système nerveux. Le tabes, entre autres, est coutumier du fait, et il est bien peu d'ataxiques qui, à un moment donné, ne tombent dans l'état neurasthénique. Le mécanisme étiologique est encore ici des plus simples. Se savoir impotent pour toujours, souffrir en plus de douleurs cruelles qui abattent le physique, est bien fait, vous en conviendrez, pour déterminer l'apparition des phénomènes neurasthéniques. Provoquez chez ces malades l'espérance de la guérison par l'application plus ou moins heureuse d'une nouvelle méthode de traitement, et vous verrez s'amender nombre de symptômes appartenant bien plus à l'état nerveux proprement dit qu'au tabes qui lâche si rarement sa proie. Je cite ici le tabes comme type de maladie à longue évolution, susceptible de servir de générateur à l'état neurasthénique. Je pourrais, dans le même ordre d'idées, vous convaincre que la paralysie agitante, le rhumatisme chronique osseux progressif et bien d'autres affections sont capables, en déprimant à la fois le moral et le physique, d'ouvrir largement la porte à l'épuisement nerveux. Il naît ainsi un complexus morbide dont il est nécessaire d'avoir appris à connaître tous les éléments de constitution.

Dans ces cas, toutefois, il ne saurait être question que d'adjonction, pour ainsi dire, et non d'association à proprement parler, et la part qui revient à la maladie provocatrice et à l'état provoqué est encore relativement facile à faire dans l'appréciation des symptômes propres à l'une et à l'autre, quand on veut bien y prendre garde. Mais j'aurai l'occasion de vous dire qu'il est une affection nerveuse, dynamique elle aussi, je veux parler de l'hystérie, dont les phénomènes s'enchevêtrent parfois si intimement avec les déterminations neurasthéniques, que l'appréciation dont je viens de vous parler devient souvent des plus difficiles. A tel point que M. Charcot créa justement le terme d'*hystéro-neurasthénie* pour consacrer cette intime association. Mais je ne veux pas m'étendre en ce moment sur ce côté particulier de la question, devant y revenir. Ce que je désirais faire ressortir d'une façon nette, c'est qu'en regard de l'épuisement nerveux que je nommerai *primitif* dans la circonstance, bien que nous n'en ignorions pas les causes, il est des états neurasthéniques que je qualifierai volontiers de *secondaires*, d'*ajoutés*. Et cette notion devra vous être familière, sans quoi, je vous l'ai dit, vous risqueriez de méconnaître ces états, masqués qu'ils sont par l'état pathologique qui leur a donné naissance et les entretient. Au point de vue curatif, vous jugerez dès à présent que cette notion n'est pas moins indispensable. Vous n'oublierez pas toutefois que ces manifestations appartiennent à la neurasthénie vraie la plus légitime.

II

Maintenant, je désire vous montrer qu'à côté de la neurasthénie vraie, il existe une autre catégorie d'états qualifiés communément eux aussi de neurasthéniques, dont la différenciation ne me semble pas avoir été, de la part des auteurs qui se sont occupés de la question, suffisamment établie. A vrai dire, il devait en être ainsi, au moins temporairement. C'est qu'en effet, dans les cas que je vais vous décrire, il ne faut pas vous attendre à voir le tableau morbide différer dans ses grandes lignes de celui que je vous ai exposé en traitant de la neurasthénie la mieux catégorisée. Je vous l'ai dit, le cerveau n'a à sa disposition qu'un nombre restreint de modes réactionnels pour traduire sa souffrance. En pathologie mentale, il vous faudra toujours un certain temps, une notable habitude pour vous reconnaître au milieu d'expressions symptomatiques qui présentent entre elles plus d'un lien de parenté, plus d'un point de contact. C'est en définitive le groupement, l'évolution de ces réactions, plus encore que leur figuration elle-même, qui devra vous guider dans ce dédale où vous risqueriez fort de vous égarer si vous n'étiez pas dûment avertis des difficultés que vous y rencontrerez.

Les cas dont je vais vous entretenir étaient bien connus de Charcot, qui, les opposant à la neurasthénie vraie, les englobait dans son enseignement sous le nom de *neurasthénie à forme héréditaire,* expression très juste, mais qui pourrait peut-être faire naître dans votre esprit une interprétation erronée, si je ne vous fournissais dès maintenant quelques explications. La dénomination adoptée par Charcot ou mieux la différenciation qu'il se proposait par là même d'établir entre les états neurasthéniques était basée, vous le voyez, sur l'étiologie ; c'était, à proprement parler, une classification étiologique. De ce fait, tenant compte exclusivement du qualificatif qu'il appliquait aux malades de la deuxième catégorie, il vous semblerait peut-être que l'hérédité nerveuse n'eût rien à faire avec la neurasthénie vraie. Telle n'était pas cependant la pensée de mon maître. « Ne devient pas neurasthénique qui veut », était une maxime qu'il aimait à répéter et dont il avait appris à connaître depuis longtemps le bien fondé. Et il enseignait que les sujets à hérédité nerveuse chargée étaient plus que tous les autres prédisposés à l'état neurasthénique. Ils sont moins résistants aux chocs nerveux qui les peuvent atteindre, ils tombent plus facilement dans l'épuisement. Mais chez eux l'hérédité n'est pas suffisante pour produire de toutes pièces l'état neurasthénique : il faut, pour les faire trébucher, un concours tout particulier de circonstances, parmi lesquelles le surmenage physique et intellectuel, pris dans son acception la plus large, joue un rôle indispensable.

Il en va tout autrement pour les sujets qu'il appelle des neurasthéniques héréditaires. Chez eux, l'hérédité, et souvent l'hérédité similaire, est toujours présente, je dirais volontiers forcément présente. Elle est la cause immédiate du mal ; les ennuis, les chagrins, le surmenage ne jouent dans son éclosion qu'un rôle de second ordre, au point qu'à l'inverse de ce qui existe chez les malades de la première catégorie ils manquent en réalité dans la majorité des cas. D'où l'existence de deux états : la *neurasthénie vraie* et la *neurasthénie héréditaire* ou *constitutionnelle*, qu'une qualification commune, une symptomatologie en apparence identique peuvent rapprocher, mais qui ne diffèrent pas moins en réalité radicalement l'un de l'autre.

*
* *

Quelques exemples me semblent indispensables pour vous faire saisir ma pensée et interpréter ces différences dont vous comprendrez bientôt toute l'importance. Aussi bien procéderai-je dans l'exposé de ces formes morbides comme je l'ai fait pour le véritable état neurasthénique. Je prends encore ces exemples dans ma pratique particulière, où, mieux qu'à l'hôpital, j'ai pu à longue échéance suivre leur évolution toujours capitale dans l'espèce.

Le premier a trait à un homme de vingt-six ans. Employé dans un ministère, ses fonctions n'ont rien de bien fatigant. Il n'est pas ambitieux d'ailleurs; possesseur d'une certaine fortune, il en prend, il en laisse, comme on dit vulgairement, les soucis de l'avancement ne le préoccupant guère. Son enfance ne présenta rien qui mérite d'être signalé. Il n'en fut pas de même un peu plus tard. En effet, sa mère, qui l'accompagnait lors de la première consultation et dont je vous parlerai dans un instant, m'informa que de quatorze à dix-sept ans, étant encore au collège, son fils fut obligé d'interrompre à plusieurs reprises ses études par suite d'une maladie nerveuse, développée sans causes apparentes et qu'un médecin qualifia d'anémie cérébrale. Ses fonctions physiques étaient languissantes, il éprouvait des céphalées constantes, était taciturne, fuyait la société de ses camarades, avait perdu toute aptitude au travail. De ce fait, quoique doué d'une intelligence assez vive, il dut renoncer à se présenter au baccalauréat, au concours d'une école de l'État à laquelle il s'était primitivement destiné.

Quand, interrogeant le passé d'un malade qui vient réclamer vos soins, vous apprendrez qu'au moment de l'adolescence votre client a déjà souffert de phénomènes analogues à ceux que je viens *grosso modo* de vous exposer, ne concluez pas à l'existence d'un état neurasthénique, au moins sous la forme vraie que je vous ai décrite. Celle-ci ne se montre pas à l'âge de quatorze ans; elle n'apparaît que plus tard, à l'époque où le sujet a suffisamment conscience de lui-même, de sa propre responsabilité pour tenter l'effort qui pourra le conduire à l'épuisement nerveux. Il y a déjà longtemps que mon maître M. Brouardel, d'accord en cela avec M. Motet, a montré que le surmenage et ses conséquences n'existent ni chez les enfants, ni dans la prime adolescence. S'il se développe à ce moment des phénomènes que l'on serait porté à confondre avec l'épuisement nerveux, avec la neurasthénie vraie, tenez pour certain que derrière les études trop fortes qu'on invoque en guise d'explication, il y a tout autre chose que nous apprendrons bientôt à connaître.

Mais je reviens à mon malade. Ses études tant bien que mal terminées, dispensé du service militaire comme fils de femme veuve, il entra dans les bureaux du ministère où il est encore aujourd'hui : un examen des plus faciles lui en avait ouvert les portes. Ses souffrances physiques et morales s'étaient calmées, sans toutefois l'avoir complètement abandonné. A vingt-deux ans, sans motif appréciable, vivant avec sa mère, à l'abri de toute émotion morale, de tout choc nerveux, il fut repris de douleurs céphalalgiques qui depuis lors, sauf quelques rares rémissions, n'ont fait que s'accentuer. Si on l'interroge, il décrit avec beaucoup de précision la douleur en casque des neurasthéniques, laquelle acquiert chez lui une grande intensité surtout après les repas. Partie de la nuque, elle envahit parfois toute la tête. Il lui semble avoir à l'intérieur du crâne quelque chose qui bouillonne à faire éclater les parois osseuses. Il ressent une chaleur intense qu'il prétend constater lui-même avec sa main placée *in situ*. Ces douleurs se calment pendant la nuit; elles ne sont certainement pas d'origine organique; le malade n'est pas syphilitique; elles se seraient d'ailleurs accompagnées de phénomènes paralytiques depuis plusieurs années qu'elles durent pour ainsi dire sans discontinuité.

La céphalalgie, j'insiste sur ce fait, revêt en outre chez lui un caractère tout particulier : elle constitue une véritable obsession; il en souffre constamment; mieux encore, il en est constamment obsédé. Pendant les rares moments où elle le quitte, il en a la crainte, la hantise; elle l'a forcé à multiplier des congés qui ont singulièrement contribué à entraver sa carrière administrative. Il a voyagé, éprouvant d'abord quelque soulagement à voir du pays; mais une fois de retour à son poste, il est redevenu plus souffrant que jamais, d'autant qu'il est survenu des vertiges très tenaces qui ont encore compliqué le tableau morbide. A une certaine époque la douleur s'est déplacée; elle est descendue, pesant sur les épaules à la façon d'une chape de plomb ; puis, sans abandonner complètement la tête, elle a envahi le côté droit du thorax. A ce moment, notre malade s'est cru pleurétique et s'est rendu dans le Midi pour soigner son poumon. Puis il a pensé qu'il avait une maladie de cœur, parce que, quittant le côté droit, la sensation douloureuse s'était fixée sur la partie gauche de la poitrine. Alors il eut des crises d'angoisse qui firent songer à une angine de poitrine, bien extraordinaire chez un sujet de vingt-cinq ans dont le cœur ne présente aucune altération organique. Toutes ces sensations, il les a minutieusement analysées, classées, étiquetées, consignées par écrit, réalisant ainsi le type de « l'homme aux petits papiers » de Charcot; il en a conservé le souvenir comme si toutes dataient d'hier, car sa mémoire est des meilleures, et il croit fermement avoir eu, au moins en germe, de nombreuses maladies dont il redoute encore aujourd'hui l'agression. C'est ainsi qu'ayant d'aventure contracté une légère blennorrhagie, il n'est pas sans inquiétude sur l'état de son canal; il s'est fait sonder à diverses reprises, de crainte d'un rétrécissement. Il a des douleurs dans la prostate, porte constamment un suspensoir et a renoncé au commerce sexuel, qui d'ailleurs le fatiguait horriblement.

Malgré tous ces avatars, l'état général est resté assez satisfaisant; il existe même un embonpoint précoce; les pupilles réagissent à la lumière, bien qu'un peu paresseuses à l'accommodation; les réflexes rotuliens sont normaux, mais forts, l'appétit est conservé, avec lenteur de la digestion.

Naturellement notre malade a consulté de nombreux médecins et non des moindres; presque tous l'ont qualifié de neurasthénique. A la vérité, le diagnostic paraît exact, les stigmates principaux sont présents : la céphalée en casque, les vertiges, l'insomnie et le tremblement léger que j'ai passés sous silence, la lenteur des fonctions digestives; le tout joint à une asthénie morale et physique des plus marquées semble bien caractéristique de l'état d'épuisement nerveux.

Eh bien, à mon avis, le diagnostic doit être tout autre. Ce malade n'est pas un véritable neurasthénique, il souffre de tout autre chose que d'épuisement nerveux vrai. Sa maladie est née d'elle-même, *sponte sua,* dès l'adolescence, en l'absence de toute cause appréciable susceptible en réalité de la provoquer; elle a résisté à tous les traitements, au repos, aux distractions qui devaient la faire disparaître, ne s'alimentant à aucune source réelle. Si donc le sujet est un neurasthénique, il l'est devenu et y est resté, vous en conviendrez, dans des conditions bien particulières par rapport à la neurasthénie vraie, et son état mérite dès lors une qualification toute spéciale.

En effet, examinons-le de plus près. Chez lui, en dehors des stigmates neurasthéniques qu'il possède au grand complet, il y a quelque chose de plus, de dominant, de capital : ce sont les préoccupations, les interprétations fausses qui l'obsèdent. Les préoccupations sont hypocondriaques, les interprétations presque délirantes puisqu'elles l'ont conduit à se croire atteint de toutes les maladies en rapport plus ou moins éloigné avec les sensations douloureuses qu'il éprouvait. Il n'est pas jusqu'aux vertiges qui ne l'aient fait tomber à un moment donné dans une agoraphobie qui l'a tenu confiné à la chambre pendant plus de trois semaines consécutives. Dites que c'est un hypocondriaque si vous le voulez, mais ne le considérez pas comme un neurasthénique malgré les apparences. C'est un vésanique au petit pied sous une forme sans éclat; ce n'est pas un neurasthénique, au moins dans le sens que nous attribuons à ce mot et qu'il importe de lui conserver. Vous commettriez une double erreur au point de vue nosographique et clinique. Car la nature et l'évolution des deux états morbides sont singulièrement différentes. A l'encontre de ce qui existe dans la neurasthénie vraie, chez lui le système nerveux n'est pas accidentellement épuisé; il est congénitalement faible, débile, dévié même dans ses fonctions les plus essentielles, il est en un mot héréditairement mal constitué pour un fonctionnement normal.

Et sa mère va nous donner les raisons de cette manière d'être, en même temps qu'elle nous fera prévoir l'évolution que la maladie de son fils revêtira très probablement.

Elle est âgée de soixante-cinq ans, et c'est sur le tard qu'elle a conçu son enfant d'un père dont la santé nerveuse paraît avoir été satisfaisante. Elle l'a formé à son image, car, elle aussi, du plus loin qu'elle se souvienne, a constamment souffert d'un état nerveux qui rappelle singulièrement celui de son rejeton. Elle se reconnaît, dit-elle, dans son fils dont elle a éprouvé toutes les souffrances. Surtout sa vie a été tourmentée par la peur des espaces, par l'agoraphobie qui a empoisonné toute son existence. Il lui est, depuis quinze ans, impossible de sortir à pied; elle ne va qu'en voiture fermée, la trépidation du chemin de fer lui est insupportable et l'angoisse au suprême degré. Vous le voyez, sa monomanie s'est pour ainsi dire canalisée : moins que son fils elle souffre de symptômes variés, mais ceux qu'elle éprouve ont acquis une intensité redoutable ; l'obsession qui est leur dominante à tous les deux les exonère, à mon avis, de la neurasthénie vraie pour en faire des tributaires de la vésanie.

Mais alors, me demanderez-vous, pourquoi attribuer à de tels malades la qualification de neurasthéniques? A cela je répondrai que l'ensemble morbide dont ils souffrent est constitué par nombre de stigmates qui appartiennent à l'épuisement nerveux. Mais la ressemblance qui a déterminé la qualification n'est qu'apparente, le fonds même diffère radicalement. Et c'est pour cela que Charcot, tout en conservant une dénomination identique dans les deux cas, qualifiait encore ces sujets d'*héréditaires ;* j'aimerais mieux, pour ma part, les appeler *constitutionnels.* Pour le professeur de la Salpêtrière, la neurasthénie héréditaire ou constitutionnelle différait radicalement de la neurasthénie vraie, de l'épuisement nerveux que nous avons appris à connaître. Je ne demanderais pas mieux, en ce qui me concerne, que d'appeler autrement ces malades. Je n'ignore pas que M. Magnan les traite de *dégénérés ;* mais je trouve cette expression encore plus défectueuse. A la vérité, nos sujets peuvent trouver place dans la dégénérescence mentale, état si compréhensif aujourd'hui qu'il ne tardera pas, si on n'y met bon ordre, à absorber toute la pathologie mentale, pour le plus grand dommage d'une saine nosographie clinique. Mais c'est une place à part qu'il faut leur attribuer, et comme l'ensemble symptomatique dont ils souffrent ressortit par ses manifestations à la neurasthénie, pourquoi les jeter eux aussi dans le pêle-mêle déjà si confus des dégénérés? Dans ces conditions, la meilleure façon de les distinguer, c'est peut-être encore de les appeler neurasthéniques, en leur attribuant toutefois un qualificatif qui a la prétention d'établir une différenciation. La maladie de Huntington s'appelle la chorée chronique : elle ressemble à la chorée de Sydenham dont elle a pris le nom. Qui songerait à identifier ces deux affections, dont l'une ne dépasse pas la puberté et guérit, alors que l'autre débute dans l'âge mûr et se termine par un état démentiel, bien que leurs manifestations extérieures offrent de tels points de contact qu'on s'est cru obligé de leur attribuer la même dénomination?

Mais cette similitude de nom me force encore à insister sur la nécessité absolue qu'il y a à différencier les états neurasthéniques entre eux, car entre la neurasthénie vraie et celle que je continuerai donc, avec Charcot, d'appeler neurasthénie héréditaire — faute, si vous le voulez, d'une qualification meilleure — il existe véritablement des différences radicales d'évolution et partant de *pronostic*. Et pour établir ces différences, la notion étiologique, plus encore que l'expression symptomatique qui pourrait vous tromper au premier abord, vous sera du plus précieux secours.

Le négociant dont je vous ai rapporté l'histoire devait presque forcément guérir de son état nerveux si ses affaires prospéraient et s'il pouvait se reposer de ses fatigues, car il était manifeste que l'affection n'avait chez lui d'autres sources que le surmenage physique et intellectuel auquel il s'était livré.

Ne sentez-vous pas qu'il ne saurait en être ainsi de notre second malade chez lequel le mal s'est développé en l'absence de toute cause réelle, et qui, souffrant du système nerveux, ne fait pour ainsi dire que subir sa destinée? Et pourtant il paraît exister de nombreuses ressemblances dans la forme entre ces deux cas que séparent en réalité des différences incontestables dans la nature.

Chez les neurasthéniques vrais, l'état morbide est accidentel, rien ne s'oppose en principe à une guérison complète; leur affection ne récidivera que s'ils s'exposent à nouveau aux causes qui l'ont fait naître. Chez les autres, au contraire, les rechutes sont au bout des accalmies; ils traîneront une existence misérable, toujours souffrants, toujours obsédés par leur mal, qui dans certains cas même s'aggravera et pourra les conduire à une forme vésanique plus caractérisée, à la mélancolie anxieuse en particulier.

J'ajoute cependant, puisque nous sommes sur le chapitre du pronostic, qu'il ne faudrait pas accorder trop de bénignité à la neurasthénie vraie. Je vous ai dit que pour entrer dans la neurasthénie, il en fallait la façon, expression qui peint bien ma pensée. Mais vous me croirez encore si j'affirme que cette façon ne doit pas moins exister lorsqu'il s'agit d'en sortir. Les sujets tombés dans l'état neurasthénique à l'occasion d'une maladie chronique, les tabétiques, les paralytiques agitants ont bien des chances de ne pas voir s'améliorer leur état nerveux parce que celui-ci est né et reste sous la dépendance de maladies qui ne tendent guère à venir à résipiscence.

C'est pour cela aussi, dans un autre ordre d'idées, que dans le pronostic de la neurasthénie vraie il faut également tenir le plus grand compte de la *condition sociale* des sujets.

Le négociant dont je vous ai parlé avait déjà acquis, au moment où débuta son mal, une aisance qui lui permit d'abandonner pour un instant sa maison et d'aller se refaire dans le calme, loin de ses occupations. Que serait-il advenu de notre peintre s'il avait dû continuer à travailler pour vivre? Il aurait partagé le sort lamentable de ces malheureux ouvriers, mécaniciens, employés de chemin de fer ou autres dont je vous parlerai bientôt en traitant plus particulièrement de l'association hystéro-neurasthénique. Devenus incapables de travailler une fois en proie à l'épuisement nerveux, ils tombent dans la misère, errent d'hôpital en hôpital, impuissants à se ressaisir devant l'incertitude du lendemain. J'aurai aussi à vous dire combien la thérapeutique devra tenir compte de ces indications.

Ces considérations tirées de l'état social s'appliquent également aux neurasthéniques dits héréditaires. Le jeune neurasthénique constitutionnel que j'ai pris comme exemple et dont l'existence matérielle est assurée par une sinécure dans un ministère, à laquelle s'ajoutent de bonnes rentes, vit, en somme, tant bien que mal avec son affection nerveuse. Je pourrais vous citer un autre myélasthénique du même ordre qui, après avoir essayé sans succès de toutes les carrières, a fini par se réfugier dans une maison de campagne, en un bourg de province, où il est la terreur du médecin qu'il obsède de ses doléances. La condition de fortune de ces deux malades leur permet à tous les deux de vivre sans trop d'encombre, de tenir encore un certain rang dans la société qui les entoure. Mais supposez pour un instant qu'ils eussent été dans l'obligation de gagner leur pain quotidien, quelle n'aurait pas été leur existence? Il est bien à craindre que de chute en chute ils ne fussent tombés dans cette catégorie si nombreuse de déclassés, incapables d'aucun effort physique ou moral, où Charcot et Benedikt avaient reconnu qu'il se trouvait un si grand nombre de neurasthéniques constitutionnels. Car, dans ces conditions sociales, si l'on peut comprendre qu'à un moment donné le neurasthénique vrai puisse se ressaisir, il n'en est pas de même lorsque l'état constitutionnel est en cause. C'est le *væ victis* avec toutes ses conséquences, dans notre société où la lutte doit être de tous les instants, lorsque la fortune n'existe pas pour créer l'indépendance.

L'exemple suivant, emprunté encore à ma pratique, servira une fois de plus à prouver ce que j'avance. Il a trait à un voyageur de commerce actuellement dans le service, où je l'ai momentanément recueilli ; je suis ce malade depuis plus de cinq ans et je puis, par le menu, vous détailler son histoire clinique. Vers 1891, il me fut adressé par le directeur de la fabrique de produits chimiques où il était alors employé. Il a une hérédité nerveuse des plus chargées : son père est mort paralytique général, une de ses sœurs est hystérique. Ses débuts dans le commerce furent assez heureux ; il possédait, en particulier, certaines qualités physiques qui lui servaient avantageusement près du public auquel il avait affaire. Toutefois, ses rapports avec ses patrons, voire même avec ses clients, n'étaient pas toujours des plus faciles ; il avait des irrégularités de caractère, était sombre et soupçonneux, s'inquiétant d'un rien, consultant dans les villes où il passait les médecins pour les maladies les plus diverses qu'il s'imaginait avoir. A la suite d'un léger embarras gastrique, il se crut atteint d'une affection du foie et, de ce fait, se rendit à Pougues. Quand il en revint, l'état de son tube digestif s'était amélioré. Par contre, moralement, il était tout à fait déprimé ; de plus, il souffrait d'une céphalalgie bitemporale qui l'inquiétait au suprême degré, de vertiges qui l'obsédaient ; il était incapable de tout travail.

Un séjour de deux mois dans sa famille le remit un peu d'aplomb ; il put alors reprendre ses occupations. Mais une année ne s'était pas écoulée qu'il revenait me voir, accusant cette fois une douleur violente dans la région lombo-sacrée. Les jambes étaient faibles, et comme à cette faiblesse se joignait de la spermatorrhée, il se crut en proie à une maladie de la moelle épinière dont, d'ailleurs, il ne présentait aucun signe réel. Il avait aussi des palpitations, des étouffements, de véritables angoisses. Un traitement hydrothérapique le soulagea. Pour hâter sa guérison, il crut bon d'entrer, en dehors de mes conseils, dans une maison de santé où, pour des raisons que j'ignore, on entretint chez lui l'idée fausse qu'il était atteint d'une affection médullaire. Soumis à une thérapeutique exagérée : pointes de feu, injections de liquides organiques, il alla de mal en pis, toujours souffrant de la colonne vertébrale, toujours vertigineux et redevenu céphalalgique. A ce compte, les quelques économies qu'il avait réalisées ne tardèrent pas à s'épuiser ; il fut obligé de quitter l'établissement où son affection s'était en réalité aggravée et vint échouer une première fois dans mon service. Je pus me convaincre à loisir qu'il n'avait aucune affection organique du système nerveux, que ses troubles céphaliques et médullaires étaient purement fonctionnels ; je tentai de le remonter par un traitement tonique approprié, m'efforçant en outre de lui faire comprendre combien ses inquiétudes et ses craintes étaient exagérées ; il essaya de se remettre à l'ouvrage. Mais son inaptitude au travail était devenue de plus en plus grande, il n'était plus à la hauteur des fonctions qu'il avait un instant occupées. Il chercha à s'employer dans une autre maison de commerce, mais il n'y réussit que médiocrement. Finalement, comme sa mère, chez laquelle il était retourné, restée veuve et sans fortune, ne pouvait le garder plus longtemps à ne rien faire, il revint de nouveau à l'hôpital. Il sortit encore souffrant, lassé de l'hôpital. Bien que d'une bonne constitution physique, il ne cesse de se plaindre des douleurs les plus variées, il est incapable de se livrer à une occupation qui lui assure le pain quotidien. Il présente tous les stigmates de la neurasthénie et, de ce fait, a toujours été considéré comme atteint de cette affection par les nombreux médecins qu'il a consultés : en réalité, c'est un vésanique, et je doute qu'il se relève jamais de l'état de profonde déchéance où il est tombé.

Si cet homme, au lieu de naître pauvre, d'être obligé de travailler pour vivre, avait eu de la fortune, l'asthénie morale et psychique dont il souffre depuis si longtemps n'aurait pas eu pour lui les conséquences auxquelles il succombe. A la vérité, il aurait vécu malheureux, consultant sans cesse, quelquefois soulagé, jamais guéri ; il aurait été grossir le bataillon des incapables, des propres à rien, qui sont légion, où l'on trouve tant de neurasthéniques appartenant à la forme constitutionnelle. Mais enfin, il aurait vécu, et serait peut-être mort considéré, grâce à son argent. Mais, sans ressource, que va-t-il faire lorsqu'il quittera l'hôpital ? Il a déjà des révoltes contre la société ; j'envisage pour lui l'avenir sous les plus sombres aspects.

*
* *

Après ces considérations illustrées par des exemples sur le pronostic des états neurasthéniques, il me faut aborder l'étude du *diagnostic différentiel* de ces états nerveux. Je reviendrai encore, sans lasser, je l'espère, votre attention, sur la différenciation à établir entre la neurasthénie vraie et l'état héréditaire ou constitutionnel de même nom.

L'étiologie, je vous l'ai dit, nous fournira une excellente base d'appréciation. Alors que l'état neurasthénique vrai a pris naissance sous l'influence de causes réelles auxquelles il vous sera le plus souvent facile de remonter, l'état dit héréditaire ou constitutionnel semble sortir ses effets spontanément, sans y être sollicité. Parfois il paraît avoir débuté d'une façon aiguë, mais en allant au fond des choses, vous constaterez qu'en réalité il a presque toujours existé, qu'il a pu s'exalter à un moment donné, mais qu'en somme ce n'est là, et rien de plus, que la manière d'être pour ainsi dire normale de l'individu. De ce fait, sa révélation a toujours été d'une façon générale singulièrement plus précoce que celle de l'état neurasthénique vrai, qui frappe rarement les adolescents, par exemple ; qui ne se montre qu'à la période de l'existence où pèsent les responsabilités, où le sujet doit lutter contre les mille exigences de la vie journalière susceptibles de le conduire à l'épuisement nerveux. Au point de vue étiologique, vous constaterez encore que le neurasthénique constitutionnel est toujours un héréditaire au premier chef, parfois sous une forme similaire, alors que l'hérédité nerveuse fait beaucoup plus souvent défaut, ou au moins ne joue qu'un rôle accessoire, provocateur chez les sujets de l'autre catégorie.

Dans la comparaison clinique des deux états, les différences qui les séparent sont aussi des plus évidentes, bien que leur symptomatologie semble prêter à confusion au premier abord. Elles éclatent surtout dans l'analyse de l'étal mental. Le neurasthénique vrai, vous vous le rappelez, est un épuisé, c'est un surmené qui a déchargé complètement sa pile et se trouve dans la nécessité de se refaire au moral comme au physique. Son état mental se ressent de cet épuisement; le sujet est incapable d'un effort intellectuel, mais ses fonctions psychiques, tout annihilées qu'elles soient momentanément, ne sont pas perverties au sens propre du mot. Il ne présente jamais à un degré comparable ces obsessions, ces phobies qui caractérisent si nettement le neurasthénique constitutionnel; il peut être vertigineux, ce n'est jamais un agoraphobe. Le premier analyse nettement ses sensations, a conscience de son impuissance morale; le second les interprète d'une façon erronée, je dirais volontiers délirante. A la vérité, l'appréciation de ces différences vous apparaîtra parfois un peu délicate, mais j'estime qu'avec de l'application et un peu d'habitude, vous arriverez vite à sortir des écueils qu'offre le diagnostic des états neurasthéniques entre eux. Vous devrez faire tous vos efforts pour l'établir, car vous savez combien le pronostic est différent dans les deux cas.

* * *

Cette distinction établie, il vous semblera peut-être que la question de différencier les états neurasthéniques vrais et constitutionnels d'avec les affections nerveuses ou mieux psychiques qui les pourraient simuler, devient chose facile. Il n'en est certes pas ainsi, et la meilleure preuve est que constamment vous aurez à réformer le diagnostic qui aura été porté de neurasthénie. Cela tient pour une grande part à ce que la neurasthénie ayant une symptomatologie très étendue, on emprunte son nom à tout propos pour masquer l'insuffisance d'un diagnostic qu'on n'a pas su ou voulu approfondir.

Mais il n'est pas moins certain que les difficultés sont souvent réelles en ce qui regarde surtout la différenciation des états héréditaires. D'après ce que je vous ai dit, il a dû nettement vous apparaître qu'entre les états neurasthéniques qualifiés de constitutionnels et certaines affections d'ordre vésanique, les démarcations étaient bien peu tranchées. Elles le sont si peu que ces malades sont eux aussi de véritables vésaniques, dont les fonctions cérébrales se trouvent, sous une forme atténuée, perverties dans leur ensemble. Aussi aurez-vous souvent bien de la peine à les différencier des états mélancoliques et hypocondriaques, avec lesquels ils offrent de nombreux points de contact. Dans ces derniers, toutefois, l'état mental est beaucoup plus profondément troublé ; même dans sa forme la plus mentale, passez-moi cette expression, le neurasthénique constitutionnel reste jusqu'à un certain point maître de sa pensée. Lorsqu'il est angoissé, son angoisse ne va jamais jusqu'au délire avec les conséquences que celui-ci comporte. L'expression symptomatique n'est jamais aussi accentuée, surtout que dans la mélancolie anxieuse, par exemple ; il n'est pas moins vrai qu'elle rachète en ténacité ce qu'elle perd en acuité. Pour ces diverses raisons, j'estime donc qu'il importe, même après avoir constaté les analogies qui les rapprochent, de différencier nosologiquement la neurasthénie constitutionnelle avec ses stigmates des divers états mélancoliques et hypocondriaques.

Quelque intérêt qu'on puisse avoir à distinguer la neurasthénie constitutionnelle d'avec les états vésaniques qui la pourraient simuler, celui-ci me paraît beaucoup moins considérable que l'importance qui s'attache à la différenciation, dans les mêmes conditions, de la neurasthénie vraie. Vous n'oubliez pas, en effet, qu'à l'inverse de la neurasthénie constitutionnelle, vous avez ici affaire à un état qui peut guérir radicalement, entièrement curable si les circonstances vous favorisent. Et cette curabilité peut dépendre de vos efforts, de la conviction où vous serez d'avoir fait un diagnostic d'où le pronostic découle tout naturellement.

Or, il est une affection en face de laquelle il vous arrivera bien souvent d'hésiter, je veux parler de la paralysie générale au début ; et je crois inutile d'insister pour vous faire comprendre quel intérêt vous aurez à ne pas commettre d'erreur.

Il vous semblera peut-être au premier abord que je m'exagère les difficultés de ce diagnostic en pensant au tableau si particulier qu'offre la paralysie générale avec son délire mégalomaniaque et ses phénomènes objectifs. Je vous répondrai toutefois que l'erreur a été commise, que la paralysie générale la plus légitime revêt parfois des formes cliniques d'une appréciation fort malaisée, et pour vous faire saisir ces difficultés bien connues de tous les auteurs qui ont envisagé ces questions de pathologie mentale, je désire vous rapporter comme exemple le cas suivant que j'ai observé :

Il y a trois ans environ, j'étais consulté par un homme de soixante-trois ans, encore robuste, qui venait se plaindre d'une grande inaptitude au travail, s'accompagnant d'une douleur de tête rappelant la céphalée en casque de la neurasthénie. Ancien employé de commerce, notre malade s'était, par son intelligence, créé une situation des plus considérables ; travailleur acharné, il avait réussi à fonder un grand établissement industriel. Les affaires étaient prospères, et il envisageait le jour prochain où, « débarrassé des banquiers », comme il disait dans son langage commercial, sa maison lui appartiendrait libre de toutes charges.

Désireux d'arriver le plus rapidement possible à ce but, il s'était surmené au moral et au physique, et il attribuait lui-même à ce surmenage l'état nerveux, fait surtout de dépression, dont il souffrait. Sa fille, qui l'accompagnait, personne fort intelligente elle aussi, corroborait ses dires : le surmenage semblait bien la cause réelle de la maladie.

La mémoire était parfaite, l'examen le plus minutieux ne révélait l'existence d'aucun stigmate objectif.

Dans ces conditions, je posai le diagnostic de neurasthénie vraie et je prescrivis une cure de repos et d'eau froide dans un établissement hydrothérapique éloigné de Paris, afin que le malade ne fût plus tenté de s'occuper de ses affaires que son état nerveux l'avait forcé momentanément à abandonner. La prescription fut acceptée, et deux mois plus tard, après un voyage en Suisse qui avait suivi la cure hydrothérapique, le sujet revenait à Paris. Je le revis alors : la céphalée avait disparu, la gaieté était revenue, il se sentait tout autre, disait-il, et très désireux de se remettre à la besogne. Je l'autorisai à reprendre ses occupations, tout en l'engageant à ménager ses forces.

Je pensais que le rétablissement était complet ; aussi ne fus-je pas médiocrement surpris lorsque quelques semaines plus tard, c'est-à-dire environ cinq à six mois après le début des accidents nerveux que je croyais enrayés, je vis de nouveau sa fille entrer dans mon cabinet et me dire que la santé de son père lui inspirait les plus vives inquiétudes.

La gaieté que j'avais constatée et que j'estimais alors d'excellent augure s'était singulièrement exaltée, je dirai mieux, transformée. Pour fêter sa guérison, notre malade n'avait trouvé rien de mieux, quelques semaines après son retour, que de donner une grande fête à son personnel, accordant à tort et à travers des gratifications exagérées. Lui, si modéré jusqu'alors dans ses dépenses et dans les améliorations qu'il apportait à son établissement industriel, avait jugé bon de changer deux fois en quinze jours le système d'éclairage de ses magasins. De ce fait il avait dépensé plus de vingt mille francs qu'il se trouvait dans l'impossibilité de payer, devant faire face à d'autres échéances, celles-là nécessaires. Il ne parlait, d'ailleurs, rien moins que de tout transformer ; sa maison était appelée à devenir la première du monde : en un mot, il était atteint du délire mégalomaniaque le mieux caractérisé.

Je demandai à revoir le malade, qui, enchanté plus que jamais des soins que je lui avais donnés, ne fit aucune difficulté pour se rendre près de moi, et, hélas ! aussi pour m'exposer, sans que je l'y sollicitasse, les plans extravagants qu'il avait conçus et dont il poursuivait la réalisation. Le délire était des plus nets : un examen sommaire me convainquit bien vite qu'à ces troubles mentaux s'ajoutaient des signes physiques qui ne laissaient aucun doute sur la nature de l'affection que j'étais appelé à voir évoluer dans un sens plus convaincant encore. Les pupilles étaient devenues inégales, leur pouvoir accommodatif persistait, mais le réflexe lumineux avait disparu ; le réflexe patellaire droit était exagéré, le gauche presque aboli. Enfin, à l'occasion de l'émission de certains mots un peu longs et difficiles à prononcer, on pouvait surprendre des contractions fibrillaires de la langue et des lèvres qui en disaient long sur la nature des phénomènes observés : le diagnostic de paralysie générale devenait évident. Un an plus tard, le sujet succombait à la démence paralytique.

Mon premier diagnostic avait-il donc été erroné ; ou bien la paralysie générale restant indéniable, celle-ci avait-elle succédé à un état neurasthénique?

En toute sincérité, la question ne me sembla pas douteuse un seul instant : je m'étais trompé, j'avais pris pour un neurasthénique un véritable paralytique général. Et j'ajoute sans essayer de vouloir me disculper, et sans revenir sur l'état que j'avais constaté lors de mon premier examen, que l'erreur dans laquelle j'étais tombé était, il me semble, bien difficile à éviter. Quel diagnostic porter en dehors de la neurasthénie chez un homme manifestement surmené, sans perversions mentales, sans stigmates objectifs alors constatables? A la vérité, notre malade avait eu autrefois la syphilis, mais le rôle de cette infection est encore discutable au moins dans l'étiologie de la paralysie générale vraie ; et, d'autre part, mon maître M. le professeur Fournier n'a-t-il pas montré la fréquence de ce qu'il a appelé la *neurasthénie parasyphilitique?*

J'estime donc qu'il est des cas, j'ajoute de nombreux cas, où vous pourrez vous tromper comme je l'ai fait moi-même, et qu'il vous arrivera, à vous aussi, de vous trouver en présence de malades chez lesquels la période prodromique de la paralysie générale se traduira par la symptomatologie de l'état neurasthénique en apparence le plus légitime.

A la vérité, cette période prodromique n'est pas toujours très longue, et l'évolution du mal pourrait vous éclairer ; mais c'est au moment où l'on vous conduira le malade pour la première fois qu'on vous demandera de vous prononcer, et je puis vous affirmer que vous aurez parfois de grosses difficultés à surmonter pour ne pas commettre une erreur.

Dans les cas que j'ai en vue et qui sont, je le répète, peut-être plus fréquents qu'on ne l'imagine communément, l'étude de l'état mental ne vous sera pas toujours d'un très grand secours, surtout si vous le comparez aux ressources que vous offriront les stigmates physiques. D'autant que chez certains sujets, les femmes en particulier, la paralysie générale au début se juge parfois par des phénomènes de dépression mélancolique ou hypocondriaque qui voisinent de bien près avec l'état mental des neurasthéniques. Vous vous attacherez donc à la comparaison des troubles, des stigmates objectifs que l'on observe dans l'une et l'autre de ces maladies. Or, je vous l'ai dit, ces stigmates objectifs sont très rares dans la neurasthénie.

Examinons d'abord l'état des pupilles. Chez les neurasthéniques, celles-ci sont souvent un peu dilatées d'une façon permanente, elles réagissent lentement à la lumière et à l'accommodation, ce qui produit l'asthénopie accommodative que je vous ai signalée ; par contre, elles restent toujours égales, à moins d'anomalie physiologique. Il n'en est plus de même dans la paralysie générale, où très fréquemment elles sont inégales, ne réagissent plus à la lumière, alors que le réflexe accommodatif demeure conservé.

Chez les neurasthéniques, les réflexes rotuliens sont conservés ; dans certaines formes ils sont même exagérés, sans aller jamais, bien entendu, jusqu'à la trépidation spinale ; dans tous les cas ils sont semblables des deux côtés. Or, phénomène très important et insuffisamment signalé, très souvent, au début de la paralysie générale, on note que les réflexes sont de valeur inégale : le droit est aboli ou faible, alors que le gauche est conservé ou fort. Ou bien encore ils sont abolis des deux côtés, ou il y a de la trépidation épileptoïde ; mais ces dernières modalités n'existent généralement qu'à une époque où le diagnostic n'a plus besoin d'être aussi minutieusement contrôlé.

Quant au tremblement, on le constate dans les deux cas ; mais en supposant qu'il soit pour les deux affections d'égale intensité dans les membres supérieurs, par exemple, vous observerez dans ces conditions qu'il est singulièrement plus marqué au niveau de la langue et des lèvres chez les paralytiques généraux que chez les neurasthéniques. Un neurasthénique peut avoir un tremblement très manifeste des mains, sa parole n'en reste pas moins nette et distincte, tandis qu'un paralytique général a dès lors des troubles de l'articulation des mots tout à fait caractéristiques.

En résumé, lorsque, vous trouvant en présence d'un cas douteux que l'étude de l'état mental ne saurait suffisamment éclairer, vous penserez que le diagnostic doive s'établir entre la neurasthénie et la paralysie générale, recherchez minutieusement s'il existe des signes physiques, et si vous en constatez de l'ordre de ceux que je viens de vous indiquer, faites pencher la balance du côté de la paralysie générale : vous aurez bien des chances de ne pas vous tromper.

Si ces stigmates font défaut, patientez quelque peu, ils ne tarderont pas à se révéler. S'il s'agit d'une affection organique du cerveau, de même l'état mental ne manquera pas à son tour de prendre une allure caractéristique. J'envisage, bien entendu, à propos de ces cas difficiles, la seule neurasthénie vraie, car dans l'hypothèse d'un état constitutionnel la durée de ce dernier aurait certainement été déjà assez longue au moment de votre examen pour que l'absence à cette époque des stigmates physiques vous eût permis d'éliminer, en vous basant sur l'évolution même, toute idée de paralysie générale.

Au courant de ces considérations consacrées au diagnostic positif et différentiel des états neurasthéniques, il vous a semblé étonnant peut-être que le mot d'hystérie n'eût même pas été prononcé. C'est volontairement que je me suis abstenu, car la question méritait d'être envisagée d'une façon toute spéciale.

En premier lieu, je vous surprendrai peut-être en disant que c'est avec les paroxysmes convulsifs de l'hystérie que les manifestations de la neurasthénie, en particulier de sa forme constitutionnelle, sont le plus souvent confondues. Je ne saurais mieux faire, à ce sujet, que de rapporter l'opinion que j'exprimais dans mon *Traité de l'hystérie :* « Dans le monde extra-médical, écrivais-je, et même parmi certains médecins fort instruits, toute personne à tempérament plus ou moins bizarre est ordinairement qualifiée d'hystérique... Qu'il y ait des difficultés, des subtilités même d'analyse sur le terrain psychique, passe encore ; mais lorsqu'il s'agit de l'attaque elle-même, d'une manifestation aussi objective, qui pourrait commettre une erreur? Or, il est toute une catégorie de sujets, fréquemment des femmes, qui nous sont généralement adressés comme *ayant des attaques d'hystérie,* alors que rien de tel n'existe en réalité.

« Il s'agit de ces malades que tout praticien a eu l'occasion d'observer, issus d'une souche névropathique, qui, jeunes filles, se tenaient un peu à l'écart de leurs compagnes; jeunes gens, avaient des tendances aux bizarreries de caractère, toujours dans le sens triste, pessimiste. Vers trente à quarante ans, rarement plus tôt, se développe chez eux un état mental tout particulier, qui n'est au fond que la fructification du terrain nerveux sur lequel ils évoluaient depuis leur adolescence. Ils présentent tous les signes de la neurasthénie, dont ils ont la céphalée, la douleur de la nuque ou des tempes, la plaque sacrée et les vertiges. Mais de plus, de temps en temps, sous l'influence des causes les plus futiles, spontanément il se produit des sortes de paroxysmes tous les mêmes ou à peu près dans leur forme symptomatique. Ce sont des angoisses, une sensation de douleur partie de la région précordiale qui remonte jusqu'à la base du cou, s'accompagnant souvent de palpitations; le visage pâlit, la sueur perle aux tempes. Ces angoisses douloureuses ne restent pas limitées au domaine physique; nombre de malades qui les éprouvent ont en même temps de véritables phobies, des terreurs imaginaires; ils crient, pleurent, s'agitent, ont peur de tout et de rien. Et la *crise* se continue ainsi quelquefois pendant des heures, sous forme d'un véritable état de mal.

« Qu'on étudie bien ces malades : jamais pendant la crise ils n'ont d'hallucinations; jamais pendant l'intervalle de deux paroxysmes ils ne présentent de stigmates sensoriels ou sensitifs, à moins que l'hystérie ne soit venue *s'associer* à leur manifestation morbide.

« Car ce ne sont pas des attaques d'hystérie, ces crises qu'on prend si souvent pour telles, ce sont des *paroxysmes angoissants* qui accompagnent parfois la neurasthénie, en particulier cette forme que M. Charcot a qualifiée d'*héréditaire,* par opposition à la neurasthénie acquise, à la dépression, à l'épuisement nerveux par surmenage moral... Malgré l'opinion qu'on s'en est souvent faite, ce ne sont pas là des hystériques, et leurs paroxysmes angoissants n'ont rien de commun avec l'hystérie convulsive ou avec les variétés du paroxysme hystérique, sauf dans l'association hystéro-neurasthénique qui s'observe assez fréquemment chez l'homme adulte... Dans ce dernier cas, on sera souvent fort embarrassé pour démêler, au point de vue paroxystique, ce qui appartient en propre à l'un ou à l'autre de ces deux états. »

III

C'est de cette association hystéro-neurasthénique dont je voudrais vous dire quelques mots, et si je le fais maintenant, c'est qu'elle mérite une place à part dans le cadre des états neurasthéniques.

Je vous ai déjà dit qu'on voyait souvent naître la neurasthénie vraie chez des sujets atteints d'affections chroniques du système nerveux, chez les paralytiques agitants et tout particulièrement chez les tabétiques, et cela pour des raisons sur lesquelles je n'ai pas besoin de revenir. Chez ces malades l'affection originelle, provocatrice de la neurasthénie, garde son individualité ; les phénomènes névropathiques sont surajoutés, et rien de plus. Dans le cas particulier qui va nous occuper maintenant, il n'en est plus ainsi : l'hystérie et la neurasthénie s'associent si bien l'une avec l'autre que Charcot, sans méconnaître l'individualité propre de chacun des deux facteurs, avait proposé, terme qui fut adopté, de dénommer le complexus ainsi formé *hystéro-neurasthénie*.

L'hystéro-neurasthénie mérite la place spéciale que je lui ai réservée au triple point de vue de l'étiologie, du pronostic et du traitement. Comme la neurasthénie vraie à laquelle elle appartient, elle naît le plus souvent, sinon toujours, sous l'influence d'une cause à laquelle il est facile de remonter. Ici les accidents neurasthéniques ne se développent pas secondairement, à l'instar par exemple de ce qui se passe chez les tabétiques anciens qui, par suite de leurs longues souffrances physiques et morales, tombent dans l'épuisement nerveux. Bien au contraire, il semble que d'emblée l'une et l'autre manifestation nerveuse sortent concurremment leurs effets, s'associent intimement chez le même sujet qui jusqu'alors paraissait avoir été indemne d'accidents névropathiques. Je dis paraissait, car il faut encore tenir compte des prédispositions héréditaires qui sont à la base de tous les accidents hystériques en particulier, mais on ne saurait ici leur faire jouer le rôle prépondérant qui leur est dévolu, par exemple, chez les neurasthéniques constitutionnels.

L'hystéro-neurasthénie se produit rarement en dehors des chocs nerveux, s'accompagnant ou non d'un traumatisme physique, qui s'observent lors des grandes catastrophes, dans les accidents de chemin de fer, les incendies, les naufrages, les agressions à main armée, chaque fois, en un mot, que le moral et le physique sont subitement et très violemment impressionnés. Pour cette cause elle est le plus souvent qualifiée de *traumatique* avec juste raison. Il est même à noter que ce sont beaucoup plus souvent les hommes que les femmes qui, à la suite d'une même catastrophe, sont touchés par l'hystéro-neurasthénie, et cela pour des motifs qui se tirent particulièrement de leur état mental et dont nous donnerons l'interprétation. On remarque, en effet, qu'à l'inverse de ce qui se voit dans la neurasthénie vraie à laquelle les professions dites libérales : ingénieurs, médecins, avocats, etc., payent le plus lourd tribut, ce sont surtout les ouvriers, les manœuvres qui deviennent les victimes de ce complexus symptomatique.

Notre intention n'est pas ici de tracer minutieusement le tableau clinique de l'hystéro-neurasthénie; il nous faudrait analyser un à un, puis réunir dans un tableau d'ensemble les stigmates mentaux et physiques de la neurasthénie vraie. On se reportera donc à la description que nous en avons donnée et on y ajoutera les stigmates et les manifestations si variées de la névrose hystérique. A l'insomnie habituelle de la neurasthénie se joindront les rêves et les cauchemars des hystériques; la dépression intellectuelle s'associera avec l'impressionnabilité si particulière de la névrose qui, en plus des accidents objectifs passagers, paroxystiques ou permanents, tels que les paralysies ou les contractures, fournira les troubles sensitivo-sensoriels, les zones hyperesthésiques ou hystérogènes. Et le diagnostic, pour quiconque a déjà vu quelques-uns de ces malades, ne saurait longemps hésiter. L'hystérie dans ces cas est toujours assez luxuriante pour être indéniable ; la céphalalgie, les vertiges, la dépression morale et physique complètent, en outre, ce tableau qui n'est pas celui de l'hystérie lorsqu'elle évolue à l'état de pureté.

Je m'arrête ici dans cet exposé de l'état hystéro-neurasthénique ; je vous en ai assez dit pour que vous puissiez le reconnaître en vous basant sur sa symptomatologie et aussi sur l'étiologie qui lui est propre. Quant au pronostic, je vous en parlerai en traitant de la thérapeutique, à laquelle il me paraît en partie au moins subordonné dans la majorité des cas. J'aurai l'occasion d'ailleurs à ce moment de compléter la description que je viens d'esquisser de ce complexus pathologique.

IV

Abordons maintenant l'étude du *traitement* des états neurasthéniques. Sur ce sujet, je vous assure, les auteurs se sont donné libre carrière. Mais je crois, pour ma part, que nombre d'entre eux ont fait fausse route, d'abord et surtout parce qu'ils n'ont pas su différencier largement la neurasthénie vraie des états constitutionnels, ensuite parce que trop souvent ils se sont laissé entraîner par des considérations purement dogmatiques ou doctrinales toujours nuisibles, je ne saurais trop le répéter, à la saine interprétation des faits et partant aux moyens thérapeutiques à mettre en œuvre.

Peut-on, en effet, espérer guérir ou modifier, de la même manière, en ne se basant que sur la symptomatologie en apparence identique dans les deux cas, des états d'essence aussi radicalement différente que l'épuisement nerveux vrai, état accidentel, et la neurasthénie constitutionnelle, qui fait pour ainsi dire partie intégrante de l'individu? La thérapeutique qui s'adresse aux divers symptômes : céphalalgie, vertiges, troubles gastriques, etc., pourra rester la même, mais elle risque fort d'être infructueuse contre l'état morbide lui-même si elle ne vise pas plus haut.

Avant que vous instituiez un traitement, il sera indispensable que vous sachiez à quelle forme neurasthénique vous aurez affaire, et cela ne se juge pas sur les seuls symptômes, mais bien sur la connaissance de leur mise en activité, de leur groupement et de leur évolution, que l'étiologie commande directement.

La thérapeutique, quel que soit le cas, sera donc d'une part symptomatique, de l'autre curative proprement dite, la première s'appliquant indistinctement à tous les états neurasthéniques. J'élimine en ce moment l'hystéro-neurasthénie, dont le traitement prête à des considérations toutes particulières.

*
* *

En premier lieu, il faut s'efforcer de relever la dépression physique dont souffrent les malades. Sous ce rapport, l'hydrothérapie doit entrer la première en ligne. La *douche froide* en jet brisé sur le tronc et les membres supérieurs, en épargnant la tête, à plein jet sur les membres inférieurs, est un des meilleurs toniques que nous possédions. Elle remonte presque toujours les forces, à condition d'être bien appliquée et de telle façon que la réaction qui doit en être l'aboutissant obligé puisse se produire. C'est dire que le sujet devra, avant et après l'aspersion froide, faire un exercice de quelques instants ; que s'il est obligé d'aller prendre sa douche en un endroit quelque peu éloigné de son domicile, il ne lui faudra jamais sortir à jeun, la douche, à l'inverse du bain chaud, pouvant être prise aussitôt après un repas, surtout si celui-ci a été peu copieux.

L'*électricité statique* mérite elle aussi de trouver sa place dans la cure de la dépression neurasthénique. Le bain statique sans étincelles, avec frictions à la boule sur les régions douloureuses, d'une durée de dix à douze minutes, la machine étant à mi-course, nous a toujours donné les meilleurs résultats. Les séances auront lieu tous les deux jours, afin d'éviter l'excitation. Pour être efficace, ce traitement devra être longtemps prolongé.

Il est des neurasthéniques chez lesquels s'ajoute à la dépression physique un certain degré d'agitation, d'éréthisme nerveux. Ils supportent parfois assez mal l'eau froide, qui les excite au lieu de les tonifier. Chez ceux-là, vous vous trouverez bien de la balnéation tiède, bain à 35° d'une demi-heure de durée, répété trois fois la semaine, en vous souvenant que vos efforts devront néanmoins toujours tendre à faire tolérer la douche. Dans tous les cas, les bains sont de beaucoup préférables aux douches chaudes qui n'ont aucun de leurs avantages et que je proscris d'ordinaire, sauf quand il s'agit, par des applications circonscrites, d'intervenir contre des douleurs localisées, la plaque sacrée en particulier.

Contre les phénomènes douloureux, quels qu'ils soient, notamment la céphalalgie, contre l'agitation nerveuse un remède s'impose, le *bromure de potassium,* que vous prescrirez surtout le soir, au moment du coucher, à la dose toujours suffisante de 2 à 3 grammes, dans une tasse de tilleul ou de lait sucré avec du sirop de fleur d'oranger. A l'inverse de la conduite à suivre dans l'épilepsie, il est inutile de saturer les neurasthéniques de bromure ; vous savez que ce sont des déprimés, il est donc indispensable de ne pas exagérer leur état de dépression nerveuse. Il faut donner le bromure comme sédatif du système nerveux, et les petites doses longtemps prolongées sont à ce sujet de beaucoup préférables aux doses massives. Si l'insomnie est rebelle et fatigante, joignez au bromure quelques prises de sulfonal, un ou deux cachets de 50 centigrammes, 10 ou 15 gouttes de laudanum, 1 ou 2 grammes de chloral; mais soyez toujours modérés sur le chapitre des hypnotiques proprement dits : ils procurent un sommeil morbide, nullement réparateur, à l'inverse de la sédation que donne l'emploi prolongé du bromure.

*
* *

Veillez surtout à l'*alimentation*. Les auteurs qui, guidés par des idées théoriques, ont voulu faire dépendre la neurasthénie d'un trouble gastrique, dilatation ou autre, ont porté tous leurs efforts du côté des fonctions digestives dont les perversions étaient, suivant eux, la cause de tout le mal. Je crois inutile de réfuter ces doctrines tombées aujourd'hui dans un juste oubli. Cependant, si vous devez rejeter la pratique qui consistait à bourrer le neurasthénique de naphtol et de salicylate de bismuth sous le prétexte d'empêcher la formation et la résorption de toxines problématiques, il n'en reste pas moins que le bon fonctionnement de l'estomac et de l'intestin doit être de votre part l'objet d'une surveillance de tous les instants. La neurasthénie, à quelque espèce qu'elle appartienne, est une affection d'origine essentiellement psychique : on ne la guérit pas plus en s'attaquant uniquement à l'estomac qu'en enlevant par exemple les ovaires dans l'hystérie. Mais son action s'étend sur le ventricule comme sur les autres organes. Chez le neurasthénique, je vous l'ai dit, les fonctions gastriques sont languissantes, les digestions pénibles ; il en est de même des fonctions intestinales. Il importe au premier chef de les rendre plus satisfaisantes, car le neurasthénique est un épuisé, et c'est en bonne partie à l'aide de l'alimentation et de l'absorption qu'il pourra redonner des forces à son système nerveux, à son organisme tout entier. Cela est si vrai qu'il est bien rare, je le répète, que l'alimentation ne calme pas au moins momentanément l'ensemble des phénomènes neurasthéniques. Mais il faut que cette alimentation soit bien ordonnée, car si le repas est un peu trop copieux ou peu digestible, le sujet ne peut faire les frais de sa digestion, et la lutte se traduit par les bouffées de chaleur au visage, les flatulences, les borborygmes, les mille malaises gastro-intestinaux bien connus des neurasthéniques. Or, il est à remarquer que ces malaises surviennent surtout après les deux grands repas du jour, alors que le petit déjeuner du matin est presque toujours bien toléré et partant profitable. D'où cette conclusion vérifiée depuis longtemps par l'expérience, que la base du régime à prescrire à ces malades doit être de « manger souvent et peu à la fois ».

Quels seront les principes de cette alimentation? Les théoriciens de la dilatation, ceux de l'hyperchlorhydrie aujourd'hui à la mode, s'évertuent à composer des régimes tellement compliqués et désagréables que les malades les abandonnent le plus souvent au bout de quelques jours, sentant qu'ils n'en retirent aucun bénéfice appréciable. En réalité, à moins qu'il n'existe, associée à l'état neurasthénique, une véritable affection gastrique qu'il faudrait alors spécialement traiter, le régime à prescrire sera des plus simples. En présence d'un estomac qui digère difficilement et lentement, donner des aliments en petite quantité et de facile digestibilité; ne pas favoriser l'atonie à laquelle le récipient stomacal est prédisposé de par l'asthénie générale, en évitant de le surcharger de solides ou de liquides. Ce régime me paraît donc d'une façon générale devoir être formulé de la façon suivante, quel que soit le cas :

Le matin à huit heures, petit déjeuner composé d'un œuf à la coque, d'une croûte de pain bien cuit, d'une tasse de thé noir léger au lait à parties égales d'une contenance de 125 à 150 grammes. On pourra alterner l'usage des œufs avec celui de la viande froide prise en quantité modérée.

Second déjeuner vers onze heures, pas plus tard. Ce repas pourra comprendre des viandes grillées, rôties ou braisées (150 grammes); du poisson ou des cervelles bouillies avec une sauce au beurre très légère; des légumes secs en purée passée (80 à 100 grammes), qui nous semblent être, par ordre de digestibilité, les purées de haricots, de lentilles et de pois cassés, les pommes de terre étant plus lourdes; du fromage blanc frais; des fruits cuits en compote, en particulier la marmelade de pommes passée; 150 grammes de pain bien cuit et un verre à un verre et demi d'eau légèrement rougie ou mieux encore d'eau pure complèteront ce menu qui, parmi les substances alimentaires dont nous avons fait choix, ne devra pas comprendre plus d'un plat de viande ou de poisson, une purée de légumes, un fruit cuit en compote ou un fromage frais. Les sujets dont les sécrétions stomacales auraient de la tendance à l'acidité se trouveront bien de ne pas trop saler leurs aliments et de prendre, diluée dans un quart de verre d'eau, seulement trente à quarante minutes après le repas, une demi-cuillerée à une cuillerée à café de bicarbonate de soude. D'une façon générale, on proscrira l'usage du café, qui ne pourrait trouver un emploi très modéré que si la tension artérielle était habituellement faible; toutefois, il ne faut pas oublier que cette tension s'exalte facilement chez les neurasthéniques.

Cette exagération de la tension artérielle, l'un des principaux facteurs des bouffées de chaleur au visage qui suivent si souvent les repas, nous semble être fréquemment, au moins pour une part, sous la dépendance d'une absorption exagérée de liquides. De ce fait, cette absorption trop considérable nous paraît beaucoup plus nuisible qu'en ce qu'elle serait susceptible de produire ou d'exagérer une dilatation de l'estomac souvent problématique.

Autant que possible le repas devra être suivi d'une promenade à pied d'une demi-heure à trois quarts d'heure de durée, qui évite ou diminue d'ordinaire les bouffées congestives. Si celle-ci ne pouvait avoir lieu, il conviendrait que le sujet s'étendît pendant le même laps de temps sur une chaise longue, le buste suffisamment relevé et incliné légèrement à droite pour éviter la stagnation des aliments et des liquides dans l'estomac. En aucun cas, pendant cette période, le malade ne devra se livrer à des occupations intellectuelles astreignantes ou à des discussions animées.

Le repas de onze heures devra être le repas fondamental, le plus copieux, les autres lui étant subordonnés par rapport à la quantité des aliments ingérés.

Vers quatre heures, le neurasthénique devra faire un goûter qui se composera de biscuits secs légers, ou d'une tranche de pain de Savoie sec. Les gâteaux compacts dits anglais devront être rejetés. Il y ajoutera un pot de crème au lait et aux œufs (80 grammes), ou même quantité de fruits cuits en compote ou d'une purée passée de pruneaux cuits à l'eau s'il existe une habituelle constipation, le tout arrosé comme le matin d'une tasse de thé au lait.

Le repas de sept heures sera calqué sur celui de onze heures, mais moins copieux : un potage au lait ou un consommé aux œufs, une tranche de rôti, un fromage frais ou un fruit cuit. On se trouvera bien de prendre de temps en temps, un quart d'heure avant le dîner, en guise d'apéritif, une tasse à café de bouillon tiède bien dégraissé qui fournira des peptogènes aux glandes de l'estomac.

Vous le voyez, l'alimentation à prescrire aux neurasthéniques n'a en résumé rien de très spécial : elle consiste à fournir à leur estomac, en petites quantités assez souvent répétées, des aliments d'une facile assimilation, susceptibles de laisser peu de déchets qui pourraient fatiguer l'intestin.

Les aliments devront être mâchés lentement, de façon à arriver très divisés dans l'estomac, à offrir une grande surface à l'action du suc gastrique chargé de les digérer et plus tard aux sucs intestinaux qui en permettent l'absorption.

Une alimentation bien conduite est de telle importance chez les neurasthéniques qu'elle est pour ainsi dire par elle-même curatrice de certaines manifestations. Beaucoup de ces malades se réveillent vers deux ou trois heures du matin; ils ne peuvent se rendormir, tourmentés qu'ils sont par des tiraillements au creux de l'estomac, auxquels viennent s'ajouter parfois des flatulences et des borborygmes intestinaux. Il est rare que l'absorption d'une crème légère et d'un ou deux biscuits ne calme pas rapidement ces symptômes et ne ramène presque aussitôt le sommeil. Le neurasthénique, je le répète, a besoin de s'alimenter souvent et peu à la fois, même pendant la nuit.

Vous vous étonnerez peut-être de voir le lait entrer pour une aussi faible part (250 à 500 grammes par jour, thé au lait, crèmes ou potages) dans le régime dont je viens de vous exposer l'ordonnance. C'est que des quantités plus considérables sont généralement mal tolérées. A la dose quotidienne d'un à deux litres, par exemple, le lait pur pris en boisson m'a presque toujours paru favoriser les fermentations intestinales et les sécrétions acides de l'estomac chez les neurasthéniques.

Quant au vin, son usage doit être des plus limités, et j'estime, pour ma part, que le régime de l'eau claire additionnée ou non de quelques cuillerées de vin blanc ou rouge, ou mieux d'eau-de-vie qui subit moins facilement la fermentation acétique, est encore celui qui convient le mieux à l'estomac de ces malades.

Au fond, le régime est des plus simples, et de ce fait il est très facilement accepté. Vous ne prescririez un régime très spécial que s'il existait des complications gastriques à proprement parler, en vous basant sur la nature des phénomènes observés et sur l'analyse du suc stomacal. Vous agiriez encore de même en présence d'une entérite muco-membraneuse, dont les manifestations si tenaces font toujours d'ailleurs le désespoir de la thérapeutique.

En dehors d'un régime particulier, il ne vous sera pas défendu toutefois d'exciter l'appétit, si souvent languissant, en prescrivant dans une tasse à café, de thé, de quinquina, préparation que je vous recommande, un quart d'heure avant les deux principaux repas, quelques gouttes d'une teinture stimulante. Enfin, pour favoriser la digestion vous ordonnerez, s'il est nécessaire, une cuillerée à soupe d'élixir de pepsine auquel vous ajouterez du phosphate de soude, substance qui passe pour avoir des propriétés reconstituantes au point de vue nerveux.

Après cet exposé et toute question de régime alimentaire mise à part, je crois bien en avoir fini avec la thérapeutique proprement dite des états neurasthéniques. Le bromure de potassium, quelques toniques (citrate de fer) en feront tous les frais, ajoutés à l'hydrothérapie froide ou aux bains tièdes. Elle vous paraîtra peut-être un peu restreinte, et pourtant j'aimerais mieux que vous vous limitiez au régime diététique que de vous livrer à des écarts, à des exagérations qui seront toujours nuisibles, car il n'est peut-être pas de sujets qui supportent plus mal les médicaments que les neurasthéniques. Et, par contre, vu la symptomatologie si étendue de leur mal, il n'en est pas aussi qui en soient plus journellement abreuvés, et cela contre toute raison. L'ingestion de médicaments proprement dits ne va jamais sans troubler dans une certaine mesure les fonctions de digestion et d'absorption, et je vous ai dit combien il importait que celles-ci fussent respectées. C'est probablement dans ce but que les injections sous-cutanées médicamenteuses sont actuellement en faveur; je ne saurais, toutefois, vous mettre trop en garde contre leur exagération.

Il va sans dire qu'à ces prescriptions vous joindrez les conseils d'une hygiène bien comprise. Les exercices violents ou trop longtemps prolongés devront être proscrits; mais de ce côté vous n'éprouverez guère de difficultés, car les neurasthéniques ne demandent le plus souvent qu'à ne pas sortir, à rester confinés à la chambre. Une promenade à pied assez longue s'impose, je vous l'ai dit, après le repas de onze heures; l'habitude de quelques sports, escrime, chasse, équitation, est des meilleures. Mais toujours la fatigue devra être évitée; aussi bien, je le répète, il n'est guère à craindre que vos malades la provoquent de propos délibéré. Les excursions, les voyages vous seront d'un puissant secours, surtout au moment où se dessinera la convalescence. Ces déplacements ont surtout un côté moral de premier ordre dont vous saisirez bientôt l'importance : ils éloignent le sujet des causes génératrices de la neurasthénie vraie en particulier, et font une heureuse diversion aux préoccupations de ces malades puisées dans le milieu, dans l'entourage habituels.

La thérapeutique proprement dite ne joue donc, vous le voyez, qu'un rôle très effacé dans la cure de la neurasthénie. A maladie psychique, et la neurasthénie n'est rien autre, il faut un traitement psychique, et bien souvent vous verrez, par exemple, sans intervention directe, l'état gastrique s'améliorer, lui aussi, à mesure que l'état mental redeviendra meilleur.

Mais si la cure médicamenteuse et diététique reste la même pour tous les états neurasthéniques, il ne saurait en être ainsi, vous le comprenez, de la thérapeutique mentale proprement dite à opposer aux diverses catégories qui divisent ces états : la neurasthénie vraie, la neurasthénie héréditaire ou constitutionnelle, voire la forme spéciale hystéro-neurasthénique.

En vous rappelant les différences fondamentales de nature et d'évolution qui existent entre la neurasthénie vraie et l'état constitutionnel, il est clair que vous n'interviendrez pas de la même façon dans l'une et l'autre de ces déterminations morbides.

En présence d'un sujet atteint de neurasthénie vraie, d'épuisement nerveux manifeste, vous devrez, avant toute pensée de thérapeutique médicamenteuse, vous efforcer de remonter aux sources du mal, d'en préciser nettement les causes, et alors mettre tout en œuvre pour faire disparaître ces dernières ou au moins empêcher leur permanence et éviter leur retour agressif.

Mon premier soin, lorsque je fus consulté par ce négociant dont je vous ai rapporté l'histoire, fut de l'éloigner de la maison de commerce, des affaires dont les soucis et les tracas avaient nettement chez lui provoqué l'explosion des accidents nerveux. De même, il me fallut sortir de son atelier ce jeune peintre qui s'était épuisé dans la composition d'un tableau. Il faut toujours, si possible, par l'éloignement des causes, du milieu provocateur de la neurasthénie, creuser un fossé moral — passez-moi cette expression — où le sujet enterrera les ennuis et les préoccupations qui ont déterminé l'apparition de sa maladie. Un séjour dans un établissement hydrothérapique heureusement situé, un voyage avec une personne sûre et de commerce agréable sont des plus profitables. Je conseille volontiers, dans ces cas, un séjour à l'étranger ou dans une des colonies françaises de la Méditerranée. Une fois bien éloigné du lieu de ses affaires, et partant, de ses préoccupations, le malade a peu de tendance à interrompre sa cure, il ne songe plus qu'à se guérir. En outre, plus qu'en France, où les mœurs, les coutumes sont partout les mêmes, son attention se trouve presque forcément attirée par la variété, par la diversité de spectacles qui lui sont peu familiers. Son œil, sa pensée s'y accrochent et s'y divertissent, et lorsqu'un neurasthénique prend plaisir aux choses qui l'entourent, il est bien prêt d'être guéri.

Mais, vous le comprenez sans que j'aie besoin d'y insister, il n'est pas toujours facile à un ingénieur, à un médecin ou à un employé d'une grande administration de quitter ses compas, ses malades ou ses calculs. La préoccupation du lendemain, la crainte de perdre une situation laborieusement conquise, seront là comme autant d'obstacles, parfois insurmontables, à la réalisation de vos prescriptions. Il est nécessaire cependant que vous soyez obéi; vous devrez parler haut et ferme, faire comprendre que le sacrifice est nécessaire, que la guérison en sera la récompense presque certaine. Presque toujours, en agissant ainsi, vous triompherez d'hésitations qui ne sauraient être trop longues sans tout compromettre, et le succès viendra couronner vos efforts. Sachez inspirer confiance par votre attitude, et vous réussirez où d'autres auront échoué.

Par contre, votre tâche sera singulièrement plus ardue chez les neurasthéniques constitutionnels, où le système nerveux, congénitalement touché, n'offre que peu de ressources réactionnelles dans un sens favorable à la guérison. Là encore, parfois, cette thérapeutique morale, fondée sur les bases que je viens de vous exposer, jointe au régime approprié, pourra vous donner des résultats appréciables, mais il est fort à craindre que les accalmies ainsi obtenues ne soient que passagères. Vous pourrez soutenir un instant vos malades en les tonifiant au physique, en remontant quelque temps leur moral toujours affaissé; mais plus souvent encore vos efforts seront vains, au moins en partie inutiles, car il n'est pas en notre pouvoir de régénérer, de reconstituer un état mental congénitalement faible et déprimé, lorsqu'il n'est pas perverti. C'est pour cela que ces sujets restent toujours des invalides au moral, sinon au physique. Ce sont des chroniques d'emblée, pour ainsi dire, avec des hauts et des bas, qui peuplent les cabinets des médecins, parfois améliorés sous l'influence d'une médication nouvelle, mais jamais radicalement guéris.

V

Enfin, en dernier lieu, je crois de bonne pratique de vous donner quelques conseils au sujet de la thérapeutique à opposer à l'*hystéro-neurasthénie*. J'en profiterai pour compléter l'histoire clinique de cette forme morbide, et si j'ai tardé jusque-là à le faire, c'est que, vous allez en juger, les considérations dans lesquelles je vais entrer avaient leur place tout indiquée au chapitre du traitement.

Je vous ai dit que presque toujours cet état était consécutif à un choc, à un traumatisme intéressant le plus souvent à la fois le physique et le moral. Voyons comment évoluent les phénomènes nerveux qui se développent alors.

Lors d'une collision de chemin de fer, par exemple, il se produit chez les personnes enfermées dans un même wagon des traumatismes de siège et d'intensité variables. D'une façon générale, ce n'est pas immédiatement que se montrent les phénomènes nerveux; entre la collision et leur apparition s'interpose souvent une période intermédiaire, dite par Charcot de *méditation*, pendant laquelle il se fait chez le traumatisé une sorte de révolution morale, de bouleversement qui se traduit bientôt par l'ensemble physique et psychique de l'hystéro-neurasthénie.

Les plaies, si même il s'en était produit, sont depuis longtemps cicatrisées lorsque le sujet, chauffeur ou mécanicien, je suppose, constate, quand il veut reprendre son service, que tout travail, toute application lui sont devenus impossibles. Son sommeil est agité; il est peuplé de rêves pendant lesquels la collision à laquelle il a assisté se représente à son esprit sous les couleurs les plus tristes. A l'état de veille, son caractère s'assombrit; il est en proie à la céphalalgie, aux vertiges, et s'il ne survient pas quelque accident hystérique accentué : paralysies, contractures, crises convulsives, etc., l'examen attentif révélera, presque dans tous les cas, avec les stigmates psychiques qui ne font jamais défaut, la présence d'anesthésies variées, sensitives ou sensorielles, d'un rétrécissement du champ visuel, d'une diminution considérable des forces.

Aussi, après des essais infructueux, est-il souvent nécessaire à ces sujets de quitter à nouveau leur travail, de solliciter des compagnies ou des sociétés industrielles qui les employaient, un congé, une interruption dans les fonctions qu'ils ne sont plus aptes à remplir. Cet état d'inaction bien plus que de repos leur est rarement favorable, pour des raisons qui se tirent surtout de leur état mental habituel. Ces ouvriers, accoutumés depuis leur adolescence aux occupations physiques, ne savent plus à quoi occuper leurs loisirs, et si dans l'oisiveté leur cerveau travaille, c'est dans la crainte légitime, d'ailleurs, de se voir privés de la place qui leur assurait, par un travail qu'ils se sentent désormais incapables d'effectuer, le pain de tous les jours.

Il est curieux, en effet, de remarquer que ce sont surtout les ouvriers, les manœuvres, les gens vivant pour ainsi dire au jour le jour de leur labeur, qui deviennent la proie de l'hystéro-neurasthénie.

A la vérité, les chauffeurs, mécaniciens, employés de chemins de fer, ouvriers des usines ou autres sont plus exposés que quiconque aux causes provocatrices que nous avons indiquées. Mais il n'est pas moins aussi d'observation constante qu'à la suite d'une collision de chemin de fer, par exemple, l'hystéro-neurasthénie affectera presque uniquement les hommes à l'exclusion des femmes, et que parmi ceux-ci les individus de la classe ouvrière seront bien plus souvent touchés par la névrose que les voyageurs d'une catégorie sociale plus élevée. Et cela, nous l'avons dit, pour des raisons qui se tirent principalement des préoccupations qui naissent de l'impossibilité dans laquelle ceux-ci se sentent de reprendre les occupations qui étaient leur seul moyen d'existence. Leur état nerveux s'en aggrave de plus en plus, d'autant qu'à ces préoccupations s'ajoutent fréquemment des questions d'intérêt presque toujours litigieuses.

En effet, s'il est facile d'apprécier la gravité d'une fracture et l'incapacité de travail qui peut en résulter, il n'en va pas de même, on le comprend, lorsqu'il s'agit des phénomènes presque purement psychiques consécutifs au choc, puisque les stigmates somatiques sont parfois peu apparents et peuvent avoir disparu au moment de l'examen, si tant est qu'ils aient existé.

A ce point de vue particulier, certainement parmi les traumatisés on peut rencontrer des individus qui exagèrent leurs souffrances dans l'espoir d'obtenir une plus forte indemnité. Mais faut-il donc considérer comme un simulateur, tendance à laquelle obéissent encore beaucoup de médecins, ce chauffeur qui, bon ouvrier jusqu'au jour où il a été tamponné, se dit désormais dans l'impossibilité, par suite des phénomènes de l'hystéro-neurathénie dont il souffre depuis son accident, de conduire sa machine, renonçant ainsi au travail qui était son gagne-pain ?

A la rigueur encore, on peut comprendre que l'employé d'une compagnie de chemin de fer, sentant la responsabilité de celle-ci engagée, cherche à exploiter, ne serait-ce qu'en amplifiant son mal, l'action du traumatisme qu'il accuse de l'avoir rendu incapable de travailler. Mais que penser de cet ouvrier ciseleur gagnant 15 francs par jour, de ce garçon de café, depuis dix ans dans la même maison, dont je pourrais vous rapporter les observations, qui furent attaqués et blessés par des vagabonds, et que j'ai vus pendant des années traîner d'hôpital en hospice l'existence lamentable des hystéro-neurasthéniques mâles, alors que leurs blessures n'avaient pas mis quinze jours à se cicatriser ? Incontestablement, ceux-là ne pouvaient songer à « exploiter la situation », puisqu'ils ignoraient même le nom de leurs agresseurs. Et je pourrais analyser devant vous plusieurs autres faits du même genre que j'ai eu l'occasion d'observer.

Mais je n'irai pas plus loin dans cet ordre d'idées, ne voulant pas discuter les questions médico-légales que soulèvent de semblables cas, au point de vue, par exemple, des responsabilités qu'entraînent pour les compagnies de chemins de fer ou autres sociétés industrielles les traumatismes ou accidents provocateurs de ces manifestations physiques et psychiques. Cela me conduirait beaucoup trop loin, car il y aurait trop de cas particuliers à étudier.

Ce que je désire surtout, c'est envisager l'hystéro-neurasthénie au seul point de vue de la thérapeutique pratique à lui opposer, et pour cela il me faut prendre encore des espèces.

Continuons à considérer le cas de ce chauffeur qui a été tamponné, de cet ouvrier tombé d'un échafaudage qui s'est rompu sous ses pieds, auxquels la compagnie ou l'entrepreneur doivent les soins médicaux nécessaires pour les remettre en état de reprendre leur travail.

Le diagnostic d'hystéro-neurasthénie une fois bien établi, — car il peut s'agir de toute autre détermination morbide, — sans oublier de mettre en œuvre le traitement physique contre certaines manifestations localisées, c'est surtout à l'élément psychique qu'il faudra s'adresser.

Dans l'hypothèse d'une collision de chemin de fer, on devra bien se garder de faire reprendre de longtemps à un mécanicien, par exemple, les fonctions à l'occasion desquelles il a été traumatisé : elles lui rappelleraient avec trop d'intensité l'accident dont il a été victime ; agir ainsi, ce serait aggraver son mal. Pour de tels sujets, qui ne sont pas rares, les compagnies de chemins de fer devront toujours avoir à leur disposition, créeront, s'il est nécessaire, des *postes d'attente*, pour ainsi dire, des emplois peu fatigants, ne nécessitant ni grand travail physique, ni gros efforts intellectuels. Les ouvriers y seront placés le plus tôt possible après l'accident : mieux vaut cela que de les laisser dans l'oisiveté, pour les raisons que je vous ai indiquées. De cette façon, l'équilibre mental se rétablira, et au bout d'une période de temps, qu'on s'efforcera de ne pas trop raccourcir, le traumatisé pourra reprendre ses anciennes fonctions, dans lesquelles ses forces ne le trahiront plus.

Mais les difficultés à vaincre seront encore plus grandes lorsque le traumatisé n'appartiendra pas à une compagnie, à une grande administration ayant son personnel médical habitué à de semblables cas, d'une appréciation d'ailleurs toujours assez malaisée ; qu'il s'agisse, par exemple, de simples voyageurs ou de passants blessés sur la voie publique, par la faute de particuliers responsables ou d'une société d'entreprises industrielles. C'est alors surtout que naîtront ces procès, ces expertises dont l'exposé remplit les ouvrages de MM. Vibert, Blum, Fabre, etc., qui, du reste, ont beaucoup plus envisagé le côté médico-légal de la question que la thérapeutique à opposer à l'hystéro-traumatisme.

L'action du médecin traitant se trouvera alors singulièrement entravée par les préoccupations morales qu'on devrait pouvoir éviter à tout prix à ces sujets et qui prennent leur source dans des débats judiciaires fréquemment interminables. Même si le malade a gain de cause, il arrive le plus souvent à la fin du procès à bout de forces, incapable de se ressaisir, et l'hystéro-neurasthénie a beau jeu pour évoluer désormais avec tout son luxe de symptômes sur un terrain ainsi préparé. Le rôle du médecin serait de s'employer à éviter ces débats, à faire trancher le plus rapidement possible les questions en litige, à éloigner, en un mot, les préoccupations morales qui en naissent et rendent ses efforts thérapeutiques impuissants. Toutefois, les limites dans lesquelles son intervention peut s'exercer, en présence d'intérêts aussi contradictoires, sont bien difficiles à tracer. Cette intervention est elle-même soumise, pour chaque cas, à des conditions si diverses, que je dois encore une fois me borner à des considérations d'un ordre tout à fait général.

Mais où la thérapeutique perd complètement ses droits, c'est chez les petits employés, les manœuvres, les ouvriers victimes d'accidents, d'agressions, qui, mis au moins temporairement dans l'impossibilité de gagner leur vie, n'ont rien à attendre des fauteurs du traumatisme, vu qu'ils n'ont été embauchés, pour certains travaux, qu'à leurs risques et périls, ou qu'ils ignorent même le nom de leurs agresseurs.

Une fois touchés par l'hystéro-neurasthénie, ces malheureux viennent échouer à l'hôpital où, si nous disposons de procédés thérapeutiques s'adressant au physique, les moyens d'action sur le moral nous font, vous le comprenez, presque complètement défaut, au moins dans de semblables cas. Tombés dans une profonde déchéance, incapables d'un travail soutenu, ils errent de service en service. Ils font désormais partie de ces déclassés des grandes villes, de ces vagabonds chez lesquels, si on voulait les chercher, on trouverait bien souvent, ainsi que je vous l'ai dit, les stigmates mentaux et somatiques de l'hystéro-neurasthénie sous sa forme la plus incurable.

TROISIÈME LEÇON

DIAGNOSTIC ET TRAITEMENT DE L'ÉPILEPSIE.

Considérations générales sur le syndrome épilepsie.
Pathogénie de l'épilepsie : hérédité, accouchement laborieux; maladies infectieuses de l'enfance, etc.
DIAGNOSTIC DE L'ÉPILEPSIE : crises de colère des enfants; absences; vertiges; accès. — Heures d'apparition des crises; aura. — *Description de l'accès :* diagnostic avec l'attaque d'hystérie.
TRAITEMENT DE L'ÉPILEPSIE. — Efficacité du bromure de potassium. — Mode d'administration : suivant l'âge; l'heure habituelle, la fréquence et l'intensité des crises; la tolérance. — *L'intoxication bromurée;* associations médicamenteuses. — *Quand faut-il diminuer, puis cesser le médicament?* — Régime alimentaire. — *Hygiène des épileptiques.* — Autres médications. — Traitement des équivalents psychiques.

I

Je vous présente deux femmes atteintes d'épilepsie. L'une, âgée de vingt-deux ans, eut, comme c'est la règle, ses premiers accès dans l'enfance, vers dix ans. L'autre a cinquante-cinq ans, et elle a subi sa première crise à trente-huit ans. J'insiste dès maintenant sur ce début tardif du haut mal, beaucoup plus fréquent qu'on ne le croit généralement, et, bien entendu, je n'ai ici en vue que l'épilepsie généralisée, éliminant de cette leçon tout ce qui a trait à l'épilepsie partielle.

Vous le savez, il n'y a pas bien longtemps encore, l'habitude était de diviser les comitiaux en deux catégories. La première comprenait les cas à début précoce, les plus nombreux du reste, catalogués : *epilepsia vera, épilepsie-*

névrose, épilepsie essentielle, sine materia. Dans la seconde, se rangeaient les malades chez lesquels l'épilepsie avait débuté dans l'âge adulte ou dans la vieillesse : ils étaient atteints de *convulsions épileptiformes,* d'*épilepsie symptomatique,* d'*épilepsie sénile,* etc. Or, il est certain que, passé trente ans, par exemple, et beaucoup plus tard encore, on peut voir débuter et évoluer l'*epilepsia vera* la plus légitime.

Anatomiquement, l'épilepsie des jeunes était *sine materia :* l'étude des diverses scléroses cérébrales, tant microscopiques que macroscopiques, tubéreuse ou névroglique, a montré que, sur ce point aussi, il fallait en rabattre. D'autre part, certaines épilepsies des adultes, qu'on croyait toujours sous la dépendance de lésions osseuses, méningées ou autres, liées à la syphilis, par exemple, fournissent des autopsies aussi négatives que celle des comitiaux les plus essentiels. La distinction anatomique entre les deux variétés d'épilepsie n'a donc pas plus raison d'être que leur différenciation clinique.

Puisque j'ai parlé de la vérole, j'ajouterai que, chez des syphilitiques déjà vieux dans leur mal, après dix ans, vingt ans d'infection, vous verrez assez fréquemment se développer des accidents comitiaux non partiels, généralisés. Si vous instituez le traitement mixte intensif, vous n'obtiendrez le plus souvent aucune amélioration. Donnez, par contre, le bromure de potassium, comme dans l'*epilepsia vera,* et vous aurez prise sur ces manifestations que mon maître, le professeur Fournier, a, pour cette raison, rangées dans le cadre des *affections parasyphilitiques.* Or, l'anatomie pathologique de ces cas n'est pas beaucoup plus avancée que celle de nombre d'épilepsies des jeunes.

Considérons cependant, d'une façon un peu spéciale, le morbus sacer qui se développe dans l'enfance ; son étiologie et son évolution vont nous offrir quelques particularités bonnes à connaître, le diagnostic et le traitement restant d'ailleurs identiques, à peu de chose près, que le début de l'affection soit précoce ou tardif.

L'hérédité était jadis la base étiologique de l'épilepsie essentielle sous forme de transformation d'un état névropathique des parents, car s'il est fréquent de voir une hystérique engendrer une hystérique, pareil fait s'observe rarement pour le mal comitial. Aujourd'hui l'hérédité, bien que source unique et indéniable du mal dans certains cas, est surtout passée à l'état de cause prédisposante, car elle est souvent mise en œuvre par des agents variables à substratum anatomique. Parmi ces agents, je vous signale le traumatisme cranien de la naissance. Interrogez les antécédents des malades pour lesquels on vous consulte ; fréquemment vous apprendrez que la mère a eu un accouchement laborieux, prolongé, que le médecin a dû recourir au forceps pour le terminer, que l'enfant est né en état de mort apparente. Que s'est-il produit alors ? Pour s'adapter à l'angustie pelvienne, ou par pression des branches du forceps, le crâne s'est déformé, le chevauchement de ses os a dépassé les limites habituelles : comme conséquence, déchirure d'une artériole, la méningée moyenne en particulier, ou d'un sinus veineux. Si l'hémorragie n'est pas mortelle, le caillot se résorbe, mais souvent aussi sa résorption même détermine, dans les régions corticales sous-jacentes, un processus irritatif de sclérose, graine pour plus tard d'une épilepsie dont le premier épisode sera marqué bientôt par des convulsions infantiles.

Sans parler des affections du fœtus pendant la vie intra-utérine que nous connaissons mal, de l'influence en particulier des maladies de la mère sur le produit de la conception, d'autres notions étiologiques encore plus précises vous seront fournies par la recherche des maladies infectieuses de l'enfance : la scarlatine en premier lieu, puis la rougeole, la variole, voire des entérites ou des broncho-pneumonies. Les localisations cérébrales de ces infections qui, à leur maximum d'intensité, produisent l'hémiplégie spasmodique infantile par sclérose corticale étendue, se limitent, si elles sont moins accentuées, à une sclérose névroglique, épine irritative des cellules motrices dont la traduction clinique sera ultérieurement la crise comitiale. Le champ de l'hérédité, facteur originel du haut mal, s'en trouve d'autant rétréci.

Vous voyez combien, à l'aide de ces quelques données, s'éclaire la pathogénie de l'épilepsie soi-disant essentielle ; comme de son isolement de jadis, cette affection vient naturellement prendre une place raisonnée dans le cadre des maladies anatomiquement définies ; comme nous voilà loin de ce morbus sacer, de ce mal mystérieux dont les paroxysmes sur-le-champ suspendaient les comices.

Sans doute, vous me demanderez comment il se fait qu'une lésion cérébrale ainsi constituée dès les premières années reste muette jusqu'à la seconde enfance, au moins dans la majorité des cas. Je répondrai aussitôt que le calme est plus apparent que réel, que la période de deux, quatre, six ans et plus qui s'étend de la notion causale au premier accès ne reste pas indemne de manifestations, qu'un certain nombre de symptômes prémonitoires la remplissent. Il faut même les rechercher avec soin, car leur constatation a une grande importance pratique. Analysez l'état mental de ces futurs comitiaux : ce sont presque toujours des enfants colères, éminemment irritables. Sous l'influence de la contrariété la plus futile, ils trépignent, courent à travers la chambre en serrant les poings, en grinçant des dents. Parfois ils se pâment, la figure s'injecte momentanément, les yeux se fixent en strabisme convergent : c'est l'ébauche d'une crise convulsive qui va bientôt se réaliser sous sa forme la plus indiscutable. Vous ne trouverez rien de semblable chez les hystériques de l'avenir qui, à l'inverse des précédents malades, sont très souvent, par contre, comme je l'ai établi en 1887 (1), des somnambules nocturnes.

Plus tard, l'esquisse que je viens d'ébaucher se précise, se formule pour ainsi dire. Vous notez des *absences:* simple perte momentanée de la conscience ; le sujet restant debout interrompt l'acte commencé ou le continue d'une façon purement automatique, pâle, immobile, le regard fixe; puis la notion du monde extérieure revient rapidement. A un degré de plus ce sont des *vertiges,* des troubles de l'équilibre avec ou sans chute, accompagnés parfois de l'émission involontaire de quelques gouttes d'urine. Chacune de ces formes du *petit mal épileptique* s'associe fréquemment à des mouvements automatiques, à des actes étranges que vous ne rencontrerez jamais dans les vertiges des cardiaques ou des chlorotiques, à la pathogénie desquels l'excitation de la zone corticale à la fois motrice et idéatrice ne prend plus la même part prépondérante.

Ces phénomènes du petit mal, menue monnaie de l'épilepsie, restent, dans la suite, associés aux manifestations du grand mal, ou mieux s'intercalent entre les accès. Mais si dans l'épilepsie des jeunes vous retrouvez presque constamment cette gradation des symptômes, vous la constaterez plus rarement dans l'épilepsie des adultes, dans le mal comitial qui apparaît tardivement. Chez les adultes, l'affection débute beaucoup plus souvent d'une manière solennelle — quitte à revêtir des formes atténuées ultérieurement — par un grand accès que vous devez bien connaître. Quels en sont les caractères? Mon intention n'est pas ici de vous en faire une description détaillée, que vous trouverez dans tous vos livres classiques; je veux seulement insister sur les points particuliers dont la constatation vous permettra d'établir votre diagnostic.

(1) GILLES DE LA TOURETTE, *L'hypnotisme et les états analogues au point de vue médico-légal,* ch. V, p. 189. 2e édit., 1889.

*
* *

A quel moment d'abord apparaissent les crises? Presque toujours le matin au lever (je ne dis pas au réveil), fréquemment pendant la nuit, plus rarement pendant le jour et particulièrement dans l'après-midi. Cette fréquence au courant du sommeil explique comment, si l'accès a été peu intense, s'il n'y a eu ni morsure de la langue, ni incontinence d'urine, chez un épileptique qui a couché seul, il vous sera difficile de remonter à la véritable cause de la céphalalgie et de l'abattement dont il se plaint à son réveil. La conscience, le souvenir de son accès dans ces conditions lui font toujours défaut. Un signe assez rare toutefois et qui veut être recherché, pourra cependant vous mettre sur la voie du diagnostic : je veux parler d'une éruption pétéchiale, de taches disséminées de purpura, limitées à la région cervicale, qui sont dues à des ruptures vasculaires liées à la tension artérielle extrême qui accompagne la période tonique de l'accès. Il va sans dire que le malade porteur de ces stigmates, et qui a subi son accès pendant le sommeil, sera, par suite de l'amnésie post-paroxystique, le premier à s'étonner de votre découverte.

L'accès ordinaire éclate le plus souvent d'une façon brusque : le malade atteint de mal caduc tombe comme une masse, assommé; il peut se blesser et se blesse souvent à la tête, à la face, dans sa chute; comme il est insensible, anesthésique total, il peut incendier ses vêtements, se faire des brûlures graves en tombant dans le feu. Cependant, certains sujets, les vieux épileptiques de préférence, comme notre seconde malade, vous diront qu'ils peuvent prévoir leur accès parfois vingt-quatre heures à l'avance. C'est ainsi que, la veille de son accès, cette femme le pressent à une fatigue, à un abattement corporel, à une dépression des forces; l'appétit est languissant, il existe même un état saburral de la langue, un embarras gastrique passager sur la signification duquel il importe d'être édifié d'avance.

D'autres sont maladroits, leurs mains tremblent; il en est d'agités; le plus souvent la torpeur cérébrale domine. Certains enfin ont des troubles dans la sphère sensorielle, perçoivent de mauvaises odeurs, ont des sensations gustatives particulières. Mais ces phénomènes prémonitoires de l'accès, ces *aura*, sont en somme assez rares, surtout si on les compare à ce que l'on observe dans la crise hystérique.

Je dois cependant vous faire observer à ce propos qu'il est des épileptiques chez lesquels l'aura revêt parfois le caractère abdominal, si fréquemment noté dans la névrose hystérique. Tantôt ils ressentent, au creux épigastrique, une oppression qu'on pourrait confondre avec la boule; tantôt la sensation prémonitoire part de plus bas, de la région abdominale inférieure, semblant intéresser la zone ovarienne chez les femmes. Interrogez ces malades avec soin : vous apprendrez qu'à ces sensations localisées se joignent parfois de véritables besoins de défécation qui les poussent à se rendre aux cabinets. On les y trouve inanimés, en proie à un accès convulsif, souillés par les matières fécales. Le besoin plus ou moins réel qu'ils étaient venus satisfaire constituait l'aura prémonitoire de leur accès. Je crois inutile d'insister davantage sur ces aura; quoique variées, elles sont, je le répète, relativement rares.

*
* *

Un cri sert souvent de prélude immédiat à l'accès, à la chute. Cri strident, effrayant, *horridus*, disaient les anciens auteurs; il ne se reproduit pas, à l'inverse de ce qui se passe dans l'attaque d'hystérie où le malade, en même temps qu'il s'agite, vocifère. Et ces vociférations sont caractéristiques : les sibylles de Cumes et de Delphes n'étaient pas des épileptiques, vous pouvez en être certains, mais bien des hystériques.

Puis le malade tombe, presque toujours du même côté, quand la chute n'a pas lieu sur la face. Il y a prédominance d'excitation unilatérale d'une zone motrice, une ébauche d'épilepsie partielle. La *phase tonique* est commencée; à la pâleur initiale du visage succède très rapidement une congestion bleuâtre de la face, un gonflement, une turgescence générale du cou, liés à une tension vasculaire assez intense, nous l'avons vu, pour produire des ecchymoses sous-cutanées, parfois même, dans des cas rares, des hémorragies cérébrales. Tout le corps est raide; les membres supérieurs et inférieurs, en extension forcée, sont agités de secousses convulsives, les poings serrés, le pouce replié dans la paume de la main. Les mâchoires sont contracturées, et la langue, prise entre elles, est violemment mordue; de la bouche s'écoule une écume sanguinolente.

Enfin, la raideur, la contracture généralisée du début font place à des convulsions *cloniques* toujours de peu d'étendue, qui se résolvent elles-mêmes dans un sommeil profond avec ronflement constituant le *stertor*. La durée totale de la crise n'a pas dépassé quelques minutes; celle-ci peut se prolonger toutefois si l'affection procède par accès subintrants ou revêt la forme d'*état de mal*.

Le stertor avec ronflement ne cesse pas brusquement; il diminue à mesure que la conscience qui était complètement abolie reparaît, mais le malade ne revient pas encore complètement à lui, car il reste hébété, envahi par un invincible besoin de sommeil. Il est brisé, rompu, courbaturé, souvent abattu par une céphalalgie gravative; il lui faudra vingt-quatre à trente-six heures pour se remettre entièrement de la secousse qu'il a éprouvée si l'accès a été de quelque intensité. Vous verrez, au contraire, des hystériques, après avoir été en proie pendant des heures aux convulsions les plus extraordinaires, reprendre, la crise à peine calmée, leurs occupations habituelles.

Vous noterez encore un phénomène important : souvent il se produit pendant l'accès épileptique, surtout si celui-ci a lieu la nuit ou le matin, à un moment où la vessie est pleine, une miction involontaire de haute valeur diagnostique dans l'espèce.

En résumé, et à ne considérer que l'accès comitial type, celui-ci se différencie de l'attaque d'hystérie, avec laquelle on pourrait surtout le confondre, par trois éléments principaux : la chute subite sans aura avec perte de connaissance complète, la morsure de la langue et l'émission involontaire d'urine.

Dans la crise hystérique, en effet, la chute subite est excessivement rare. Le malade a presque toujours, précédant son paroxysme, une aura céphalique ; battements dans les tempes, bourdonnements d'oreille, hallucinations transitoires, qui manquent encore plus rarement que les phénomènes dits de la boule, que vous connaissez tous. Quant à la morsure de la langue et à l'émission involontaire de l'urine, elles s'observent à titre beaucoup plus exceptionnel encore. Pour ma part, je n'ai jamais vu la morsure vraie de la langue et je n'ai observé la miction involontaire qu'au cours de certains états de mal de sommeil très prolongés dont le diagnostic n'avait pas besoin d'être fait avec l'accès d'épilepsie.

Vous rencontrerez cependant des cas où le diagnostic différentiel sera très difficile, d'autant que, vous le savez, le même malade peut être à la fois hystérique et épileptique, — de même qu'un sujet peut être ataxique et hystérique, par exemple, — les deux affections étant susceptibles de s'associer, sans jamais se confondre toutefois. Dans ces cas douteux, ayez recours à l'analyse des urines recueillies pendant les vingt-quatre heures qui suivent la fin du paroxysme comitial. L'accès d'épilepsie, ainsi que l'ont montré MM. Lépine et Mairet, élève pendant vingt-quatre heures le taux de tous les éléments solides de l'urine. L'attaque d'hystérie, pendant la même période, comme je l'ai établi avec M. Cathelineau, abaisse au contraire le taux du résidu fixe, le volume de l'urine ne subissant guère de modifications dans l'un et l'autre cas.

Par exemple, pour ne prendre que l'urée, si l'excrétion normale est de 25 grammes par vingt-quatre heures, vous obtiendrez 35 à 40 grammes pour un accès d'épilepsie et 12 à 15 grammes pour une attaque d'hystérie : ce sont là, vous le voyez, de grosses différences. De plus, dans l'épilepsie, le rapport des phosphates terreux aux phosphates alcalins, normalement de 1 à 3, reste conservé. Dans le paroxysme hystérique, au contraire, ce rapport devient comme 1 est à 2 où 1 à 1 : c'est ce que nous avons nommé l'*inversion de la formule des phosphates*, qui, jointe à l'abaissement du taux du résidu fixe : urée, chlorures, sulfates, etc., etc., constitue la *formule chimique* de l'attaque d'hystérie.[1]

Pour les états de mal ou les accès subintrants de longue durée, vous possédez encore un excellent élément d'appréciation indiqué par M. Bourneville : la température s'élève dans l'épilepsie; elle ne dépasse pas la normale dans le paroxysme hystérique prolongé.

Nous aurons enfin bientôt l'occasion d'apprendre à différencier le petit mal du vertige neurasthénique et surtout du *vertige de Ménière* qui pourraient le simuler.

II

Le diagnostic établi, nous devons maintenant nous préoccuper de la thérapeutique à opposer à l'épilepsie. Le traitement que je vais vous exposer, applicable aussi bien au vertige, à l'accès convulsif qu'aux formes irrégulières du haut mal — automatisme comitial ambulatoire, équivalents psychiques, etc. — est celui que le professeur Charcot mettait toujours en œuvre. Et si j'invoque à l'avance sa haute autorité, c'est qu'il va peut-être vous sembler que je suis trop exclusif dans le choix d'une médication, et que mes conclusions sont trop tranchées. Mais ma conviction est aussi nette que le respect que j'ai pour l'autorité de mon regretté maître est grand : le seul médicament véritablement efficace contre l'épilepsie est le bromure de potassium préconisé par Laycock en 1851 et adopté depuis par la grande majorité des auteurs qui se sont occupés du traitement de cette affection. J'ajoute que Charcot employait communément, à doses respectives (1), les bromures de potassium, de sodium et d'ammonium dont Brown-Séquard avait vanté l'association. Jamais il n'éliminait de la préparation le bromure de potassium, ainsi qu'on a de la tendance à le faire aujourd'hui, pour lui substituer le sel de strontium ou le bromure de sodium, employés à l'exclusion des autres bromures.

On a prétendu, en effet, que le bromure de potassium était le plus toxique des sels de brome. Mais n'est-ce pas une intoxication thérapeutique qu'on cherche à obtenir? Sachez d'ailleurs, dès maintenant, que les crises ne se suppriment que le jour où vous serez arrivé à la limite des accidents toxiques. Et combien ont échoué par crainte de cette intoxication ! Ce n'est pas que je préconise les doses excessives, à l'exemple de Gowers qui donne jusqu'à 15 à 25 grammes de bromure dans les vingt-quatre heures. Pour ma part, je n'ai jamais dépassé 10 à 14 grammes, et encore dans certains cas tout à fait rebelles, chez des sujets très tolérants pour les médicaments. Par contre, jamais, non plus, je ne prescris de doses très minimes ou très lentement progressives, et surtout jamais je n'interromps la médication par périodes, sous prétexte de laisser reposer un instant l'organisme ou d'éviter l'accoutumance au bromure. Le médicament doit être absorbé pendant toute la durée du traitement *sans interruption d'un seul jour*, disait Charcot, et cette pratique est la bonne. Elle vous fera remporter la victoire où d'autres auront subi un

(1) Bromure de potassium, 40 gr. ; de sodium et d'amomnium, de chaque, 12 gr. ; eau distillée, 1000 centim. c. ; chaque cuillerée à soupe de cette solution contient 1 gr. des trois bromures associés.

échec. Vous donnerez le bromure pendant les *règles*, et, si d'aventure survenait une *grossesse*, vous vous garderiez bien de le supprimer. Le médicament n'a pas d'action nuisible sur le fœtus, et il est loin d'en être de même des accès convulsifs.

*
* *

La première question qui se pose est donc la suivante : A quelle dose administrer le bromure ? Pour y répondre, vous aurez à tenir compte de plusieurs facteurs : l'âge du malade, la fréquence et l'intensité des manifestations épileptiques, la tolérance du sujet pour le médicament.

En ce qui regarde l'*âge*, il est clair que vous devrez prescrire des doses beaucoup plus faibles aux enfants qu'aux adolescents et aux adultes. Toutefois, il importe que vous sachiez, car c'est là un fait d'observation courante, que les enfants tolèrent proportionnellement beaucoup mieux le bromure que les grandes personnes. J'ai vu bien souvent des petits garçons ou des petites filles de quatre à six ans supporter, sans en être incommodés en aucune façon, 3 et 4 grammes de bromure de potassium, et cela pendant des mois sinon des années consécutifs. N'hésitez donc pas, même chez les petits enfants, à prescrire des doses relativement fortes, en tâtant prudemment la tolérance de la façon que je vais vous indiquer.

La *fréquence* et l'*intensité des accès* devront aussi, vous le comprenez, entrer en ligne de compte. Lorsque ces deux facteurs seront réunis, il n'est pas douteux que d'emblée vous ne deviez essayer de faire rendre au médicament tout ce qu'il peut donner, en prescrivant des doses tout de suite élevées. Vous vous comporterez encore de même si la fréquence existe seule, les accidents restant peu intenses, sous forme d'absences et de vertiges par exemple. Vous devrez savoir, en effet, que le bromure agit surtout très efficacement et vite dans les accès francs, et que les symptômes du petit mal sont plus tenaces, plus rebelles à la thérapeutique bromurée. Dans les cas de moyenne intensité, ceux que vous aurez le plus souvent à traiter, vous verrez assez vite disparaître les grands accès : ne vous hâtez pas de chanter victoire et de vous relâcher de votre surveillance thérapeutique, car les accès seront remplacés par des absences et des vertiges ; et ce sont ces dernières manifestations que vous aurez le plus longtemps à combattre. De telle sorte qu'en pratique le traitement devra être aussi sévèrement institué contre le petit mal que dans la cure du grand mal.

Au point de vue de la fréquence, je dois vous présenter quelques observations : vous serez parfois consulté par des malades qui vous diront que quelques mois, sinon quelques années auparavant, ils ont eu à subir un accès convulsif que la chute subite, la morsure de la langue et une miction involontaire classent nettement dans la série épileptique. Ils croyaient le mal tout à fait disparu lorsque en pleine santé, sans manifestations morbides d'aucune autre sorte, est brusquement survenu un second accès non moins caractéristique que le premier. Comment vous comporter dans ces cas, où incontestablement l'affection paraît avoir peu de tendance à récidiver? Pour ma part, je réponds sans hésiter : Ou instituez un traitement aussi énergique que si les accès étaient fréquents, ou abstenez-vous de tout traitement. Ces accès erratiques sont aussi difficiles à faire disparaître que les accès fréquents, et si le sujet ne veut pas s'astreindre à une médication relativement sévère, il vaut mieux pour lui n'en suivre aucune. En l'absence d'une médication énergique, les crises ne seraient influencées en aucune façon, et mieux vaut vivre avec un ou deux accès par an que de prendre de légères doses qui n'auront aucune efficacité et, par contre, pourront présenter nombre des inconvénients inhérents à toute médication bromurée. En un mot, quelle que soit la forme de l'affection, le peu de fréquence et d'intensité des manifestations, que le traitement soit toujours aussi sévère que possible, en se guidant surtout sur la tolérance de l'individu au médicament.

*
* *

Cette tolérance est très importante à préciser; comme elle est toute personnelle, la pratique seule vous permettra de l'apprécier. Pour cela il vous faut bien connaître les accidents imputables à l'emploi prolongé des bromures, à l'intoxication bromurée. Vous savez que ceux-ci sont de divers ordres. Les plus précoces, les plus tenaces, sinon les plus fréquents, intéressent le tégument cutané avec prédominance sur certains lieux d'élection : la face, la région antéro-externe des bras et des jambes, le cou et la région dorsale supérieure. La face, le front en particulier, se couvre de boutons à base dure dont l'extrémité assez mousse suppure rarement et devient croûteuse : lorsque l'éruption prend un caractère confluent, ce qui n'est pas rare, le sujet en est tout défiguré. Ces accidents localisés au visage mettent bien souvent obstacle au traitement, chez les jeunes filles en particulier. Sur les parties à l'abri de l'air, les bras, les jambes, le tronc, l'éruption est moins accentuée : elle procède sous forme de larges placards à base indurée qui se recouvrent d'épaisses couches suintantes, et peuvent aux membres inférieurs s'accompagner de vives douleurs à caractère lancinant. Toutes ces manifestations cutanées sont d'une grande ténacité : elles apparaissent lentement, mais ne s'éteignent que de même, ne guérissent que lorsque le bromure a été déjà supprimé depuis des semaines et des mois, laissant après elles, surtout sur les membres inférieurs, des marbrures rouges très tenaces qui montrent combien le derme a été profondément altéré.

Ces accidents n'apparaissent que lentement, vous ai-je dit : tenez-vous donc sur vos gardes, de façon, à la moindre menace, à diminuer la dose, sans négliger, bien entendu, l'application des moyens prophylactiques et curatifs que vous pourrez, ainsi que je vous l'indiquerai, leur opposer avec succès.

A ces accidents cutanés, les plus tenaces et les plus ennuyeux de l'intoxication bromurée, se joignent d'autres manifestations qui vont presque toujours de pair. Ce sont des quintes de toux fatigante et rebelle, sans râles dans la poitrine, sans signes à l'auscultation : le bromure agit sur les muqueuses comme sur le tégument externe, mais moins souvent et avec une intensité moindre.

Enfin, il influence tout particulièrement les fonctions digestives : l'appétit devient languissant; la langue, large et étalée, se couvre d'un enduit blanchâtre; l'haleine est presque fétide, la constipation opiniâtre. Joignez à cela une apathie physique et intellectuelle très accentuée, pouvant aller de la somnolence à la torpeur du coma vigil, et vous aurez le tableau suffisamment complet de l'intoxication par le bromure. Cet ensemble clinique peut être assez accentué dans certains cas pour simuler une affection générale d'ordre gastro-intestinal, qui en imposera à un médecin peu au courant de cette symptomatologie. J'ai vu commettre des erreurs de diagnostic de cet ordre chez deux de mes malades partis en villégiature, et qui pour des raisons diverses avaient involontairement porté à un trop haut degré la dose de bromure qu'ils pouvaient tolérer sans encombre. Il fallut chez eux interrompre le traitement, ce qui, vous le savez, est toujours fort préjudiciable.

Donc, au moment d'instituer un traitement bromuré, qui devra toujours être longtemps prolongé, soyez circonspect et procédez par tâtonnements, en vous souvenant que, sans que vous puissiez le prévoir à l'avance, le sujet peut être intolérant pour le bromure. Agissez donc de la façon suivante. Demandez d'abord si le malade a déjà pris du bromure : dans l'affirmative, faites-vous montrer les ordonnances antérieures, recherchez si ces doses ont déterminé des phénomènes d'intoxication, et prescrivez en conséquence.

Soyez de plus en plus prudent si la médication n'a pas encore été mise en pratique. Il s'agit de faire tolérer le bromure de telle façon que le sujet ne soit pas intoxiqué, ne se dégoûte pas de la médication et refuse de la poursuivre ultérieurement. Pour ce faire, vous aurez tout intérêt à prescrire des doses progressivement croissantes et décroissantes : donnez par exemple, dans un cas moyen, 4 grammes par jour la première semaine, 5 grammes la seconde, et 6 grammes la troisième. Une fois à 6 grammes, voyez quels sont les effets produits : ne vous inquiétez pas tant à ce moment de la modification des accès, toujours un peu longue à se montrer, que des inconvénients inhérents à la médication elle-même. Et pourtant, comme je vous l'ai dit, il est nécessaire, pour que la médication soit efficace, sorte réellement tous ses effets, que le sujet éprouve quelques inconvénients du traitement, sans toutefois en être incommodé outre mesure ; il faut qu'il reste sur les limites de l'intoxication. Si dans les derniers jours de la troisième semaine le malade présente un peu d'obnubilation intellectuelle, de la tendance au sommeil, sans être pour cela obligé d'interrompre ses occupations habituelles, vous êtes en possession de la dose efficace. Si la tolérance est trop parfaite, augmentez d'un gramme et recommencez par 5, 6, 7 grammes, au lieu de 4, 5, 6. Diminuez, par contre, en cas d'inconvénients manifestes. Rappelez-vous, je ne saurais trop y insister, qu'en présence d'un traitement qui sera toujours de longue durée, vous n'avez aucun intérêt à aller trop vite, et vous ne tarderez pas dans ces conditions, après quelques tâtonnements, à installer la thérapeutique sur des bases qui n'auront plus besoin désormais que de minimes modifications. Avec un peu d'habitude, au bout de deux périodes de trois semaines chacune, vous devrez être arrivés à la dose que j'appelle *suffisante* : vous serez en mesure de juger de la situation et des modifications ultérieures à apporter à la médication. Continuez alors dans ce sens : 5, 6, 7 grammes par exemple ; reprenez 5, 6, 7, etc., et recherchez alors comment sont modifiés les accès.

A ce propos, je dois vous indiquer un moyen d'appréciation très pratique dont usait toujours Charcot en la matière. Du jour où un épileptique se mettait sous sa direction, il exigeait qu'il tînt une comptabilité exacte de sa maladie pour ainsi dire. Sur un agenda devaient être marquées jour par jour les doses absorbées du médicament, en même temps qu'étaient inscrits en regard les absences, les vertiges, les accès proprement dits. A chaque consultation il inspectait le carnet et modifiait le traitement ou le continuait tel quel en se basant sur le nombre comparatif des accidents éprouvés. Il ne faut pas, en effet, trop compter sur la mémoire des épileptiques : outre qu'ils peuvent ignorer leurs accès, certains ont de la tendance à nier l'influence du traitement, de même que d'autres, en plus petit nombre toutefois, à l'exagérer. Les constatations écrites remettent tout en place, surtout si la comptabilité est tenue par une personne de l'entourage du malade, sur laquelle le médecin sait pouvoir compter. Un épileptique en traitement est un sujet en tutelle ; il doit être soumis à une surveillance de tous les instants : cherchez donc autour de lui une personne qui deviendra votre meilleur collaborateur dans la cure que vous allez entreprendre. Dans ces conditions vous pourrez accepter avec fruit de diriger des malades qui, vu l'éloignement de leur demeure habituelle, ne peuvent venir vous consulter qu'à de rares intervalles.

A quel moment de la journée faut-il faire absorber le bromure?

Pour résoudre cette question, vous vous baserez sur l'heure habituelle d'apparition des accès. Il est bien rare que le malade ne subisse pas assez régulièrement ses crises à des heures déterminées, soit par exemple la nuit, ou le matin au lever, comme je vous l'ai dit. Supposons que les accès soient nocturnes ou matinaux, le cas est le même. Dans cette occurrence, si le malade prend, je suppose, 6 grammes de bromure par jour, vous donnerez 4 à 5 grammes le soir au coucher et le reste le lendemain matin. Si l'accès a lieu vers midi : 4 grammes à neuf heures du matin, 2 grammes le soir en se couchant. En résumé, les deux tiers de la dose seront administrés d'un coup deux ou trois heures avant le moment présumé de l'accès. Si les accès apparaissent à heures régulières, donnez une moitié de la dose le matin, une autre moitié le soir.

Comment doit être administré le bromure? Toujours en solution dans l'eau ou dans un élixir bien dosé à un gramme du mélange des trois bromures par cuillerée à soupe ou par cuillerée à café, de façon à être certain de la quantité absorbée. De ce fait, on devra se servir toujours de la même cuiller ou du même récipient gradué que le malade emportera avec lui s'il fait un déplacement. La solution bromurée sera mélangée, au moment d'être absorbée, à un verre d'eau sucrée ou mieux à une tasse de lait. Celui-ci est diurétique; il favorise l'élimination du médicament, et vos malades se trouveront toujours bien d'en absorber un litre par jour. L'estomac tolère beaucoup mieux le bromure très dilué que sous forme de poudre, de pilules ou de dragées. Donnez-le de préférence un quart d'heure avant le repas, son absorption paraît en être facilitée. Toutefois, si vous avez à vous guider sur l'heure d'apparition des accès, vous pourrez le prescrire en dehors des moments où l'on se met habituellement à table.

Le bromure, je vous l'ai dit, doit être administré à une dose telle que, lorsque le sujet en est à la semaine où celle-ci est le plus élevée, il ressente de légers effets d'intoxication sans toutefois en être sérieusement incommodé : c'est ce que j'appelle la *dose suffisante*. Pour faciliter cette tolérance, qui est très variable suivant les individus, vous pourrez avoir recours à quelques corroborants du traitement.

L'intoxication se jugeant fréquemment par des troubles

gastro-intestinaux, vous essayerez de prévenir ces manifestations en associant au bromure des préparations qui favorisent l'antisepsie intestinale. M. Féré, qui s'est fait le promoteur de cette méthode, a préconisé le naphtol B et le salicylate de bismuth à la dose quotidienne de 2 grammes par jour. Le premier est très souvent irritant pour l'estomac, le second, employé seul, ne m'a jamais réussi. Je préfère le salol à faibles doses. Je le prescris d'habitude par prises de 0 gr. 05 centigrammes pour 1 gramme des bromures associés, soit en cachets, soit en paquets dans une substance demi-solide, le potage par exemple.

J'ai également obtenu de très bons résultats en me servant du benzoate de soude (0 gr. 10 c. p. gramme), qui a l'avantage d'être soluble et peut être mélangé à la solution bromurée, ce qui évite de faire usage de deux préparations séparées. Outre que l'acide benzoïque est un puissant antiseptique, il jouit de propriétés diurétiques très précieuses qui favorisent l'élimination du bromure. Les faibles doses de salol ou de benzoate de soude quotidiennement et régulièrement administrées ont une influence manifeste sur l'état gastro-intestinal et permettent de prévenir, ou au moins d'atténuer dans une large mesure, l'apparition des éruptions acnéiques ou pustulo-croûteuses, si tenaces et si désagréables pour les malades. Si, malgré toutes ces précautions, vous n'avez pu les éviter chez certains sujets prédisposés, vous les combattrez par des cataplasmes d'amidon froid et surtout par des pulvérisations boriquées *loco dolenti*, prolongées matin et soir pendant une demi-heure.

Dans le même ordre d'idées, afin de favoriser le bon fonctionnement de la peau et de prévenir les infections locales, vous prescrirez un bain savonneux par semaine. Ce bain consistera en quelques minutes d'immersion dans de l'eau à 28 ou 30°, suivant la saison, puis en frictions savonneuses par tout le corps et en une dernière immersion pour enlever le savon. Le malade sera toujours accompagné au bain, car il pourrait, étant dans l'eau, être atteint d'une crise et courrait ainsi le risque de se noyer dans sa baignoire.

C'est là, vous le voyez, un véritable bain de propreté, court et à température assez basse. Les épileptiques doivent en effet fuir avec soin les températures ambiantes trop élevées; ils éviteront tout ce qui est susceptible de déterminer la congestion de l'encéphale. De ce fait, vous leur interdirez de se promener la tête nue au soleil; pendant les chaleurs de l'été, ils devront porter un chapeau de paille léger et s'abriter la tête sous une ombrelle. Ils ne séjourneront pas trop dans des pièces surchauffées et, s'ils le peuvent, de préférence à la ville, habiteront la campagne, où ils feront des promenades prolongées, au grand air.

Si l'usage prolongé du bromure s'accompagnait d'une dépression marquée des forces physiques, vous vous trouverez bien de préconiser, surtout chez les jeunes sujets, les pratiques hydrothérapiques : la douche froide en jet brisé par tout le corps, en respectant la tête, d'une durée de 10 à 12 secondes, en vous assurant que la réaction ne manque pas de se faire. Vous n'accorderez pas toutefois à l'hydrothérapie froide une valeur exagérée, ainsi qu'ont de la tendance à le faire certains auteurs : la douche doit rester un adjuvant du traitement par le bromure, et rien de plus.

Quant au régime alimentaire, il ne présente rien de particulier : il devra être tonique sous un petit volume, de façon à favoriser l'exercice régulier des fonctions intestinales. Si celles-ci étaient paresseuses, — ce qui arrive fréquemment sous l'influence du bromure, — tous les huit jours, plus souvent s'il était nécessaire, vous donneriez à jeun un grand verre d'eau minérale purgative ou une légère prise (8 à 10 grammes) de sulfate de magnésie, de façon à provoquer une ou deux selles liquides, sans purgation véritable.

Enfin, sachant que le sommeil a une influence incontestable sur la production des accès, vous recommanderez au malade de se coucher à dix heures, par exemple, pour se lever à six ou sept heures du matin. Dans aucun cas il ne devra faire de sieste, dormir dans la journée; par contre, il sortira aussitôt après le repas. Le dîner du soir sera très léger si les accès sont habituellement nocturnes.

*
* *

Toutes ces prescriptions, qui, prises une à une, paraissent difficiles à observer, ne le sont véritablement pas en pratique : c'est un genre de vie un peu particulier à adopter, quelques précautions à prendre, et voilà tout.

Il est bien rare qu'en s'y conformant votre malade n'éprouve assez rapidement, au bout d'un mois ou deux de traitement, par exemple, quand vous êtes en possession de la dose suffisante, une amélioration marquée de son état. Les crises complètes s'atténuent, disparaissent, sont remplacées par des absences ou des vertiges ; le petit mal a succédé au grand mal.

Redoublez alors d'attention. Deux cas peuvent se présenter : si les malades constatent une amélioration marquée, ils auront de la tendance à se départir de la rigueur du traitement; vous ne le permettrez à aucun prix. D'autres, peu enthousiastes du bromure qu'ils entendent malheureusement dénigrer constamment autour d'eux, viendront se plaindre de ne pas être soulagés. Ils peuvent avoir raison, et je vous ai dit que ce n'était que par tâtonnements qu'on arrivait à la dose suffisante; mais lorsque celle-ci est atteinte et que vous vous croyez en droit d'espérer un heureux résultat, recherchez bien s'ils ne vous trompent pas inconsciemment pour ainsi dire. Certains sujets, en effet, comptent que le bromure va les débarrasser incontinent de leurs accès : si ceux-ci s'espacent, ils ne considèrent véritablement plus que ceux qui existent encore, sans songer que les crises auraient pu, sans le traitement, apparaître en nombre double. Aussi, je le répète, faites, dès le début du traitement, tenir par une personne de l'entourage une comptabilité exacte de la cure; exigez qu'à chaque consultation on vous apporte le petit livre où en sont consignés les détails. Il vous sera souvent possible alors de démontrer que dans les deux derniers mois du traitement, par exemple, les accès ont diminué et de fréquence et d'intensité, et vous en convaincrez, pièces en main, votre client. Cette comptabilité vous montrera peut-être aussi que l'affection reste stationnaire : vous en profiterez alors pour augmenter la dose, à moins d'intolérance manifeste.

*
* *

De cette façon aussi, constatant, par exemple, que l'affection rétrocède, vous aurez une excellente base d'appréciation au point de vue de l'opportunité de diminuer d'abord, puis de supprimer le médicament.

Toutefois, dans cette hypothèse, n'oubliez jamais que le traitement est toujours long; que dans les cas les plus favorables la dose suffisante devra être maintenue au moins pendant un an, et qu'alors seulement vous serez autorisé à la diminuer. Je dis *diminuer*, et non pas *cesser*, car jamais vous ne devrez supprimer brusquement l'administration du bromure, à moins, bien entendu, qu'il n'y ait intoxication.

Le cas étant, je suppose, d'intensité moyenne, si vous avez été assez heureux pour obtenir la cessation complète des accidents, maintenez donc le malade au moins pendant un an à la dose suffisante, une fois obtenue la cessation de toute manifestation de haut ou de petit mal comitial. Alors diminuez : c'est-à-dire, par exemple, que si le sujet prend par jour et par semaine 4, 5, 6 grammes de bromure, vous lui en donnerez 3, 4, 5 grammes pendant deux mois, puis 2, 3, 4 grammes pendant deux autres mois, et ainsi de suite, de façon que la diminution progressive porte sur un laps de temps d'une année en terme moyen. Au moment où vous supprimerez définitivement le médicament, il y aura par conséquent environ deux ans que ce malade n'aura eu aucun accident. Aux doses terminales de 1 à 2 grammes par jour, le bromure n'a aucun inconvénient; les sujets habitués de longue date à son action l'absorbent pour ainsi dire sans y faire attention. Vous n'aurez donc pas de peine à obtenir cette prolongation en l'absence de toute crise, d'autant que l'état mental du malade sera alors bien différent de ce qu'il était au début du traitement. A ce moment, celui-ci était tout disposé à refuser le médicament pour les raisons que je vous ai dites; maintenant, au contraire, qu'il en a reconnu les bons effets, il hésite à s'en séparer. On pourrait objecter qu'à si faible dose le bromure n'est plus efficace, surtout si l'on considère l'accoutumance aux doses élevées antérieurement absorbées. Il est pourtant certain, en pratique, que c'est de la façon que je viens d'indiquer qu'il faut agir si l'on ne veut pas s'exposer à voir revenir un accès qui pourrait être l'avant-coureur de bien d'autres manifestations.

Nous venons de nous placer dans l'hypothèse la plus favorable, celle de la disparition complète des accidents paroxystiques du grand ou du petit mal sous l'influence de la médication bromurée. Malheureusement, cette cessation complète n'est pas toujours obtenue, et, dans nombre de cas où le bromure donne, à n'en pas douter, des résultats favorables, il survient encore de-ci de-là une absence, un vertige, voire un accès avec perte de connaissance. Faut-il dans ces cas continuer indéfiniment l'emploi du bromure de potassium? Évidemment oui, puisque si on le supprime, les accès ne manquent pas de revenir plus fréquents et que l'expérience apprend vite, aux dépens du malade, que c'est encore le seul remède qui réussisse, à l'encontre d'autres médications. Le bromure devient alors pour ainsi dire partie intégrante de l'alimentation du sujet; celui-ci l'absorbe comme il doit ingérer une ration régulière de chlorure de sodium ou de phosphate de chaux, à cette différence près, toutefois, que ces deux derniers sels sont indispensables au fonctionnement normal de l'organisme.

C'est dans les cas de cé genre qu'on s'efforcera d'établir la ration minima qui doit être prescrite, celle au-dessous de laquelle on ne saurait descendre sans s'exposer à voir les accès revenir plus fréquents. On s'ingéniera aussi à favoriser l'élimination en veillant à l'hygiène de l'estomac et au bon fonctionnement de l'appareil rénal : le lait à la dose quotidienne de un litre à un litre et demi, de légers laxatifs, des bains savonneux et, parfois, l'hydrothérapie sous forme de douche froide de dix secondes, à jet brisé, sont, je l'ai dit, les meilleurs corroborants de la cure.

Il existe, enfin, des cas où le bromure n'a aucune action, ce qui est très rare; d'autres où son influence est très limitée et ne s'exerce qu'à des doses considérables, dont l'administration ne peut être véritablement trop longtemps prolongée. Que faut-il prescrire alors? On a eu recours à l'opium, à la valériane, à l'oxyde de zinc, à la jusquiame, et à combien d'autres remèdes qui ont leurs partisans, mais dont, pour ma part, je n'ai jamais retiré de bons effets, je veux dire surtout d'effets durables, car ce sont ceux-là qu'il faut s'efforcer d'obtenir! J'ai l'habitude, en pareille circonstance, de recourir au borate de soude, sans jamais, toutefois, abandonner complètement l'usage du bromure. Je prescris, par exemple, ce dernier à la dose de 6, 7, 8 grammes, à doses progressivement croissantes et décroissantes; concurremment, je donne 3, 2, 1 grammes de borate de soude par jour, de façon, vous le voyez, à ce que la plus forte dose de bromure coïncide avec la plus faible dose de borate et *vice versa*. C'est encore la meilleure médication à opposer aux cas rebelles, mais, je le répète, je ne formule ici qu'un avis personnel, et il ne vous sera pas défendu d'essayer de mieux faire, si vous le pouvez.

*
* *

En dernier lieu, je dois attirer votre attention sur un fait particulier. Il est des malades qui voient disparaître leurs accès sous l'influence du bromure et, véritablement, n'ont plus besoin du médicament. Ils sont guéris, et, quoi qu'on ait pu dire, la guérison est réelle ; je pourrais en citer plusieurs chez lesquels elle se maintient ainsi assurée depuis des années.

Mais il en est d'autres aussi — et ce sont ceux-là que j'ai principalement en vue en ce moment — qui, à la vérité, sont guéris de leurs accès, mais, chez lesquels se développe dans ces conditions un état mental particulier. Ils n'ont plus de paroxysmes, mais, leurs crises ayant définitivement disparu, leur état psychique s'est modifié : ils sont colères, irascibles, et présentent en plus, par intervalles, des exaltations passagères de cette excitation cérébrale qui est devenue pour ainsi dire leur état normal. Ils semblent, de ce fait, revenus à cette période agitée de l'enfance qui a précédé, parfois pendant des années, l'apparition des accès francs. Chez ces sujets, l'administration continue des bromures ne donne plus de résultats bien marqués. Il n'en sera pas de même, toutefois, si vous prescrivez le médicament par périodes interrompues coïncidant avec les phases d'exaltation cérébrale dont je viens de vous parler. Administrez dans ces cas le bromure à la dose de 3 à 4 grammes par jour, par exemple, pendant quinze jours consécutifs, jamais moins, quelquefois un mois, et vous obtiendrez de bien meilleurs résultats que s'il n'y avait pas interruption du traitement. Commencez celui-ci dès que vous soupçonnez que l'excitation va se produire, et ne le cessez que quinze jours après que cette dernière sera définitivement tombée.

Vous le voyez, le traitement du syndrome épilepsie n'est

pas chose facile : il exige de la part du malade une grande soumission aux prescriptions du médecin, et de la part du médecin, non seulement une certaine pratique de la médication, mais encore une observation constante du sujet, une attention de tous les instants, nécessaire pour mener à bien une cure dont, je vous l'ai dit, le bromure fera presque toujours à lui seul tous les frais .

QUATRIÈME LEÇON

TRAITEMENT DE L'HYSTÉRIE

Considérations générales.

TRAITEMENT PROPHYLACTIQUE DE L'HYSTÉRIE. — *Hérédité morbide :* surveillance de la grossesse; *éducation de l'enfant :* garçon, fille; hygiène de prédisposés à l'hystérie; première menstruation. — *Le mariage des hystériques;* grossesse; allaitement; *ménopause.*

TRAITEMENT DE L'HYSTÉRIE EN GÉNÉRAL. — L'hystérie maladie psychique; qualités que doit posséder le médecin. — *Traitement psychique.* — L'hypnotisme; *l'isolement.* — *Traitement physique externe :* hydrothérapie; électricité. — *Traitement médicamenteux.* — La médecine d'imagination.

TRAITEMENT DES PHÉNOMÈNES HYSTÉRIQUES EN PARTICULIER. — *Attaques et leurs variétés;* état de mal; automatisme ambulatoire. — *Zones hyperesthésiques* ou spasmogènes; métallothérapie; *les anesthésies.* — *Paralysies et contractures.* — *Les troubles trophiques.* — *L'hystérie viscérale.*

Avant de vous exposer les règles du traitement de l'hystérie, je devrais essayer de déterminer la nature elle-même de la névrose. Si nous savions exactement, en effet, quel organe est le substratum du processus hystérique, si nous connaissions les altérations dont cet organe est le siège, il est clair que les efforts de notre thérapeutique tendraient alors tout entiers à faire disparaître la lésion anatomique; nous supprimerions ainsi les effets en détruisant la cause.

Malheureusement, à ce point de vue, l'hystérie fait encore partie du domaine des névroses, c'est-à-dire de ces maladies *sine materia* ou au moins dont la « matière » est encore à déceler. Les autopsies d'hystériques ayant succombé soit directement à des attaques de spasmes ou à l'anorexie, soit à des affections intercurrentes, n'ont, à part les lésions propres aux maladies surajoutées, rien révélé de palpable, d'organique en un mot.

Cependant il ressort sans conteste des travaux tant anciens que modernes qu'il faut placer dans le système nerveux le siège des accidents hystériques. Où la discussion pourrait s'étendre, c'est si l'on voulait préciser quel est dans ce vaste appareil le point spécialement touché. Très probablement, c'est le cerveau. « Il faut, disait Charcot, prendre l'hystérie pour ce qu'elle est, c'est-à-dire pour une maladie psychique par excellence. »

Dans tous les cas, s'il existe une lésion, laquelle échappe encore au contrôle anatomique, nous sommes autorisé à conclure que celle-ci est d'ordre dynamique, car nous savons que la plus tenace des manifestations hystériques est susceptible, sous l'influence d'une cause quelconque, presque toujours, sinon toujours, d'origine psychique, une émotion violente par exemple, de disparaître pour ainsi dire instantanément. Ce sont donc les procédés du traitement psychique que nous devrons mettre en œuvre pour essayer de guérir.

D'autre part, l'étude des manifestations interparoxystiques, de ce que j'ai appelé (1) le fonds commun de l'hystérie sur lequel évoluent des paroxysmes qui y trouvent leur substance, nous montre que la dominante de cet ensemble réside dans les troubles de la sensibilité tant générale que spéciale.

Nous savons combien ces modifications de la sensibilité sont fréquentes et tenaces, avec quelle constance elles se superposent aux perversions fonctionnelles des organes de la vie organique ou de la vie de relation. D'où cette conclusion vérifiée par les faits : qu'en matière d'hystérie les troubles de sensibilité tenant en grande partie la scène morbide sous leur dépendance, faire disparaître ces troubles équivaut à annihiler les accidents qui se superposent à eux mieux encore qu'ils ne s'y superposent eux-

(1) Gilles DE LA TOURETTE, *Traité clinique et thérapeutique de l'hystérie.* 3 vol. in-8°. Plon et Cie, 1891-1895.

mêmes, ainsi qu'on pourrait le croire au premier abord.

La base de la thérapeutique des accidents hystériques réside donc à notre avis, pour une grande part, dans le rétablissement des diverses sensibilités perverties ou disparues.

Cette méthode n'est pas nouvelle à la vérité, mais elle gagne singulièrement à être précisée plus qu'on ne l'a fait jusqu'à ce jour. La faradisation des tissus cutanés ou des muqueuses si vantée par Duchenne, de Boulogne, et par Briquet, l'électricité statique, les aimants, le massage, l'hydrothérapie, sont les éléments de cette thérapeutique dont l'empirisme a depuis longtemps révélé l'efficacité. En agissant sur la sensibilité périphérique, on influence certainement les centres sensitifs qui, d'après les recherches les plus récentes, semblent bien se superposer aux centres idéateurs. Reste, d'ailleurs, le traitement psychique proprement dit qui s'adresse surtout à l'ensemble des manifestations, alors que la méthode précédente vise particulièrement les phénomènes localisés; les deux devront toujours marcher de pair, se prêtant un mutuel appui.

Ceci dit, je diviserai cette étude en trois parties : la première comprendra le *traitement prophylactique* de la névrose ; la deuxième, le *traitement de l'hystérie en général;* la troisième, le *traitement des accidents hytériques en particulier*.

I

« Puisque, dit Briquet, l'observation montre que le quart environ des filles qui naissent d'une mère atteinte d'hystérie est inévitablement destiné à devenir hystérique, il est évident que la direction de la grossesse de la mère et celle de l'éducation de l'enfant, si c'est une fille (nous pouvons ajouter aujourd'hui, ou un garçon), devront se faire d'après certaines règles que le médecin aura à déterminer. »

Quels sont donc les moyens prophylactiques à mettre en œuvre pour empêcher chez l'enfant né dans de telles conditions le développement de la névrose?

Tout dépend de l'état mental de la mère elle-même : supposons que celle-ci, après l'accouchement, soit restée ce qu'elle était auparavant, une hystérique confirmée avec des accidents de moyenne intensité, le père étant sain dans notre hypothèse. Tous les efforts devront tendre à soustraire le garçon ou la fillette à son influence pernicieuse, surtout à dater de la cinquième ou de la sixième année, alors que l'intelligence de l'enfant prend son essor, qu'il n'est plus l'être végétatif sur lequel les modifications physiques de l'alimentation, par exemple, avaient une prise singulièrement plus importante que la contagion nerveuse qui se dégage de sa mère. Et cette influence morbide s'exerce de plusieurs façons.

D'abord l'enfant peut être témoin de phénomènes physiques : crises convulsives, accès de toux, paroxysmes quels qu'ils soient qui l'impressionneront au suprême degré, aucune affection n'étant plus contagieuse que l'hystérie. Surtout il vivra constamment aux côtés d'une mère dont l'état mental est justement celui qu'on voudrait ne pas voir se développer chez lui : avec ses hauts et ses bas, ses exagérations affectives, cette instabilité, cette suggestibilité qui font tourner la cervelle de l'hystérique à tous les vents de l'esprit. Il faut à tout prix que cet enfant, qui est prédisposé de par son hérédité à l'éclosion de semblables désordres, ne vive pas entouré par eux, dans leur atmosphère. Au médecin d'aviser; à lui, s'il a l'autorité morale qu'il doit toujours posséder dans une famille, de s'entendre directement avec le père ou avec la mère si c'est le père qui est névropathe, pour soustraire l'enfant à l'influence du milieu.

La solution de ce problème est grosse de difficultés. Et ici, comme dans tout le cours de cette leçon, j'aurai plus particulièrement en vue la classe de la société où les conseils du médecin sont susceptibles d'être écoutés ; car comment agir dans la classe ouvrière, au moins dans celle qui peuple les grandes villes, où l'exiguïté des locaux rend forcément les filles témoins des attaques de leur mère, où le médecin d'ailleurs n'est appelé à donner son avis qu'en matière d'affection aiguë ? Dans de tels milieux, il n'y a rien à espérer : aussi nous savons combien l'hystérie y est fréquente !

S'il s'agit d'un garçon, le père que nous supposons sain devra prendre la direction complète de son éducation et de son instruction. Dès l'âge de six ou sept ans, surtout s'il s'est aperçu, mis sur ses gardes par le médecin, que l'enfant possède déjà les signes prémonitoires de l'hystérie qu'on redoute : terreurs nocturnes, sommeil agité, et surtout accès de somnambulisme nocturne, il ne doit pas hésiter un seul instant, et, si l'état physique le permet, quoi qu'il en coûte à son affection, préférer l'internat à l'éducation en famille. Il ne doit pas attendre, car la suraffectivité de la mère hystérique, ses débordements de tendresse auraient vite fait de son fils un enfant gâté !

Donc pour les garçons issus d'une mère hystérique, à partir de huit à dix ans, plus tôt même, l'internat s'impose si physiquement ils le peuvent supporter ; ils y reconnaîtront que le monde tout entier ne gravite pas autour d'eux, ils y échapperont surtout à l'influence éminemment pernicieuse du milieu héréditaire.

Il est certain cependant que l'internat a aussi pour eux des inconvénients, que certains pédagogues ont la férule trop lourde, que l'hygiène physique, très importante dans l'espèce, laisse souvent à désirer. Ici le médecin de la famille peut intervenir, c'est son rôle et son devoir. Il verra le directeur de l'établissement, lui dira ce qu'il attend de l'internat qu'il a justement conseillé parce qu'il savait pouvoir compter sur la bienveillance du maître, et enfin formulera la ligne de conduite suivante :

De tels enfants, issus d'hystériques et prédisposés à

l'hystérie, ont souvent l'intelligence fort éveillée, au moins à cet âge : ils figurent fréquemment en tête de leur classe. Ce n'est pas leur activité intellectuelle qu'il faudra gourmander, mais bien plutôt on devra s'attacher à réprimer les irrégularités de leur esprit, qui en font des indisciplinés, souvent punis, mais pour lesquels néanmoins les professeurs gardent un certain intérêt, parce qu'ils sentent de l'étoffe dans ces sujets qui ont la compréhension facile, si leur attention, en revanche, n'est pas toujours capable d'un long effort. Un maître qui saura bien diriger ces enfants — il y en a qui le font d'instinct — en obtiendra beaucoup. Un autre qui — on me passera cette expression vulgaire — ne saura pas les « prendre », les butera, n'en obtiendra rien et, par les mille tracasseries de la vie pédagogique, favorisera chez eux le développement que l'on veut éviter à tout prix de leur tempérament hystérique. De la fermeté unie à beaucoup de douceur; dans les procédés d'instruction, dans les réprimandes, ne pas heurter de front des caractères qui, malgré leur allure indépendante, sont cependant toujours malléables, telle sera la règle en pareilles circonstances.

Le médecin n'oubliera pas non plus que, enfant comme adulte, l'hystérique est rarement un pléthorique, que l'anémie le guettera pour ainsi dire toute sa vie, et, de ce fait, exigera pour lui des exercices physiques suffisants, mais exclusifs de tout sport, une habitation aérée et une nourriture fortifiante. De même qu'il proscrira le sport, il veillera à ce que l'excitation intellectuelle soit modérée, en évitant les écarts d'esprit, les enthousiasmes excessifs auxquels le prédisposé héréditaire est constamment enclin. Ces enfants sont très souvent des imaginatifs, et, sans couper trop brusquement les ailes à leur imagination toujours prête aux envolées, il conviendra de les diriger plus terre à terre, de les conduire si possible vers l'étude des sciences exactes, auxquelles d'ailleurs ils sont parfois rebelles.

Si, malgré toutes ces précautions, il survient du somnambulisme nocturne, des toux quinteuses passagères, il faudra alors en venir au traitement thérapeutique vrai, sans plus attendre, en ayant sans cesse présent à l'esprit qu'en matière d'hystérie il est toujours plus facile de prévenir des accidents que de les faire disparaître lorsqu'ils existent.

*
* *

Par la nécessité d'une instruction plus précoce, par ses jeux même, le petit garçon échappe jusqu'à un certain point à sa mère, mais il n'en est plus ainsi de la fillette, qui vit presque dans son ombre et dont elle cherche à modeler sur la sienne propre sa jeune intelligence, nous dirions, avec plus de justesse, son état mental.

Soustraire ces jeunes filles à l'influence du milieu familial est une règle qui s'impose, et l'instruction en commun, l'internat même nous semblent absolument nécessaires.

Là encore le rôle de l'éducatrice à laquelle l'enfant a été confiée devient considérable, et plus que jamais le médecin de la famille doit intervenir par ses conseils et exiger qu'ils soient suivis. Il ne faut pas que, dans le pensionnat, la jeune fille retrouve des fréquentations qu'on lui a fait fuir en l'éloignant de ses proches; c'est à la pension qu'il faudra veiller à éviter soigneusement les liaisons si fréquentes entre enfants nerveux.

Si le petit garçon ne trouve guère dans la nature de ses études un aliment aux écarts toujours prêts à se produire de son imagination, il n'en est plus de même en ce qui concerne les jeunes filles. Ici, l'éducation est plus imaginative : les arts d'agrément, la danse, la musique, sont davantage cultivés. L'exagération de cette culture est éminemment nuisible. Il est des fillettes hystériques qui pleurent à l'audition d'un air langoureux, d'une romance sentimentale : il faut surveiller de près, lorsqu'elle existe, cette exaltation toujours morbide de la sensibilité musicale.

De même la danse doit-elle être pour elles un exercice hygiénique et rien de plus. Chez les prédisposées à l'hystérie, nous proscrivons radicalement les séances musicales du soir et les soirées où la danse se prolonge. Leur sommeil en est trop fortement troublé; nous savons trop dans quel sens désastreux les rêves de la nuit influencent la journée du lendemain. Des promenades à la campagne, de la musique en commun pendant le jour; pendant la journée aussi des réunions toujours courtes, sans excitation, sont de beaucoup préférables.

Au moment où ces enfants font leur « première communion », pas d'exagération, pas de surchauffage dans le sens religieux, pas de ces retraites, de ces jeûnes qui exaltent le moral en déprimant le physique. Entre onze et douze ans, les jeunes filles sont dans une période de transformation dangereuse, et l'hystérie peut être l'aboutissant de ces pratiques exagérées.

La *première menstruation,* en effet, est souvent pour la jeune fille, quelle qu'elle soit, un véritable sujet d'effroi, de terreur, tellement on lui a tenu cachée la possibilité même de cet acte physiologique qu'elle ne soupçonne pas chez sa mère.

C'est toujours pour les prédisposées à l'hystérie un choc moral qui vient s'ajouter à la dépression physique que les règles entraînent fréquemment avec elles, vu la spoliation sanguine qui les accompagne; spoliation d'autant plus fâcheuse que beaucoup d'entre elles sont particulièrement sujettes à l'anémie, sinon à la chlorose.

Il faut leur éviter ce choc, les prévenir de ce qui doit arriver comme d'une chose toute naturelle, et, les règles venues, ne pas trop s'effrayer si l'état psychique s'altère passagèrement; car, pendant la période menstruelle, la femme la mieux pondérée est bien souvent dans un certain état de déséquilibre mental.

L'année d'études terminée, pour les filles comme pour les garçons, un déplacement s'impose, toujours à la campagne, à mi-montagne, par exemple. Si l'enfant est lymphatique, on pourra conseiller la mer ; mais il ne faut pas oublier que beaucoup de ces prédisposés dorment mal, sont excités lorsqu'ils subissent l'influence du climat marin; il faudra donc choisir une plage chaude et très abritée, se loger à une certaine distance du flot.

Dans quelque endroit que se passe la villégiature, on devra laisser aux enfants et aux adolescents une liberté relative. Il est regrettable que nos mœurs n'aient pas encore adopté ces pratiques d'outre-mer où jeunes gens ou jeunes filles se réunissent par groupes — la famille veillant au choix des relations — pour entreprendre de ces voyages d'excursion qui leur apprennent à exercer leur *self control,* en même temps que dans la circonstance ils les éloignent du milieu familial héréditaire.

La jeune fille dont nous avons la surveillance est nubile. Doit-on favoriser les tendances qu'elle a naturellement au mariage ; doit-on, au contraire, chasser de son esprit toute idée matrimoniale, soit par crainte de voir se développer l'hystérie que l'on redoute, soit par crainte de l'hérédité morbide chez les enfants qu'elle pourrait mettre au monde? Cette dernière considération doit être écartée, car si l'on devait éloigner du mariage tous les héréditaires nerveux ou autres parce qu'ils peuvent procréer des enfants héréditaires eux aussi, il n'y aurait plus qu'à fermer le registre des naissances.

S'il ne s'agit que de jeunes filles prédisposées à l'hystérie, la solution de la question n'est pas douteuse : il faut conseiller le mariage pour cette raison qu'on les soustraira ainsi à l'influence mauvaise du milieu familial. Il sera aussi permis d'espérer que la jeune fille trouvera dans son mari l'aide morale qui lui est nécessaire, plus particulièrement à elle dans la circonstance. Il faut savoir, en effet, que rien n'est plus difficile à guérir que l'hystérie des femmes vieillies dans le célibat, qui, restées seules dans la vie, manquent de l'appui qui leur est indispensable, et n'ont personne autour d'elles qui leur impose de suivre les avis du médecin.

Il est bien entendu qu'en conseillant le mariage, celui-ci n'aura pas en vue l'application des idées hippocratiques : *Nubat illa et morbus effugiet.* Il ne devra pas oublier ce qu'a écrit Charles Lepois : « J'ai vu des jeunes filles hystériques se marier, concevoir et rester hystériques, et bien plus, *eadem experiri accidentia vel in mediis uxorum amplexibus.* »

Il se placera uniquement au point de vue d'un changement de situation qui pourra être utile à la fois au moral et parfois peut-être au physique de celles dont la direction lui est confiée.

On nous objectera certainement que toutes les unions ne sont pas heureuses, tant s'en faut : nous répondrons qu'il nous est permis d'espérer que celle que contractera notre cliente le sera. Dans tous les cas, nous le répétons, nous n'avons en vue actuellement que les prédisposés à l'hystérie.

Pour ce qui est des jeunes filles qui au moment de contracter mariage ont déjà souffert d'accidents convulsifs ou autres de la série hystérique, la question se pose d'une façon sensiblement différente. Il y a des échelons dans la gamme des accidents hystériques. Telle jeune fille de vingt ans qui, âgée de douze ou quinze ans, a souffert d'une toux quinteuse, d'une contracture à la suite d'une émotion vive, ou d'un violent traumatisme, par exemple, n'est pas à mettre sur le même rang qu'une de ses compagnes en hystérie qui tous les mois est périodiquement atteinte d'accidents convulsifs ou de manifestations viscérales de la névrose.

Ce qui doit guider surtout, c'est l'état mental du sujet. Telle hystérique qui n'a jamais souffert d'accidents graves, mais qui par contre est une émotive, une excitable au premier chef, avec des alternatives de dépression, est un sujet beaucoup moins apte au mariage que telle autre qui a supporté sans trop de déchéance mentale des secousses morales qui, à la vérité, ont déterminé chez elle l'apparition d'accidents hystériques vrais, mais dont elle a triomphé sans encombre pour sa personnalité psychique.

On voit combien la question est complexe. Pour parler net, si nous concluons en faveur du mariage chez les prédisposées, c'est parce qu'une hystérie qui ne s'est pas encore solennellement manifestée à l'âge de vingt ans a bien des chances pour être peu vivace, et que notre conviction est que ces chances ne s'augmenteront pas, bien au contraire, dans le célibat.

D'ailleurs, en ce qui regarde les hystériques vraiment ancrées dans la névrose, la question que nous avons à résoudre est en réalité beaucoup plus théorique que pratique. Le médecin n'est souvent consulté... que lorsque ses conseils sont devenus inutiles, si tant est même que dans les cas où sa réponse ne saurait être que défavorable, on n'ait pas songé d'abord à une chose : à se passer complètement de son avis.

Le mariage est consommé : quelle devra être désormais l'hygiène prophylactique de la femme hystérique ou prédisposée à l'hystérie ? Nous sommes fixés sur les rapports sexuels : ils ne sauraient en eux-mêmes empêcher les paroxysmes de se montrer, ils peuvent en favoriser l'apparition lorsqu'il existe des déterminations locales de la névrose. *Uti, non abuti*, tel est le précepte général.

Bien plus souvent le médecin sera consulté sur l'opportunité d'une *grossesse* et sur les conséquences possibles de la gestation. Il faut avouer que fréquemment aussi il sera fort embarrassé pour répondre.

A notre avis, la question de la grossesse par rapport au développement des accidents hystériques ne doit pas être envisagée au point de vue de l'infériorité physique créée par la gestation et susceptible, partant, comme toutes les causes d'affaiblissement général, soit de provoquer l'hystérie qui ne s'était pas encore manifestée, soit d'exagérer les accidents qui existent. C'est au point de vue psychique, moral, qu'il faut se placer.

Il est clair que les premiers signes d'une grossesse chez une femme non mariée, qui comprend à n'en plus douter que « sa faute » va devenir apparente, sauter aux yeux de tous, pourront déterminer un état d'esprit éminemment favorable au développement des accidents hystériques.

Mais il ne saurait en être de même lorsqu'une grossesse est ardemment désirée, que l'enfant va devenir un lien de plus dans le ménage, qu'il fournira à la mère un sujet constant d'occupations qui lui sont chères. Dans ce cas, la grossesse est un événement incontestablement favorable, sinon même utile, à la condition toutefois, on le comprend, qu'elle ne se renouvelle pas trop souvent. Évidemment, on ne conseillera pas une grossesse à une hystérique chlorotique au troisième degré; mais est-ce sur les conseils du médecin qu'elle se sera mariée ?

On le voit, cette question de la grossesse dans l'hystérie est complexe : là encore, autant de formes, autant de cas particuliers; la conduite à suivre ne saurait être mise en formules.

Mais où il ne saurait y avoir d'hésitation, par exemple, c'est dans la question de l'*allaitement*. Celui-ci doit être proscrit, dans l'intérêt de la mère et de l'enfant : dans l'intérêt de la mère, parce que les fatigues du jour et de la nuit l'épuiseront vite et favoriseront l'apparition des accidents nerveux qu'on veut éviter; dans l'intérêt de l'enfant, parce qu'il est permis d'espérer qu'avec un peu de réussite on pourra trouver une nourrice vigoureuse qui fortifiera singulièrement plus que sa mère ce petit prédisposé à l'hystérie dont l'état physique doit rester aussi satisfaisant que possible.

Une autre question pourrait se poser, celle du mariage d'un *hystérique mâle :* nous croyons sans ambages qu'il faudrait la résoudre par la négative. Dans notre société, telle qu'elle est organisée, hors du mariage pas de salut pour les jeunes filles, et il ne faut pas qu'elles attendent trop longtemps, car la jeunesse passe et les épouseurs se font rares. On pourra toujours conseiller à un homme de patienter, de reculer de quelques années, et se baser sur la persistance ou la disparition des accidents hystériques pour se prononcer définitivement. Mais connaissant la ténacité des manifestations de la névrose chez les hommes et le trouble si profond de leur état mental habituel, on comprendra que le mariage ne saurait convenir en aucune façon à de semblables sujets.

Nous savons que l'hystérie se développe surtout avant vingt-cinq ans; toutefois nous n'ignorons pas aussi que chez la femme il est une période, celle de la *ménopause*, où la névrose peut se montrer pour la première fois ou revenir d'une façon agressive si elle avait antérieurement existé. Il y aura lieu de prescrits dans ces cas toute une série de conseils qui ne seront d'ailleurs que l'exagération de ceux que nous avons formulés pendant la période de l'activité menstruelle : repos au moment de l'apparition irrégulière des règles, distractions dans leur intervalle, éloignement des préoccupations morales jusqu'à ce que la cessation de la fonction soit définitive.

Il ne faut pas oublier que c'est l'époque de la vie où les manifestations de l'hystérie ont une tendance exceptionnelle à la ténacité, gagnant les viscères, se localisant sur l'abdomen pour produire ces paroxysmes à forme névralgique à la fois si douloureux et si difficiles à guérir. On voit que le rôle du médecin trouvera encore là fructueusement à s'exercer.

II

Dans le précédent chapitre, nous nous sommes attachés à empêcher l'apparition des accidents qui menaçaient le prédisposé à l'hystérie. Nous supposons maintenant que nos efforts ont été vains ou qu'un malade que nous voyons pour la première fois vient réclamer nos soins pour des accidents confirmés : il nous faut en conséquence mettre en pratique le *traitement curatif* proprement dit. Celui-ci est *général* ou *particulier :* général lorsqu'il est applicable à l'ensemble des manifestations qui constituent l'état hystérique; particulier lorsqu'il s'adresse plus spécialement à une manifestation qu'à une autre. Le traitement curatif comprend lui aussi une certaine part de prophylaxie, car une série de paroxysmes convulsifs étant guérie par exemple, il faudra s'employer à empêcher le retour de manifestations du même ordre ou d'ordre différent ayant antérieurement existé.

L'hystérie étant dans notre hypothèse une maladie psychique, c'est à l'élément psychique qu'il va falloir s'adresser, ou mieux tous nos efforts devront tendre à l'influencer dans un sens favorable, à en assurer, à en rétablir le fonctionnement normal, régulier, troublé par la névrose. Si nous considérons en outre que les femmes hystériques sont assez fréquemment anémiques, chaque fois qu'une dépression physique existera, il faudra tout mettre en œuvre pour relever et tonifier l'organisme.

Nous rappellerons encore l'importance des troubles de la sensibilité qui accompagnent l'hystérie en général, ou se superposent à ses manifestations locales. Il semble qu'il y ait là pour ainsi dire une extériorisation du trouble psychique qui préside en réalité à l'évolution de tout accident hystérique. Or, nous verrons, je vous l'ai dit, que les faits ont conduit les médecins d'une façon empirique à se servir d'un certain nombre de procédés thérapeutiques de tous points excellents qui n'agissent certainement pour la plus grande part qu'en modifiant les déterminations sensitives. C'est un moyen détourné pour atteindre l'élément psychique que de modifier son extériorisation physique.

Mais avant d'étudier les divers procédés thérapeutiques, je voudrais vous dire quelques mots des qualités que doit posséder le médecin appelé à soigner des hystériques. Ces qualités, il ne peut les acquérir que par la *fréquentation répétée* de ces malades. Cette fréquentation lui permettra de juger d'un coup d'œil le sujet qui se présentera à son observation, en même temps qu'elle lui fournira, par l'expérience acquise, les moyen d'apprécier la gravité de la manifestation actuelle et l'opportunité des moyens curatifs à lui opposer. C'est cette science de sa maladie vite reconnue par l'hystérique chez son interlocuteur qui donne au médecin l'autorité morale indispensable pour triompher d'accidents psychiques de cette nature.

Il ne faut pas brusquer les hystériques; il faut les examiner avec soin et grande patience. Il faut, en leur faisant comprendre qu'on est au courant de leur maladie, de leurs faits et actes, de leur manière de vivre journalière, leur montrer qu'on les tient en main pour ainsi dire et qu'elles n'ont plus qu'à obéir. Et elles obéissent vite en général quand on a su de cette façon gagner leur confiance.

*
* *

Parmi les procédés de traitement psychique, un des premiers qui se présentent à l'esprit n'est autre que l'*hypnotisme* et son corollaire obligé la *suggestion*. Voici un sujet porteur d'une paralysie, nous l'endormons, pendant le sommeil nous lui suggérons que sa paralysie doit disparaître, elle disparaît en effet, et l'hypnotisme a triomphé!

Ce sont les théoriciens de l'hypnose qui parlent ainsi, et les observateurs sincères qui ont la pratique du traitement des hystériques sont loin de partager leur enthousiasme. L'hypnotisme n'est pas autre chose qu'un paroxysme hystérique provoqué au lieu d'être spontané; il agit comme les paroxysmes, en modifiant profondément le terrain hystérique.

Or ce que le médecin qui essaye de déterminer le sommeil artificiel doit avoir constamment présent à l'esprit, c'est qu'il ne peut savoir à l'avance si les effets qu'il va produire, au lieu d'être curatifs, ne seront pas simplement désastreux. Au lieu d'un état calme pendant lequel le sujet se prêtera à ses suggestions thérapeutiques, c'est parfois une attaque qui fera son apparition et pourra être la première manifestation convulsive de l'hystérie. Avant donc de tenter l'hypnotisation, il faudra faire une étude approfondie du malade et se dire qu'on risque souvent beaucoup pour gagner peu. Quelle sera l'attitude du médecin qui s'est posé en thérapeute en présence d'une attaque qu'il a lui-même provoquée et qu'il est le plus souvent impuissant à enrayer?

« Le médecin, disions-nous en 1887 (1), ne devra pratiquer l'hypnotisation que chez les malades qui présentent des symptômes d'hystérie confirmée, c'est-à-dire chez lesquels il existe des phénomènes nerveux tels que ceux qu'on risque de produire soient inférieurs en gravité aux symptômes actuels. Nous n'hésitons pas à le répéter, il vaut mieux vivre en paix avec de légers troubles hystériques que de s'exposer à la révélation des accidents les plus tenaces de la névrose, les crises convulsives en particulier. »

Le médecin ne devra pas oublier non plus que les hypnotisations répétées agissent elles aussi à la façon des attaques qui se répètent en se coulant toujours dans le même moule. Lorsqu'un sujet a été souvent hypnotisé, il n'est pas rare de le voir retomber spontanément, de lui-même, sous l'influence de la provocation la plus fortuite, dans un état semblable à celui où il avait été déjà plongé. La forme hypnotique la plus favorable aux suggestions thérapeutiques ou autres étant le somnambulisme, il est fréquent de voir des sujets revenir d'eux-mêmes à la forme somnambulique qui crée ainsi chez eux des états analogues aux états seconds les plus légitimes.

(1) Gilles DE LA TOURETTE, *L'hypnotisme et les états analogues au point de vue médico-légal*, ch. IX, *Médecine hypnotique*. 2e éd., Plon et Cie, 1889.

On devra donc tenir compte de toutes ces considérations dans la mise en œuvre de l'hypnose, et en somme ne se servir de ce moyen thérapeutique que lorsque les autres procédés de traitement auront échoué.

*
* *

L'élément le plus important du traitement psychique des hystériques consiste incontestablement dans l'*isolement* de ces malades des personnes de leur entourage. Nous avons déjà vanté ses avantages dans la prophylaxie de la névrose. M. Charcot en faisait la base de son traitement curatif, et c'est en réalité à notre regretté maître qu'on doit la mise en pleine lumière de ses bienfaits.

L'isolement n'est pas toujours facile à obtenir des parents quand il s'agit en particulier d'un jeune sujet, et le médecin aura souvent à triompher de bien des résistances. C'est alors que lui serviront singulièrement les qualités dont je vous ai parlé et l'autorité morale qui devra s'être attachée à sa personne.

Ici nous ouvrons une parenthèse. Le médecin ordinaire ou consultant qui prescrit l'isolement doit vis-à-vis du malade et de sa famille prendre la responsabilité complète du traitement qu'il indique, autrement il ne serait pas obéi. Mais pour qu'il puisse assumer cette responsabilité, qui n'est pas sans être lourde dans certains cas d'anorexie, par exemple, susceptibles de se terminer par la mort, il faut qu'il lui soit possible d'indiquer immédiatement un établissement hydrothérapique dans lequel il ait lui-même toute confiance. Et ces établissements ne sont pas communs.

Beaucoup, excellents au point de vue du confort, par exemple, pèchent radicalement par ce fait que ceux qui les dirigent ne sont pas à la hauteur de la tâche très délicate qui leur incombe. Il ne suffit pas d'être un excellent administrateur pour soigner des hystériques ; il faut les connaître. Il faut surtout vouloir et pouvoir s'en occuper tous les jours, à chaque instant du jour, pour seconder efficacement, après entente, les efforts du médecin dont les conseils devront être régulièrement suivis et non contrecarrés, ainsi qu'il arrive trop souvent. Le médecin a promis qu'en entrant dans tel établissement la guérison était assurée; il a pu se tromper, mais il ne faut pas que son erreur provienne de l'insuffisance des soins apportés à l'application du traitement qu'il a prescrit.

Une fois l'isolement obtenu, son efficacité se fait rapidement sentir. La malade, du jour même de son entrée, devient calme, si l'agitation habituelle n'était pas trop grande; au bout de quarante-huit heures, elle est généralement faite à sa nouvelle vie.

C'est que l'obsession pernicieuse de l'entourage a disparu, obsession dont le sujet se rend compte désormais en éprouvant les bons effets de la tranquillité où il se trouve plongé. A partir de ce moment, il se fait dans son esprit une véritable révolution assez difficile à analyser d'ailleurs, mais qui n'est pas moins réelle et dont on constatera bientôt l'action salutaire. La malade comprend que ses doléances ne seront plus des ordres; elle se montre plus souple, devient obéissante, et de l'obéissance à la guérison, en matière d'hystérie, il n'y a pas loin.

Certainement il surviendra parfois des résistances, voire des révoltes; mais en général, une fois séparée de sa famille, l'hystérique se sent vaincue. Elle ne peut comprendre comment ses parents qui la veille étaient à ses genoux l'ont ainsi laissée seule. Pour la première fois peut-être, il lui vient à l'esprit que le mal dont elle souffre est chose grave, puisqu'on l'a abandonnée à des mains étrangères. Et il se mêle à son obéissance un certain sentiment de crainte dont le médecin profitera pour imposer sa volonté.

« Le fait seul d'avoir obtenu l'isolement, dit M. Pitres, constitue une sorte de victoire morale qui place l'hystérique sous la domination exclusive du médecin. Celui-ci n'a plus qu'à profiter de ce premier succès en faisant suivre avec une rigoureuse exactitude le traitement qui lui paraît indiqué. » Je vous dirai ce que celui-ci doit être en exposant la thérapeutique des accidents hystériques en particulier.

La durée du traitement par l'isolement variera évidemment suivant les individus et suivant les manifestations dont ils souffrent. Il ne doit pas être prolongé outre mesure. Même dans les cas les plus favorables il arrive toujours un moment où l'influence du milieu nouveau dans lequel on a transporté le sujet s'est usée, pour ainsi dire. Au médecin de juger, à lui de prescrire, si la guérison n'est pas encore définitive, une thérapeutique de convalescence, de conseiller, d'ordonner un déplacement, un voyage, une villégiature.

Enfin, si l'entrée brusque du malade dans le milieu de l'établissement hydrothérapique est constamment favorable, il n'en est pas toujours de même de son brusque retour dans le cercle familial ou ordinaire pour les raisons que nous avons appris à connaître. Il faudra, dans certains cas, s'efforcer de trouver une transition à ce retour, et, pour ce faire, on se guidera sur les circonstances, en considérant les conditions inhérentes à chaque cas particulier.

*
* *

S'il est difficile, on le conçoit, de mettre en formules pour ainsi dire les règles du traitement *psychique* de l'hystérie, capital dans l'espèce, il est par contre beaucoup plus facile de faire le bilan de nos connaissances sur les moyens que l'expérience a démontrés utiles pour la cure *physique* de la névrose.

Étudions d'abord les agents du *traitement externe*. L'*hydrothérapie* vient au premier rang. Comment? sous quelle forme devra-t-on la prescrire? Dans le traitement général de l'hystérie, c'est à l'*eau froide* que s'adressera le médecin, administrée, soit seule, soit combinée, avec certaines températures chaudes destinées à en atténuer l'effet trop excitant chez quelques malades. Il ne sera donc pas question ici de procédés sédatifs *directs* ou réputés antispasmodiques, tels que bains chauds prolongés, douches chaudes, etc. Ces procédés pourront, dans certains cas rares, — accès délirants avec excitation maniaque, par exemple, — être employés pour combattre momentanément un état d'éréthisme trop accentué. Ils ne sauraient constituer la base d'un traitement fondamental par l'affaiblissement qu'ils ne manqueraient pas de produire et qu'il faut toujours éviter.

L'eau froide, au moins en ce qui regarde l'hystérie, agit de deux façons, dont l'une, la plus importante à mon avis, paraît avoir souvent échappé à l'interprétation des observateurs.

Lorsqu'on fait à la surface du tégument externe une application d'eau à la température de 8 à 12° qui est celle que j'emploie le plus généralement, les vaisseaux de la peau se contractent sous l'influence du froid, et la sensibilité cutanée se trouve modifiée. Le reflux du sang de la périphérie vers le centre n'est que momentané, et bientôt, l'action du froid venant à cesser, on voit survenir ce que l'on appelle la *réaction*. Celle-ci consiste dans la dilatation réflexe des petits vaisseaux sanguins primitivement resserrés, de telle sorte qu'à la constriction et à l'anémie succèdent l'expansion et la congestion.

Ces modifications circulatoires entraînent toujours avec elles des modifications de la sensibilité cutanée ; ainsi sont rendues très utiles les pratiques hydrothérapiques à l'eau froide, puisque l'expérience a démontré que c'était surtout en agissant sur les troubles sensitifs qu'on pouvait modifier, sinon faire disparaître des accidents hystériques, soit localisés, soit généralisés. L'eau froide possède donc une action esthésiogénique indiscutable, dont on retirera les plus grands bénéfices dans le traitement de la névrose.

De plus, la douche froide généralisée a une action tonique incontestable. Quinquaud a établi qu'elle augmentait les processus d'oxydation et les combustions interstitielles; Albert Robin, l'excrétion de l'acide phosphorique par rapport à l'azote. Par des expériences ingénieuses, Fleury a fait voir qu'elle favorisait l'absorption.

Donc, outre son action esthésiogène, l'eau froide est utile dans l'hystérie pour combattre l'anémie et la dépression des forces : elle favorise l'action des médicaments, qui, sous son influence, sont mieux et plus vite absorbés.

En possession de ces données, nous devons rechercher quel est le meilleur moyen pratique de l'administrer. L'expérience a démontré que les résultats les plus satisfaisants sont obtenus *à l'aide de la douche froide en jet brisé de courte durée*. La pression de la douche au jet mobile devra être de seize à dix-huit mètres environ, soit de une à une atmosphère et demie. Si l'on agit avec de l'eau à 7 ou 8°, sa durée variera entre cinq, dix et quinze secondes. Si l'eau dont on dispose est moins froide, 10 à 12° par exemple, la durée pourra être prolongée jusqu'à vingt à vingt-cinq secondes. D'une façon générale, la douche sera d'autant meilleure, c'est-à-dire la réaction plus énergique, que la durée de l'aspersion aura été plus courte; on aura donc tout intérêt à employer l'eau très froide (8 à 10°). Elle sera administrée sous forme d'aspersions généralisées en jet très brisé en éventail sur les parties antérieures et postérieures du tronc et des membres supérieurs, en évitant toujours avec soin de projeter de l'eau sur la tête. Le plus souvent on terminera par la percussion avec le jet plus ou moins plein sur les membres inférieurs et sur les pieds.

Les diverses manifestations hystériques fourniront des indications pour l'application de douches plus particulièrement localisées. Dans tous les cas, on devra avec grand soin éviter de projeter l'eau avec sa force initiale sur les zones hyperesthésiques et surtout sur les zones hystérogènes : on risquerait, en les frappant, de déterminer une attaque. Avant de commencer le traitement, on recherchera donc, avant tout, s'il en existe.

Lors des premières douches, il se produit parfois un

certain degré de céphalalgie que l'on combattra à l'aide d'un bandeau froid sur le front, par un pédiluve chaud, une percussion vigoureuse de la plante des pieds, un jet chaud sur les pieds, soit avant, soit après l'aspersion froide. Contre le vertige on emploiera les mêmes moyens que contre la céphalée : on combattra les suffocations et les palpitations en faisant maintenir par le patient une serviette froide sur la poitrine pendant l'administration de la douche; quelquefois il faudra ménager entièrement le devant du thorax pendant la projection de l'eau.

Si tous ces moyens échouaient, vous auriez recours à la douche écossaise avec ou sans transition. Dans le premier cas, l'eau est projetée à la température de 35 à 45° suivant la tolérance du sujet. On reste au degré adopté pendant un temps qui varie entre une demi et deux minutes, pour abaisser ensuite brusquement le jet à la température la plus basse, que l'on administre pendant cinq, dix, quinze secondes suivant le cas.

Telle est la douche écossaise sans transition. Ce procédé trouve particulièrement son application lorsque l'hystérique est en même temps un rhumatisant, ce qui n'est pas rare. Employée de cette façon, elle agit énergiquement contre l'anesthésie cutanée étendue, dans sa forme hémilatérale, par exemple. M. Bottey, dans son *Traité d'hydrothérapie*, dit avoir plusieurs fois obtenu de cette façon le transfert d'une hémianesthésie.

Dans la douche écossaise avec transition, on abaisse progressivement et lentement la température chaude pour arriver à un degré de plus en plus bas. Cette douche est fort utile au début d'un traitement pour préparer certains malades à la douche froide d'emblée, celle à laquelle il faudra toujours s'efforcer d'arriver.

Les trois procédés d'administration que je viens de décrire répondent suffisamment dans la pratique à toutes les exigences des manifestations hystériques. Quant aux douches tempérées (28 à 30°) ou aux douches fraîches (18 à 20°), elles nous ont toujours semblé inutiles et doivent être, à notre avis, rayées dans l'hystérie de l'arsenal hydrothérapique.

Pour assurer la réaction, phénomène capital en l'absence duquel la douche ne serait pas seulement inutile, mais nuisible, toute application d'eau froide devra être précédée autant que possible, si le malade est valide, d'une marche de quelques instants ou d'un exercice musculaire approprié, afin d'élever dans une certaine mesure la température du corps, au moins à la périphérie. La douche pourra, à la rigueur, être administrée le corps étant en sueur, mais il n'est pas nécessaire de rechercher la transpiration; de même, il ne faut pas se soumettre à l'eau froide avec la respiration haletante et les battements de cœur précipités qui résultent d'une course prolongée.

La douche sera suivie d'une friction modérée de quelques minutes de durée avec un drap un peu rude. Le malade fera ensuite une promenade de vingt à trente minutes au minimum, dont il réglera la rapidité suivant la saison et la température ambiante. Tout exercice violent qui aurait sa raison d'être avant la douche comme moyen de réaction sera au contraire complètement interdit après l'application froide. Chez les malades impotents, incapables de se réchauffer spontanément, la marche sera remplacée suivant les cas par le massage, l'exercice passif des membres, les enveloppements dans des couvertures de laine, à la condition, pour ce dernier moyen, d'en cesser l'emploi aussitôt que le sujet éprouvera une sensation de chaleur superficielle.

La douche sera prise, autant que possible, le matin au lever et, de ce fait, avant le petit déjeuner. Toutefois les malades qui doivent se rendre à un établissement hydrothérapique ne sortiront jamais à jeun, sous peine de voir la réaction se faire d'une façon insuffisante. Ayant mangé, après une demi-heure de marche destinée à assurer la réaction, ils pourront subir l'aspersion en évitant une percussion trop forte sur la région épigastrique. Si le premier déjeuner était un peu copieux : pain, beurre, œufs, jambon, un intervalle de trois quarts d'heure au maximum serait nécessaire entre le repas et la douche.

On devra cesser les douches pendant la période menstruelle. Si les phénomènes de dépression nerveuse étaient très marqués, on pourrait donner deux douches par jour; dans la pratique ordinaire, une seule m'a toujours semblé suffisante.

En l'absence d'appareil hydrothérapique, vous pourrez avoir recours au *drap mouillé* employé de la façon suivante : Un drap de grosse toile est trempé dans l'eau froide (8 à 12°), puis fortement exprimé et tordu. Le sujet, complètement nu, après avoir rapidement humecté, avec une éponge ou avec la main trempée dans l'eau d'une cuvette, son visage, sa tête et sa poitrine, reçoit sur le corps ce drap, que le doucheur lui applique en l'enroulant et en le serrant autour des membres inférieurs. La tête doit être laissée entièrement libre. Le malade, prenant à pleines mains les parties du drap qui se trouvent au devant de lui, se frictionne la poitrine, l'abdomen et toutes les régions antérieures du corps; pendant ce temps, le doucheur frictionne à plat avec la paume des deux mains le dos, les lombes et les membres inférieurs. Les pieds nus du sujet devront reposer sur un tapis ou une natte, et non sur la partie inférieure du drap, pour ne pas empêcher la réaction de se produire du côté des extrémités inférieures.

La friction sera pratiquée pendant quatre ou cinq minutes au moins, jusqu'à ce que la peau devienne chaude et que le drap lui-même s'échauffe. Aussitôt la friction terminée, le drap mouillé sera remplacé par un autre, sec et rêche, avec lequel on frictionnera à nouveau le malade pendant quelques minutes. Après quoi celui-ci s'habillera à la hâte et ira faire une promenade en plein air, de façon à favoriser la réaction; s'il ne peut marcher, on pratiquera le massage ou l'on conseillera le repos au lit. Chez les malades sujets à la céphalalgie, on pourra mettre une compresse froide sur la tête, ou placer les pieds dans l'eau chaude pendant toute la durée de l'application.

Le drap mouillé rendra souvent des services au début d'une cure hydrothérapique chez des sujets délicats, car il n'entraîne pas une grande perturbation dans l'économie ; on aura même avantage, chez certains malades très sensibles et ayant des tendances à l'oppression, à commencer par un demi-drap appliqué sur la moitié inférieure du corps seulement.

Quel que soit le procédé employé, le traitement hydrothérapique, pour produire des effets sérieux et durables, devra être prolongé pendant plusieurs mois. Chez certains malades même, dont il soutient les forces, il deviendra pour ainsi dire un besoin, et sera continué longtemps encore après la disparition des accidents hystériques proprement dits.

A côté de l'hydrothérapie se place, dans le traitement de l'hystérie, l'*électricité* sous ses diverses formes, agissant, soit localement, soit sur l'économie tout entière, suivant son mode d'emploi. Vous n'oublierez pas que l'électrisation, quelle qu'elle soit, appliquée à la surface de la peau, jouit surtout d'une action esthésiogène que Duchenne (de Boulogne) avait déjà notée, sans y attacher, toutefois, l'importance que nous lui attribuons aujourd'hui. « C'est sans doute, dit-il, en allant exciter les centres nerveux par une sorte d'action réflexe, que la faradisation cutanée rappelle les mouvements dans les paralysies hystériques. Il est même des cas où elle semble mieux réussir que la faradisation musculaire. »

Le *pinceau faradique* est donc un modificateur puissant de la sensibilité cutanée. Vulpian, Grasset, s'en sont servis pour modifier l'hémianesthésie et produire les phénomènes du transfert. De plus, il détermine de fortes secousses musculaires qui pourront être utiles dans le traitement de certains troubles trophiques, mais qu'on aura d'une façon générale tout intérêt, sinon à éviter, tout au moins à modérer, lorsqu'on voudra uniquement agir sur le tégument externe. Son emploi se trouve donc indiqué dans les paralysies, les contractures avec troubles de sensibilité superposés, dans l'aphonie, dans l'anorexie avec plaque d'anesthésie de la région laryngée ou épigastrique, en un mot dans tous les accidents *localisés* de la névrose.

L'*électricité statique* avec les frictions à la boule, les excitateurs et le souffle électrique, remplace avantageusement le pinceautage faradique. De plus, elle jouit de propriétés toniques générales, relève les forces et enfin favorise beaucoup la menstruation souvent troublée des hystériques. La durée des séances variera entre cinq et vingt minutes, suivant l'excitabilité des sujets, dont ce moyen thérapeutique pourrait augmenter l'éréthisme nerveux. Alors que vous pourrez sans inconvénients appliquer tous les jours l'électricité faradique, vous vous trouverez généralement bien, au moins au début de la cure, de n'avoir recours à l'électricité statique que tous les deux jours.

Le *bain hydro-électrique,* qui généralise au maximum l'action du courant faradique, ne paraît pas, en ce qui concerne l'hystérie, être doué d'une efficacité plus grande que le tabouret statique. Cela tient probablement à ce que l'action du bain est surtout profonde, faisant contracter les muscles, mais agissant, en somme, assez peu sur la sensibilité cutanée, objectif principal de tout procédé thérapeutique dans la névrose.

Pour ce qui est de l'*électricité galvanique,* elle n'est guère usitée en France, sinon peut-être contre certains troubles trophiques localisés : atrophie musculaire, œdème ; et encore, pour l'œdème en particulier, nous croyons que le pinceau faradique lui est de beaucoup préférable. Les auteurs qui l'ont le plus employée, tels que Erb, en Allemagne, n'ont pu que formuler des règles très peu précises au regard de son application dans le traitement des manifestations hystériques.

Je vous signale enfin le *massage,* qui pourra être un adjuvant utile du traitement général, mais dont l'emploi est surtout indiqué contre les manifestations locales, les paralysies et les contractures en particulier, à propos desquelles nous en reparlerons.

*
* *

Abordons maintenant l'étude du *traitement médicamenteux* de l'hystérie. A l'inverse des auteurs qui nous ont précédé, Briquet en particulier, nous croyons inutile d'entrer dans de longues considérations à son sujet. En réalité, et c'était l'opinion de M. Charcot, il n'existe pas de traitement médicamenteux proprement dit de l'hystérie. Les toniques, le fer, les amers en particulier sont utiles pour relever les forces, pour combattre l'anémie, mais ils ne s'adressent pas à l'essence même de la maladie, de source, nous le savons, entièrement psychique.

Quant aux calmants, ils trouvent, eux aussi, leurs indications dans la médication symptomatique de la névrose. Mais le plus puissant d'entre eux peut-être, le bromure de potassium, ne saurait revendiquer dans la cure de l'hystérie la place prépondérante qu'il a conquise dans le traitement de l'épilepsie, par exemple. J'ai souvent entendu mon regretté maître Charcot insister sur ce fait que le bromure pouvait servir de pierre de touche pour le diagnostic à établir entre les accès d'épilepsie et les attaques d'hystérie. Autant son action est fidèle et constante sur les premiers, autant il influence peu les secondes.

On a dit aussi, et Briquet a rapporté des exemples à l'appui de cette opinion, que les médicaments chez les hystériques devaient être employés à très petites doses, étant donnée l'intolérance qui existerait fréquemment chez ces malades. Nous basant sur les recherches que nous avons entreprises avec M. Cathelineau, nous pensons qu'on a pu se trouver en présence d'idiosyncrasies dans les cas d'intolérance, mais que celle-ci n'est pas le propre de tous les hystériques, dont la nutrition, en dehors des paroxysmes, nous l'avons démontré, est comparable à celle des sujets sains par rapport au kilogramme d'individu.

Reste enfin la *médecine* dite d'*imagination* avec son arsenal de pilules fulminantes composées de mie de pain ou de bleu de méthylène, qui, en colorant les urines, impressionnent vigoureusement les malades. Elle donnera parfois des résultats très remarquables, car à maladie psychique il faut un traitement de même nature. Mais, pour l'appliquer, on devra se guider surtout sur les circonstances et ne pas trop escompter à l'avance des résultats qui se produisent le plus souvent en dehors de toute prévision.

Je crois à peine devoir mentionner le traitement chirurgical de l'hystérie dont l'ovariotomie fait les plus grands frais. Cette méthode déplorable, antiscientifique, qui a rendu stériles tant de femmes, est aujourd'hui universellement condamnée, au moins en apparence, car on châtre toujours contre l'hystérie si l'on ne publie plus les observations. Enlever l'ovaire à une hystérique qui souffre d'une zone hyperesthésique équivaut à enlever un testicule pour une zone hystérogène de la glande ou de la peau des bourses; il est inutile de s'arrêter davantage à cette pratique, que M. Charcot n'hésitait pas à qualifier d'immorale.

III

Nous allons maintenant appliquer au traitement des diverses manifestations hystériques les notions de thérapeutique générale que nous avons acquises sur la névrose. Toutefois, mon intention n'est pas de passer en revue une à une ces manifestations, cela nous entraînerait beaucoup trop loin et, je crois, sans grand bénéfice ; j'estime qu'on peut utilement synthétiser.

Envisageons d'abord les *attaques*, les paroxysmes convulsifs. Si leur allure est à la vérité fort variable, il n'en est pas de même de la thérapeutique à leur opposer. Supposons, par exemple, que nous soyons mandé près d'une femme à laquelle nous n'avons pas encore donné nos soins et qu'on nous dit en proie à une crise d'hystérie.

Confirmons le diagnostic par une rapide observation et faisons d'abord sortir de la chambre de la malade toutes les personnes dont la présence ne nous semble pas indispensable, c'est-à-dire, ne conservons avec nous que la garde, s'il y en a une, ou celui ou celle qu'à son aspect suffisamment calme nous jugeons pouvoir nous être de quelque utilité.

On peut, en effet, poser comme règle générale que les soins trop empressés, excessifs, doublent au moins la longueur et l'intensité d'une crise. Souvent l'attaque cesse d'elle-même lorsque le sujet reste en la seule présence du médecin ou d'une personne que ne troublent ni ses cris ni son agitation, et qui lui est relativement indifférente. C'est que fréquemment, en effet, la crise a été déterminée par une discussion, par une contrariété, par une de ces futilités de la vie journalière qui impressionnent si vivement les hystériques. Le fait même d'éloigner la cause provocatrice, en la personne de la mère, du mari, de tout autre personnage de l'entourage habituel, aura immédiatement un résultat favorable. C'est de cette manière qu'agira ultérieurement l'isolement, s'il est nécessaire, pour prévenir le retour des paroxysmes.

Si l'attaque est de moyenne intensité, si l'interrogatoire des personnes présentes nous a appris que la malade a déjà été en proie à de semblables crises, et que jusqu'alors il n'en est rien résulté de particulièrement fâcheux, une intervention active est inutile. Généralement, nous l'avons dit, une fois le calme fait, l'agitation tombe, la crise se juge par des larmes, et tout est terminé.

Mais on se comportera différemment, vous le comprenez, si les convulsions sont assez fortes, assez violentes pour qu'on puisse craindre une chute du lit sur lequel a été placé le sujet, si la malade lacère ses vêtements ou se déchire le cou et la poitrine avec ses ongles dans les mouvements qu'elle fait pour arracher la boule qui l'oppresse.

Cependant, il est toujours mauvais, dans ces cas, d'agir directement, c'est-à-dire, de saisir ou faire saisir les poignets ou les chevilles, pour modérer les mouvements désordonnés des membres ; on risquerait ainsi de produire des ecchymoses ou des excoriations. Le moyen de contention le plus simple, déjà usité à la Salpêtrière du temps de Georget, consiste à placer transversalement un drap plié en alèze au niveau de l'ombilic, pour entraver les mouvements du bassin et du tronc ; un autre drap roulé, dont les extrémités latérales seront attachées aux barreaux du lit, que nous supposons en fer, maintiendra les membres inférieurs au-dessus des genoux. De plus, entourez rapidement d'ouate les poignets et le bas des jambes, nouez-y deux tours de bande et fixez ces bandes de façon à limiter l'excursion des extrémités supérieures et inférieures.

L'attaque finie, faites disparaître aussi vite que possible les divers moyens de contention dont vous vous êtes servis ; leur vue pourrait impressionner désagréablement le sujet. Toutefois, il ne faut pas oublier qu'un paroxysme d'une certaine intensité comprend d'ordinaire plusieurs attaques successives ; il ne faudrait donc pas s'exposer à avoir besoin d'appliquer à nouveau les entraves.

La violence des convulsions pouvant mettre, si l'on est mandé en pleine crise, un obstacle au placement des moyens de contention, vous rechercherez rapidement dans ces cas s'il n'existe pas une zone frénatrice, ovarienne, sous-mammaire, dorsale, etc., et vous profiterez de l'accalmie passagère produite par la compression pour agir comme je viens de vous l'indiquer.

L'attaque terminée, on appliquera les règles du traitement prophylactique et curatif général que nous avons formulées.

On le voit, nos efforts ont seulement tendu à mettre le sujet dans la meilleure posture pour que l'attaque suivît son cours et se terminât le plus rapidement possible, avec le moins de dommages. On pourrait se demander s'il n'eût pas été plus simple et de beaucoup préférable de couper immédiatement court à l'accès en entravant son évolution. D'une façon générale, je le répète, si nous avons pu nous former cette opinion que nous nous trouvons en présence d'une crise dont les convulsions, en elles-mêmes, sont le principal, sinon le seul élément de gravité, je crois qu'il n'y a aucun intérêt immédiat à « couper » l'attaque. Outre que cela n'est pas toujours facile, il est d'observation courante qu'on ne gagne ordinairement rien à faire cesser un paroxysme *déjà commencé*. Les malades ont souvent alors, dans la même journée, ou de nouvelles attaques, ou des *équivalents psychiques* de l'attaque sous forme d'hallucinations, d'agitation, de délire, tandis que lorsque l'accès a complètement évolué, la plupart deviennent calmes et se sentent réellement soulagés. Bien plutôt, faudra-t-il s'attacher à prévenir le retour d'un nouveau paroxysme, par un traitement prophylactique et général bien entendu.

Il est cependant des circonstances où l'intervention s'impose de toute nécessité. C'est ainsi qu'il faut agir immédiatement dans les attaques dites de spasmes, où la constriction glottique risque de déterminer des accidents asphyxiques souvent fort alarmants et pouvant même, dans certains cas, à la vérité exceptionnels, entraîner la mort. L'allure elle-même du paroxysme lèvera toute hésitation.

En second lieu, on peut avoir appris à l'avance ou apprendre de l'entourage que les convulsions en présence desquelles on se trouve ne sont que le prélude habituel d'un *état de mal* convulsif, délirant ou comateux, susceptible de durer plusieurs jours si on n'y met ordre ; ou bien encore que l'accès se termine d'ordinaire par des accidents sérieux : paralysies, contractures de divers ordres, mutisme, etc., dont on a tout intérêt à prévenir l'apparition.

En un mot, on s'efforcera d'établir rapidement le bilan de gravité imputable à l'attaque, en se basant et sur la forme paroxystique elle-même et sur ce fait clinique, corroboré par les renseignements obtenus, que le sujet coule presque toujours ses accès dans le même moule. L'indication générale sera alors de modifier cette forme paroxystique et de la diriger dans le sens le moins défavorable au malade.

Pour ce faire, des moyens de divers ordres sont à notre disposition : au sujet de leur application particulière, le médecin se guidera sur les circonstances inhérentes au cas soumis à son observation.

Supposons, par exemple, qu'il s'agisse d'une attaque de spasmes. Parmi les moyens physiques non médicamenteux à employer, la compression d'une zone frénatrice se présente d'abord à l'esprit. Si l'on sait qu'il existe une de ces zones, on la comprimera immédiatement ou l'on cherchera à en découvrir une au niveau des points d'élection pour la comprimer aussitôt. Pendant l'accalmie produite par la compression, on parlera doucement au sujet, on tentera de modifier son état mental ; en pressant légèrement les globes oculaires, on essayera de l'*endormir*, c'est-à-dire de transformer sa crise convulsive en un état somnambulique calme. Puis, au bout d'un certain temps, on cessera peu à-peu la compression, se tenant prêt à intervenir de nouveau si l'accès ne s'était pas usé pour ainsi dire à la faveur de ces manœuvres. On pourrait à la rigueur, si les spasmes reparaissaient, établir une compression permanente à l'aide d'une ceinture et d'un tampon improvisés, ou au moyen d'un appareil spécial qu'on n'enlèverait qu'assez longtemps après son application.

Mais il peut se faire — et il arrive assez souvent — que ces moyens restent inefficaces, qu'il n'existe pas ou qu'on ne découvre pas de zone frénatrice. On aura alors recours aux moyens médicamenteux. Et ici il ne saurait s'agir de potions opiacées ou bromurées, l'effet désiré ne se produirait pas assez vite. Il faudra donc employer d'autres procédés qu'on jugera devoir être plus rapidement efficaces.

Certains auteurs, M. Auguste Voisin en particulier, ont préconisé, pour enrayer les paroxysmes convulsifs, l'emploi des injections sous-cutanées de morphine. Ce moyen est mauvais. Les premières piqûres provoquent presque toujours des vomissements et partant n'influencent qu'insuffisamment l'attaque. Les piqûres subséquentes peuvent arrêter l'accès; mais comme elles n'empêchent pas son retour ultérieur, bien au contraire, on est obligé de recourir à des doses de plus en plus fortes. De ce fait, le malade devient morphinomane. Or, je ne connais pas de sujets plus difficiles à démorphiniser que les hystériques. Je le répète donc, ce procédé de traitement doit être rejeté.

Il en est de même des *inhalations d'éther*. Elles peuvent faire cesser les spasmes ou les convulsions, mais presque toujours au prix d'un délire très actif qui prend fréquemment le caractère érotique. L'éther, très goûté des hystériques, de même que la morphine, est aussi à redouter que l'intoxication par l'alcaloïde de l'opium.

Quant à moi, dans les cas d'urgence où les moyens que je vous ai indiqués ont échoué, je n'hésite pas à me servir du *chloroforme*, administré à des doses fractionnées comme dans les accouchements. Il agit toujours activement, et son emploi, souvent désagréable, ne risque pas de passer à l'état d'habitude. Il n'est pas nécessaire, d'ailleurs, pour faire cesser les spasmes, de rechercher l'anesthésie complète : il arrive toujours un moment où, sans que la connaissance soit complètement abolie, les convulsions ont disparu. On maintiendra le sujet, en tâtant sa susceptibilité, sous l'influence du médicament, interrompant son administration lorsqu'on le jugera opportun, notant ce qui se passera pour intervenir à nouveau si les convulsions reparaissent, ou cesser si l'on juge que l'accès est terminé. Il est bien rare qu'en agissant ainsi on n'obtienne pas un résultat satisfaisant. Mais nous insistons, on n'agira de cette façon que si l'on juge véritablement qu'il peut provenir du fait des spasmes des accidents graves ou si l'on est menacé de voir un paroxysme passer à l'état prolongé ou état de mal.

Si l'on veut éviter le passage d'un paroxysme à sa forme d'état de mal qu'on sait pouvoir se continuer pendant plusieurs jours, le chloroforme est peut-être un moyen d'action par trop énergique, son emploi prolongé pouvant avoir des inconvénients. On aura alors recours de préférence aux procédés de *transformation* de l'attaque, la compression d'une zone frénatrice, l'hypnotisation en particulier.

Pour que l'*hypnotisation* soit réellement efficace, il est nécessaire, dans son application, de suivre certaines données dont l'expérience nous a appris à connaître les bons effets. Il va sans dire que le sujet doit être hypnotisable. Nous avons, en 1887 (1), tracé les règles de l'intervention dans de semblables cas.

Il est nécessaire de s'y prendre à temps, disions-nous alors, aussitôt l'apparition des phénomènes prodromiques, car plus l'attaque est proche, plus le sommeil devient dificile à obtenir. « Je ne peux dormir, je sens que je ne peux pas dormir, disent les malades les plus sensibles qu'un simple geste, que l'effleurement d'une zone hypnogène plongeaient un instant auparavant dans le sommeil le plus profond. » Nous concluions aussi de nos recherches que l'état léthargique était le plus favorable quand on pouvait l'obtenir : le sommeil y est calme; « les malades qu'on en tire après un certain temps se sentent parfaitement reposés. Après la léthargie vient le somnambulisme... », à condition qu'il s'agisse d'un somnambulisme tranquille, non agité, ne nécessitant pas une surveillance de tous les instants, comme il arrive parfois.

Le sommeil obtenu, on n'hésitera pas à y laisser le sujet pendant sept ou huit heures, terme moyen qui m'a

(1) Gilles DE LA TOURETTE, *L'hypnotisme et les états analogues au point de vue médico-légal*, *op. cit.*

toujours semblé le plus efficace. Tout dépend, du reste, du moment de la journée où l'on endormira la malade. Si c'est le soir, en particulier, on n'éprouvera aucun scrupule à ne la réveiller que le lendemain matin et à lui laisser ainsi faire sa nuit. Le réveil n'est jamais difficile à obtenir : quelques insufflations un peu vives sur les yeux suffisent toujours, surtout lorque le sommeil n'a pas dépassé les limites que je viens d'indiquer.

L'hypnotisation employée de cette façon ne s'adresse directement qu'à l'accès imminent et l'annihile lorsqu'on n'a pas attendu trop longtemps après l'apparition des phénomènes prémonitoires. Mais peut-on, à l'aide de l'hypnotisme, agir de telle façon que les accès ne reviennent plus? Nous avons déjà répondu à cette question et montré qu'il ne fallait pas faire trop grand fonds sur les pratiques hypnotiques dans la prophylaxie des accidents hystériques, des attaques en particulier, les séances d'hypnotisation représentant elles-mêmes autant de paroxysmes à forme léthargique ou somnambulique susceptibles de revenir spontanément si on les a provoqués d'une façon trop suivie. Les autres moyens thérapeutiques étudiés au chapitre du traitement général nous semblent de beaucoup préférables pour éviter le retour de certains paroxysmes à forme redoutable ou prolongée.

En résumé, ce qu'il faut surtout, c'est surveiller la crise d'hystérie dont on n'a pu éviter l'explosion; cela vaut beaucoup mieux que d'essayer de la faire avorter. On tentera de modifier sa forme si elle est d'emblée sérieuse (attaque de spasmes) ou si la connaissance du passé pathologique du sujet nous a appris que l'attaque actuelle n'était que le prélude d'un état de mal susceptible de durer plusieurs jours. Il faut aussi surveiller la *fin de la crise*, car c'est à ce moment qu'apparaissent bien souvent les paralysies et les contractures dont nous allons bientôt nous occuper.

Enfin, si l'on se trouve en présence d'états de mal — convulsifs, délirants ou comateux — constitués, c'est-à-dire durant déjà depuis plusieurs jours, c'est encore à la méthode de transformation qu'il faudra s'adresser. Si vous êtes appelés près d'un léthargique, vous irez à la recherche d'une zone frénatrice : c'est le meilleur moyen que nous possédions pour faire sortir le malade de son sommeil pathologique. Il est même curieux de voir un sujet plongé depuis plusieurs jours dans un coma profond, ouvrir soudainement les yeux sous l'influence d'une pression en apparence banale et se mettre à converser raisonnablement. Souvent aussi, il retombe dans le sommeil si on cesse la compression. D'ailleurs, si on la maintient, il n'est pas rare dans ces cas de voir l'action frénogène s'épuiser rapidement et le malade devenir de nouveau comateux. Il serait bien préférable alors de rechercher s'il n'existe pas quelque part une zone susceptible de déterminer l'apparition de phénomènes convulsifs. L'état de mal de sommeil se termine souvent en effet par des convulsions, et ce ne serait pas payer trop cher le retour à l'état normal que de l'acheter au prix d'une attaque ordinaire. Il va sans dire que si l'état de mal se prolongeait, vous ne devriez pas manquer d'essayer de toutes façons de nourrir le malade, de manière à parer à la dénutrition qui se montre toujours en de pareils cas.

De même on cherchera à transformer un *état de mal délirant* en une simple attaque convulsive s'il existe une zone spasmogène ; mais il faut ajouter que cette forme paroxystique est bien souvent rebelle aux moyens thérapeutiques que je vous ai indiqués. On pourra aussi essayer d'entrer pour ainsi dire dans le délire du sujet par divers moyens appropriés : suggestion par l'ouïe, par la vue en particulier, afin de guider le délire dans un sens favorable ; mais fréquemment encore ces tentatives resteront infructueuses. Il n'est pas besoin d'ajouter que dans ces cas l'isolement absolu s'imposera.

A côté des états de mal délirants, plaçons les accès d'*automatisme hystérique ambulatoire* qui seront rarement reconnus pendant leur évolution. Il en sera parfois de même des *états seconds*, pendant lesquels, plus encore que dans l'état premier correspondant, le sujet semble être dans une période de vie normale. Ces malades, délirants ou autres, qui se trouvent en réalité en état somnambulique, sont quelquefois influençables; et c'est cette influence qu'on devra mettre en œuvre pour les diriger vers l'état normal. En résumé, c'est à la cause provocatrice de ces divers phénomènes qu'on s'attaquera surtout, et cela dans l'intervalle des périodes paroxystiques.

*
* *

Les zones spasmogènes ou frénatrices dont je viens de vous parler nécessitent souvent elles-mêmes l'intervention de la thérapeutique lorsqu'elles sont le siège de phénomènes hyperesthésiques ou douloureux, revêtant un caractère continu ou paroxystique. Telles sont les manifestations décrites sous le nom de pseudo-angine de poitrine, de clou hystérique et de pseudo-méningite; certaines zones hyperesthésiques de la colonne vertébrale produisant une violente rachialgie; les zones cutanées de la région épigastrique, hépatique ou rénale, du territoire ovarien, et celles, beaucoup plus difficiles à atteindre, qui siègent au niveau de l'ovaire lui-même ou de l'utérus, sans excepter les hyperesthésies vaginale ou rectale, même vésicale, productrices de ténesme ou de contracture *in situ*.

Il serait bien désirable de posséder un procédé de traitement local applicable à ce groupe morbide dont les expressions symptomatiques sont, à la vérité, dissemblables, mais qui, néanmoins, se compose d'éléments qu'un lien commun, l'hyperesthésie avec ses conséquences locales et générales, et ses tendances paroxystiques, réunit entre eux. Malheureusement nos moyens d'action sont limités et rendus souvent inefficaces par ce fait que si la douleur localisée domine la scène, elle n'est, en somme, qu'une manifestation extérieure de l'état psychique du sujet.

Néanmoins, sans perdre de vue l'état mental, sur lequel vous vous efforcerez toujours d'agir, vous essayerez soit de faire disparaître la zone, soit de la déplacer si vous ne pouvez la supprimer.

On avait fondé de grandes espérances sur l'emploi des aimants. C'est ainsi qu'en plaçant un barreau aimanté près de la région ovarienne droite, par exemple, siège d'une zone hyperesthésique-hystérogène, on noterait, dans certains cas, au bout d'un temps qui varie de quelques minutes à plusieurs heures, le *transfert* de la zone et des troubles de la sensibilité cutanée, presque toujours concomitants, du côté opposé. Plaçant alors l'aimant à gauche, puis revenant à droite, on observerait des *oscillations* dans les phénomènes morbides, à chaque passage l'hyperesthésie allant s'atténuant pour disparaître en fin de compte.

Cette pratique, née de la métallothérapie externe de Burq, apparaît malheureusement aujourd'hui comme essentiellement suggestive, et les résultats qu'elle donne sont tout à fait infidèles. On pourra y avoir recours; mais dans un tel domaine il est impossible de formuler des règles précises, l'état mental, variable d'un sujet à l'autre, étant la seule base de l'opportunité et aussi de l'efficacité de ces procédés thérapeutiques purement empiriques.

Briquet employait les courants faradiques dans les hyperesthésies cutanées; mais l'application du pinceau devra être faite d'une main très légère, avec une grande prudence, car en insistant outre mesure on risquerait fort de produire l'exaltation de ces zones qui, d'hyperesthésiques, deviendraient rapidement hystérogènes.

Le moyen de choix dans tous ces cas me paraît être l'électricité statique, le bain statique général sans applications localisées, au moins lors des premières séances. Au bout d'un certain temps, après avoir tâté la susceptibilité du sujet, il sera permis d'intervenir localement par la pointe tenue à distance pour en arriver aux frictions à la boule, la machine étant à mi-course. Mais toujours, je le répète, on aura intérêt à ne rien brusquer. On s'armera de patience, car rien n'est plus tenace et difficile à faire disparaître que ces phénomènes d'hystérie locale, que ces plaques d'hyperesthésie qu'on note si souvent superposées aux contractures, à la coxalgie, en particulier, qu'elles paraissent tenir sous leur dépendance, jouant par rapport aux déterminations musculaires bien plutôt le rôle de cause que celui d'effet.

Si l'on ne possède pas d'installation statique, si les courants faradiques échouent ou sont mal tolérés, on essayera de la réfrigération locale : pulvérisations d'éther, applications de glace pilée, qui donnera parfois de bons résultats, surtout si les zones douloureuses (clou hystérique, zone précordiale, rachialgie) sont très localisées et d'un accès facile. Bien entendu, en toute circonstance, le traitement général ne devra pas être négligé.

Il est des cas plus fréquents qu'on le croit peut-être où l'*anesthésie* tient la place qu'occupe habituellement l'hyperesthésie. C'est ainsi, par exemple, que certaines zones de la région abdominale, ovariennes en particulier, douloureuses à la pression, ou mieux qui sont le siège d'élancements spontanés à forme névralgique, occupent un territoire anesthésique ou se limitent par des régions anesthésiques au milieu d'un territoire qui a conservé sa sensibilité. Tout insensibles qu'elles soient, on devra leur appliquer à elles-mêmes et aux symptômes qu'elles déterminent, et qui ne diffèrent pas considérablement de ceux que je viens de vous signaler, le même traitement qu'aux zones hyperesthésiques, car, à l'instar de ces dernières, elles sont généralement excitables.

Dans un ordre d'idées un peu différent, ces zones se rencontrent à la région épigastrique, au cours de l'anorexie hystérique, par exemple, ou, comme je l'ai établi, se superposent exactement au blépharospasme, à certaines contractures limitées de la langue, des muscles de la face et du cou.

A l'inverse des précédentes, ces dernières zones ne sont que très rarement excitables, c'est-à-dire hystérogènes. Le traitement par l'électricité faradique appliquée *in situ* est ici la meilleure méthode, celle qui s'applique, d'ailleurs, à toutes les anesthésies, même généralisées, suivant la technique que je vous ai déjà exposée.

Ces anesthésies localisées, de même que l'hémianesthésie, par exemple, veulent être recherchées, car, à l'encontre des hyperesthésies, elles sont rarement le siège de phénomènes subjectifs douloureux et passent de ce fait fréquemment inaperçues du malade. Le médecin ne devra pas oublier toutefois que le meilleur moyen de faire disparaître un blépharospasme, en particulier, consiste à s'attaquer à l'anesthésie qui lui est superposée. Mais lorsque ces zones affectent certains sièges, lorsqu'elles se localisent en particulier sur les appareils sensoriels, elles peuvent entraîner avec elles des perturbations fonctionnels fort gênantes, parmi lesquelles il faut faire une place spéciale à l'*amaurose* et à la *surdité* hystérique.

L'expérience ayant montré qu'on rétablissait le plus souvent la fonction sensorielle en provoquant le retour de la sensibilité générale presque toujours parallèlement abolie ou diminuée, c'est donc contre l'anesthésie locale que vous devrez encore une fois diriger tous vos efforts. A l'exemple de Duchenne, de Boulogne, on se servira du courant faradique et l'on promènera les électrodes sur les divers points du contour de l'orbite, de telle sorte que l'une des éponges soit placée sur son rebord supérieur et l'autre sur son rebord inférieur. On fera passer le courant pendant cinq à six minutes, en ayant soin de modérer son intensité, car les malades pourraient en souffrir. On aura encore recours à ce mode de traitement lorsque le rétrécissement concentrique du champ visuel sera assez accentué pour gêner le malade ou même le rendre amaurotique; dans le blépharospasme avec anesthésie déjà signalé et dans les contractures des muscles intrinsèques des globes oculaires.

La *surdité hystérique* avec anesthésie du pavillon de l'oreille est justiciable d'un traitement analogue. A la faradisation des tissus périauriculaires, on joindra celle du conduit auditif externe, lorsqu'il sera nécessaire, en remplissant d'eau tiède ce conduit dans lequel on introduira une tige métallique représentant le pôle positif. On ne manquera pas, en même temps, d'essayer la rééducation de l'ouïe à l'aide de divers exercices : écouter le tic tac d'une montre à une distance progressivement croissante, écouter et répéter une lecture faite à voix basse, puis à haute voix.

Ce mode de traitement psychique, combiné ou non à la faradisation, est également applicable, on le comprend, à la cure des troubles de la sensibilité générale et spéciale des autres muqueuses sensorielles, du goût, de l'odorat, par exemple.

Sans quitter les muqueuses, nous dirons que c'est encore la faradisation locale qu'on mettra en œuvre dans le vaginisme lié à l'anesthésie de la muqueuse vulvo-vaginale; malheureusement c'est bien plus souvent l'hyperesthésie qu'on rencontre. On l'emploiera aussi dans les cas d'incontinence en rapport avec l'anesthésie de la région sphinctérienne du col vésical; il va sans dire qu'on se servira d'un dispositif approprié.

De même, dans l'*aphonie* où, bien plus fréquemment que dans le *mutisme*, phénomène d'origine purement centrale, il existe une plaque d'anesthésie recouvrant la région laryngée. Briquet est intervenu avec succès de cette façon dans plusieurs cas de *toux hystérique*.

Les troubles de sensibilité dont nous venons de parler nous conduisent à exposer le traitement des *contractures* et des *paralysies* hystériques auxquelles, fréquemment, ils se superposent. Dans la cure de ces manifestations, on devra toujours avoir présent à l'esprit qu'il faut intervenir rapidement, si l'on veut arriver à se rendre maître d'accidents dont la ténacité est d'autant plus grande qu'ils durent depuis plus longtemps, ce que M. Charcot exprimait par cet adage qui lui était familier : « Il ne faut pas laisser traîner les contractures. » C'est ainsi que ces dernières, de même d'ailleurs que les paralysies, succédant très fréquemment aux paroxysmes convulsifs, ou aux états de mal, il faudra surveiller la terminaison des attaques et se tenir prêt à agir de la façon que je vais vous indiquer.

Les malades de la Salpêtrière connaissent bien la valeur de cette intervention rapide. Si l'une d'elles, à la suite d'une crise, d'un traumatisme quelconque, est prise de contracture, vite des voisines accourent; et si l'avant-bras est contracturé en flexion par exemple, elles s'empressent de malaxer les muscles de la région postérieure du segment atteint, et la contracture ne tarde pas à céder. Ce faisant, elles agissent logiquement, car si la contracture s'est produite, c'est que la diathèse du même nom était momentanément exaltée chez le sujet; or, en intervenant aussitôt sur les muscles antagonistes, on déterminera également une contracture, cette fois en extension, qui contrebalancera celle qui existe. Quelques frictions indifférentes permettront de rétablir rapidement un équilibre d'ailleurs fort instable.

Voilà le principe clinique et thérapeutique à appliquer à toutes les contractures, la malaxation des antagonistes; mais sa mise en œuvre, pour être fructueuse, nécessite deux conditions : une intervention rapide, nous l'avons dit, à laquelle doit s'ajouter la possibilité même d'une action sur les antagonistes. Or, ces deux conditions ne sont pas toujours réalisées ou réalisables.

Pour intervenir rapidement dès le début de la manifestation, il faut que la contracture elle-même se soit produite d'une façon relativement brusque et de ce fait ait attiré par l'ensemble symptomatique qui la révèle l'attention du sujet ou celle de son entourage. Or, il n'en est pas toujours ainsi, loin de là, en particulier pour les contractures des muscles du tronc et de la racine du membre inférieur, dans la coxalgie, par exemple, qui constitue une manifestation si tenace de la névrose. Le plus souvent, peut-être, ces manifestations s'établissent insidieusement, et c'est à des contractures constituées pour ainsi dire qu'on aura affaire dans la majorité des cas, vieilles déjà de plusieurs semaines ou de plusieurs mois, ce qui rendra toujours leur thérapeutique curative singulièrement difficile. De plus, étant donnée la situation même des muscles, du psoas iliaque par exemple, ou des divers agents de la musculature vertébrale, comment agir avec certitude sur les antagonistes? Les règles de l'intervention particulière que nous venons de tracer seront donc très difficilement applicables dans ces cas. Il en sera de même en réalité lorsque la contracture d'un membre, par exemple, qu'il s'agit de traiter, existera déjà depuis longtemps.

Quelque siège donc qu'occupe la contracture constituée, on se rendra d'abord un compte exact de l'état local de la sensibilité. On agira alors à l'aide de l'électricité appliquée avec discernement, que le courant soit faradique (anesthésie) ou galvanique (hyperesthésie). On ajoutera le massage aux pratiques électriques, surtout le massage superficiel et léger, l'*effleurage,* qui possède lui aussi une action esthésiogène très marquée.

Si le sujet est hypnotisable, on essayera de rompre la contracture pendant l'état léthargique ou de suggérer en état somnambulique sa disparition au réveil.

Tous ces procédés de traitement, employés seuls ou combinés les uns avec les autres, comptent des succès à leur actif. Mais combien de fois aussi ne resteront-ils pas infructueux jusqu'au jour où un accident inopiné, une émotion morale, par exemple, viendra de lui-même résoudre une contracture sur laquelle on épuisait depuis plusieurs mois ses efforts?

Au nombre de ces incidents se placent les attaques qui bouleversent si profondément le terrain hystérique : elles peuvent faire disparaître les contractures avec la même facilité qu'elles les ont causées, et dans les cas tenaces on ne devrait pas hésiter à en provoquer, si possible, l'apparition. Malheureusement, les contractures les plus persistantes appartiennent souvent à l'hystérie non convulsive. Il deviendra alors nécessaire de recourir au sommeil chloroformique, qui a l'avantage, pour la coxalgie en particulier, de préciser le diagnostic. L'exploration sous le chloroforme permet en outre, dans les contractures les plus franchement hystériques, de reconnaître s'il n'existe pas des adhérences ou des rétractions fibro-tendineuses commençantes, avec sclérose des tissus péri-articulaires, qui, l'élément spasmodique une fois disparu, fixeraient le membre en situation défectueuse et cette fois permanente. Dans les cas où l'on constaterait une tendance à la formation de ces adhérences, il ne faudrait pas hésiter à profiter du relâchement musculaire qui se produit pendant le sommeil chloroformique pour rompre celles qui pourraient exister. On placerait ensuite le membre dans un appareil inamovible, le maintenant en extension par exemple, si la contracture affectait le type de flexion.

Mais en l'absence, d'ailleurs habituelle, de troubles trophiques, doit-on profiter de la résolution musculaire pour fixer à l'aide d'un appareil approprié le membre en situation normale? Ce procédé de traitement a été préconisé : il semble au premier abord qu'on ait tout intérêt à l'employer. Cependant l'expérience — celle de M. Charcot en particulier — a depuis longtemps démontré que cette thérapeutique était défectueuse. En effet, en agissant ainsi, non seulement on immobilise *physiquement* un membre toujours contracturé, car la mobilisation en position différente ne détruit pas l'élément spasmodique, mais encore on risque de fixer *psychiquement* la contracture. On devra donc, après la narcose, laisser le membre reprendre sa position anormale et non le fixer, l'immobiliser dans une autre situation par un appareil. A la longue, les contractures rebelles s'épuisent peu à peu d'elles-mêmes, ce qui est un procédé de guérison quand elles ne se résolvent pas subitement en pleine activité. Or, en immobilisant le membre dans une nouvelle situation, c'est pour ainsi dire une nouvelle contracture qu'on produit et qui, à son tour, évoluera dans un cycle qui pour la première pouvait être sur le point de se terminer.

*
* *

Le traitement des *paralysies hystériques*, dont les formes sont si variées, ne diffère pas dans ses grandes lignes de celui des contractures ; cependant, diverses considérations particulières sont applicables à la cure de ces manifestations. Là encore, vous interviendrez le plus rapidement possible, de façon à ne pas laisser la paralysie s'installer pour ainsi dire à l'état permanent dans l'esprit du sujet. Mais il ne saurait plus être question de la malaxation des antagonistes, les muscles paralysés ne répondant pas à la pression comme dans les déterminations de la diathèse spasmodique.

Envisageons quelques cas particuliers, les monoplégies brachiales par exemple, si fréquentes chez l'homme à la suite des traumatismes, et disons-le immédiatement, si tenaces d'ordinaire. Bien entendu, le premier soin sera de remonter à la cause, de façon à y puiser des indications thérapeutiques. Mais on ne manquera pas surtout de noter exactement s'il existe des troubles de sensibilité, car c'est contre eux qu'il faudra spécialement agir, suivant le principe général que nous avons posé.

On interviendra alors immédiatement par les courants faradiques, l'étincelle dans le bain statique; les séances seront quotidiennes et prolongées, et à l'électrisation on joindra le massage par effleurement, qui, lui aussi, nous le savons, est un excellent modificateur de la sensibilité cutanée. En même temps, on fera exécuter passivement au membre paralysé les divers mouvements physiologiques à plusieurs reprises. Et ce faisant, on mettra en œuvre les ressources du traitement psychique, car on réveillera par les mouvements communiqués les images motrices qui semblent faire défaut chez le sujet.

Si l'impuissance motrice est complète, on pourra procéder de la façon suivante : le bras droit étant paralysé, par exemple, on placera la main droite à plat près de la main gauche saine; puis on commandera au sujet de mouvoir lentement le pouce *gauche* pendant qu'il fixe et son attention et son regard sur le pouce *droit* paralysé. Avec un peu de persévérance, on verra, au bout d'un certain temps, toujours variable d'ailleurs, reparaître les mouvements, dans le pouce d'abord, puis dans les autres doigts, et enfin dans le membre droit tout entier. En combinant ces moyens psychiques avec les excitations physiques, on obtiendra presque toujours d'excellents résultats.

La persistance ou la disparition des troubles de sensibilité qui se superposent presque constamment aux paralysies, seront notre meilleur guide dans l'appréciation de la durée exacte du traitement. Si les mouvements ont reparu, et si parallèlement l'anesthésie s'en est allée, la guérison est complète; mais si l'anesthésie persiste alors même que le membre semble avoir récupéré ses fonctions motrices, c'est un fait d'expérience que la paralysie ne doit pas être considérée comme guérie; il faudra lutter jusqu'à la disparition de l'anesthésie. Il est certain, en effet, que chez les individus sujets aux monoplégies récidivantes, dans les intervalles des périodes paralytiques, la peau du membre reste toujours hypoesthésique, sinon complètement insensible.

Les procédés de traitement que je viens de décrire ne trouvent pas leur emploi dans les seules monoplégies, ils sont applicables dans leurs grandes lignes à toutes les paralysies, en tenant compte, bien entendu, et de la localisation du trouble moteur, et des conditions particulières à chaque cas. Si la paralysie est de date un peu ancienne, quel que soit le procédé thérapeutique employé, il sera bon de recourir, de même que pour les contractures, à l'isolement dans un établissement hydrothérapique.

Si ces moyens échouent, on pourra se servir de l'hypnotisation lorsque le sujet sera hypnotisable. Souvent alors on obtient que les malades marchent pendant qu'ils sont en état somnambulique, par exemple; mais souvent aussi la paralysie revient au réveil. En insistant un peu dans ces cas particuliers, où le sujet est en somme favorablement impressionné, on détermine généralement la guérison, c'est-à-dire la réalisation de la suggestion à l'état de veille. Mais le traitement est fréquemment de longue durée, et il faut prendre garde aux dangers inhérents aux hypnotisations répétées.

Si la paralysie était rebelle et qu'il existât une zone hystérogène, vous auriez tout intérêt à provoquer une attaque qui pourrait à elle seule déterminer la guérison. C'est ce moyen que la névrose emploie spontanément elle-même dans nombre de cas pour faire disparaître les accidents paralytiques qu'elle a occasionnés.

Restent enfin les divers procédés de la médecine dite d'imagination, sur lesquels je crois inutile d'insister à nouveau.

*
* *

Concurremment avec les paralysies et les contractures, il se produit parfois du côté de la peau et des tissus sous-jacents des *troubles trophiques* variés qui nécessiteront un traitement particulier. Certains d'entre eux peuvent être indépendants des fonctions motrices; je vous en parlerai néanmoins ici afin d'éviter des redites.

Dans un premier groupe se placent les diverses éruptions cutanées : pemphigus, herpès, eczéma, les escarres et les lésions gangreneuses de la peau, tous phénomènes évoluant le plus souvent à l'état isolé, indépendamment des paralysies ou des contractures, sans préjudice toutefois des altérations de la sensibilité qui font encore ici bien rarement défaut. Il faudra intervenir concurremment avec le traitement général par des applications localisées dont l'électricité sous toutes ses formes fera en somme les plus grands frais.

Un des plus communs parmi ces troubles trophiques n'est autre que l'*œdème bleu,* qui se superpose souvent à la contracture et à la paralysie. Son traitement ne diffère pas de celui de ces dernières; le pinceau faradique sera employé tous les jours et d'une façon prolongée. Il faudra bien se garder d'appliquer un bandage compressif, qui, au lieu de réduire l'œdème, ne ferait certainement que l'augmenter.

De même en ce qui regarde l'*atrophie musculaire.* Ici on pourrait penser à appliquer les courants galvaniques, mais il faut bien savoir qu'à part un cas douteux qui nous appartient, on n'a jamais constaté de réaction de dégénérescence. La lésion ne siège en réalité ni dans les muscles, ni dans les nerfs; c'est donc encore à la sensibilité périphérique presque toujours troublée qu'il faudra s'attaquer pour modifier le système nerveux central, sans négliger toutefois d'agir par le pinceau faradique, servant à deux fins, sur les fibres musculaires qui auront été touchées par le processus atrophique.

Au cours des paralysies et des contractures hystériques abandonnées à elles-mêmes ou longtemps prolongées, il se produit parfois des adhérences fibreuses péri-articulaires ou des rétractions tendineuses qui, alors que l'élément paralytique ou spasmodique a disparu, mettent obstacle aux fonctions du membre. Le meilleur moyen d'éviter l'apparition de ces troubles trophiques, qui ne diffèrent pas en somme de ceux qu'on observe chaque fois qu'un membre est longtemps immobilisé en situation vicieuse, est de recourir de temps en temps, je vous l'ai dit, à l'exploration sous le chloroforme, au moins en ce qui regarde les contractures. Pour les paralysies, celles des membres inférieurs en particulier, il suffira d'éviter, à l'aide d'un cerceau, le poids des couvertures qui maintient les pieds en équin direct, de placer ceux-ci en bonne position pendant la nuit dans une gouttière amovible. Si les adhérences ou les rétractions tendineuses étaient déjà formées au moment de l'examen, on interviendrait chirurgicalement par des sections appropriées suivies de l'application d'un appareil plâtré qu'on enlèverait au bout de dix-huit à vingt jours. A moins que les rétractions ne soient très accentuées, il faudra, autant que possible, pour ce qui est des contractures, attendre que l'élément spasmodique soit en voie de disparition, l'écart entre le bout supérieur du tendon d'Achille, par exemple, et son bout inférieur pouvant être après section, dans ces cas, trop considérable pour permettre la soudure. Au moins faudra-t-il n'effectuer le redressement du pied que progressivement, à l'aide de deux ou trois appareils renouvelés tous les huit jours (1).

*
* *

Il nous reste maintenant à envisager les accidents ressortissant plus particulièrement à l'*hystérie viscérale*.

Parmi les manifestations portant sur l'appareil phonateur ou respiratoire, nous éliminons le mutisme et l'aphonie dont nous avons déjà parlé ; les attaques de spasmes, de dyspnée, voire même de fausse angine de poitrine, qui sont justiciables de la faradisation localisée à la région laryngée et thoracique antérieure et de la médication à opposer aux paroxysmes.

Restent les *hémoptysies hystériques*, détermination toujours effrayante de la névrose. Or il est certain que dans la très grande majorité des cas ces hémorragies font partie, elles aussi, d'un ensemble paroxystique dont par conséquent il faudra s'efforcer d'éviter le retour par les moyens appropriés. Il n'y a donc réellement pas de traitement

(1) *Pathogénie et traitement des pieds-bots,* VIIIe leçon.

spécial à opposer aux crachements de sang, pas plus, du reste, qu'aux autres hémorragies liées à l'hystérie : métrorragies toujours rares, écoulements sanguins de la peau et des muqueuses, des viscères ou des organes des sens. Aucune d'elles ne présente d'ailleurs de gravité, excepté les hématémèses, qui, par divers mécanismes, peuvent favoriser l'apparition de l'ulcère rond de l'estomac (1). Ma pratique constante, dans ce dernier cas, est, tout en traitant l'état paroxystique pour éviter le retour des vomissements de sang, de mettre immédiatement le malade au régime lacté, comme s'il existait réellement un ulcère, afin d'empêcher la perforation de se produire. Naturellement vous n'appliqueriez pas ce régime dans toute sa rigueur, à l'occasion, par exemple, d'une première hématémèse survenue pendant un paroxysme ; mais vous devriez y recourir sans hésitation si les hémorragies avaient de la tendance à récidiver.

Les vomissements de sang me conduisent tout naturellement à parler des autres manifestations qui affectent le tube digestif, et dont plusieurs sont de haute importance au point de vue thérapeutique, puisque l'*anorexie* qui en est l'aboutissant ordinaire est une des causes les mieux établies de mort dans la névrose.

Nous laisserons de côté la *sialorrhée*, qu'on modifiera parfois en électrisant la muqueuse buccale, pour en arriver immédiatement aux spasmes de l'œsophage, souvent liés à la présence d'une zone hyperesthésique ou hystérogène entraînant la contracture de ce conduit musculeux. L'électrisation soit interne à l'aide d'une sonde appropriée, soit externe au niveau des téguments du cou, sera préconisée. Il ne faut pas oublier que ce sont là des accidents souvent tenaces.

Mais le médecin sera surtout consulté pour les troubles gastriques proprement dits évoluant sous forme de vomissements ou d'anorexie tant primitive que secondaire aux

(1) Gilles de la Tourette, *L'ulcère rond dans les hôpitaux de Paris, pathogénie et statistique* : Soc. méd. hôp., 8 juin 1894.

mêmes vomissements ou au spasme déjà cité du conduit œsophagien.

Bien que dans tous ces cas le traitement que je vais exposer reste sensiblement le même, il ne s'ensuit pas qu'au point de vue thérapeutique on doive se désintéresser de la précision dans le diagnostic. L'examen approfondi du malade fournira fréquemment de précieuses indications.

C'est ainsi, par exemple, qu'on ne devra jamais manquer de rechercher s'il existe sur la peau de la région épigastrique ces zones limitées d'anesthésie ou d'hyperesthésie que nous avons montrées avec M. Sollier en rapport constant avec la perturbation des fonctions stomacales. Qu'on intervienne par l'électrisation statique, par les applications locales de glace ou les pulvérisations d'éther lorsque les zones sont hyperesthésiques, ou par les courants faradiques ou galvaniques en cas d'anesthésie, il n'est pas moins certain qu'on devra s'efforcer par tous les moyens possibles de rendre à l'estomac sa sensibilité s'il est anesthésique ou de le ramener au calme s'il est hyperesthésique. Ce côté de la thérapeutique ne devra donc jamais être négligé.

L'autre partie du traitement est purement psychique. Elle réclame, lorsque les vomissements et l'anorexie ont une tendance tant soit peu marquée à la ténacité, l'application immédiate de l'*isolement*, qui seul permet en réalité d'exercer une influence favorable sur des malades qui du fait de l'anorexie, sont exposés à mourir de faim.

Les déterminations gastriques de l'hystérie sont certainement susceptibles de guérir dans le milieu familial, mais on doit aussi poser en principe thérapeutique qu'elles y poursuivront dans la grande majorité des cas leur cycle complet, dont l'aboutissant peut être la mort. L'isolement seul nous paraît capable d'entraver leur évolution. Quand on a vu, comme cela nous est arrivé maintes fois, des jeunes filles atteintes d'anorexie primitive ou secondaire ayant perdu 15 kilos de leur poids, vomissant tout, ou mieux refusant d'ingurgiter quoi que ce soit, prendre le jour de leur entrée dans un établissement hydrothérapique un repas complet, regagner en un mois les 15 kilos perdus, et cela sous la seule influence d'un isolement bien compris, on devient un adepte fervent de cette méthode de traitement préconisée par M. Charcot. L'isolement s'impose donc dans le traitement des manifestations tant soit peu tenaces de l'hystérie gastrique, en le combinant avec les divers procédés de la thérapeutique générale, locale ou médicamenteuse.

Combien de temps doit-il durer ? Pour lui faire prendre fin, il faut que toute tendance anorexique, que les vomissements aient complètement disparu, « que l'état mental de la malade, très atteint, en réalité, soit suffisamment rééquilibré, dit M. Sollier, pour qu'elle puisse reprendre la vie ordinaire, et que, rentrant chez elle, elle ne soit pas obligée de mener une existence à part, entourée de trop de sollicitude et de soins et de prévenances exagérées, qu'elle n'ait plus besoin, en somme, d'être traitée en malade ni même en convalescente, mais en personne absolument normale ».

La névrose manifeste beaucoup plus rarement son action sur l'*intestin* que sur l'estomac. Le traitement général devra surtout être appliqué contre la diarrhée et la constipation d'origine hystérique, cette dernière étant toujours difficile à vaincre chez la femme en particulier.

La tympanite gastro-intestinale est surtout l'accident contre lequel vous aurez à intervenir. Presque toujours l'isolement sera nécessaire contre cette manifestation à laquelle on opposera plus particulièrement les chloroformisations répétées et l'électrisation des parois abdominales. Il est bien entendu qu'on ne manquera pas de s'inspirer des conditions particulières, étiologiques ou autres inhérentes au cas à traiter, et de l'état mental du sujet.

Quant aux douleurs abdominales à forme névralgique, nées le plus souvent sous l'influence de l'exaltation d'une zone hystérique ou hystérogène de la région ovarienne, elles affectent fréquemment une allure paroxystique qu'il faudra s'efforcer de combattre. C'est dans ces cas, surtout si l'on prescrit l'hydrothérapie, qu'on devra s'attacher, sous peine de déterminer une attaque, à éviter de percuter avec le jet la région où siège la zone. L'électrisation statique avec vent électrique ou frictions légères avec la boule de bois *loco dolenti* nous a donné de bons résultats.

Mais il faut savoir aussi que bien souvent le traitement le mieux dirigé échouera contre ces manifestations qui peuvent compter parmi les plus rebelles de la névrose. Rebelles, elles le sont parce qu'elles se montrent surtout chez des adultes, chez des femmes déjà avancées en âge, sur lesquelles le médecin sait qu'en général il n'a aucune prise, qu'il ne possède aucune autorité. Si elles acceptent l'isolement, elles entendent, une fois isolées, n'en faire qu'à leur guise, et si l'on osait les astreindre à une règle tant soit peu sévère, quittent l'établissement et consultent un autre médecin.

Ce sont ces malades indisciplinées qui, par contre, acceptent sans mot dire une opération qui ne les oblige à aucun effort psychique. On leur dit que l'extirpation des ovaires suffira à enlever tout leur mal; le moyen est trop simple pour qu'elles ne se soumettent pas à une intervention chirurgicale d'où elles ne retireront d'ailleurs, pour tout bénéfice moral et physique, qu'un plus grand déséquilibre mental et la stérilité.

En terminant, je vous dirai que l'hystérie s'associe fréquemment avec d'autres états morbides. Parmi ces associations, il en est une dans laquelle les phénomènes s'enchevêtrent si intimement qu'un même terme, l'*hystéro-neurasthénie,* sert à désigner l'ensemble pathologique qui se produit alors. Je crois inutile, après la leçon que j'ai consacrée aux *états neurasthéniques,* d'entrer dans de nouveaux développements relatifs à la thérapeutique que vous devrez opposer à ce complexus nerveux.

CINQUIÈME LEÇON

DIAGNOSTIC ET TRAITEMENT DU TIC DOULOUREUX DE LA FACE ET DE LA MIGRAINE.

Présentation d'une malade atteinte de tic douloureux de la face.

Description clinique du tic douloureux : considérations anatomiques sur le trijumeau; étiologie. — *Forme bénigne de la névralgie faciale.* — *Tic douloureux vrai;* description des accès, évolution; pronostic.

Diagnostic différentiel : entre la névralgie simple et le tic douloureux; avec les *paroxysmes hystériques à forme de névralgie faciale.*

Traitement du tic douloureux de la face. — Insuccès de presque tous les analgésiques; *méthode de Trousseau et de Charcot :* l'extrait thébaïque à doses massives; mise en œuvre de la méthode.

Traitement de la migraine : migraines *simples;* migraines *graves ;* migraines *accompagnées.* — *Exemple clinique de migraine grave.* — La migraine se traite comme l'épilepsie par le *bromure de potassium;* régime des migraineux.

I

L'affection dont je désire vous entretenir dans la première partie de cette leçon est extrêmement douloureuse ; c'est peut-être la plus cruelle des maladies du système nerveux : j'ai nommé la *névralgie faciale* ou mieux le *tic douloureux de la face,* cette dernière expression devant être réservée pour qualifier la forme très particulière de la névralgie de la cinquième paire que je vais étudier avec vous. C'est une manifestation qui semble défier les efforts de la thérapeutique ; vous verrez cependant que nous ne sommes pas complètement désarmés contre elle.

La malade que je vous présente se tient calme et souriante devant vous ; il y a seulement un mois et demi, lors de son entrée à l'hôpital, sa physionomie était tout autre, je vous l'assure. Elle reflétait la douleur la plus vive qu'il soit possible de ressentir; et si vous aviez interrogé cette malheureuse, elle vous eût dit qu'elle souffrait horriblement, atrocement, qu'elle ne dormait plus, ne mangeait plus, avait maigri de vingt livres, que l'excès du mal était tel qu'elle avait, à plusieurs reprises, songé au suicide. Elle ajouterait aujourd'hui que, depuis quinze jours, elle ne souffre plus du tout, que sa guérison lui semble complète, qu'elle « se trouve au paradis », suivant son expression même, qui définit bien mieux son état actuel que je ne le saurais faire. En présence de ces résultats, j'espère que vous ne trouverez pas oiseux les détails dans lesquels je vais entrer. Vous me permettrez, tout d'abord, de résumer en quelques mots l'histoire clinique de cette intéressante malade.

C'est une femme de trente-cinq ans, de constitution assez délicate. Rien de particulier à relever dans ses antécédents héréditaires. J'aurai l'occasion de vous dire qu'il n'en est pas ainsi chez tous les sujets de cette catégorie, car, pour ma part, je crois que certains tics douloureux de la face appartiennent à la famille névropathique, l'affection revêtant parfois un caractère familial.

De bonne santé habituelle, elle fut réglée à douze ans. Le jour même de l'apparition de ses premières menstrues, elle eut une forte migraine qui dura deux jours, occupant d'abord le côté droit; puis, le lendemain, le côté gauche de la face et de la tête. Depuis, ces migraines sont souvent revenues, presque toujours à l'occasion des règles, et la malade les différencie très nettement des douleurs névralgiques qu'elle devait ressentir plus tard. Ceci dit pour les auteurs qui font de l'hémicranie une névralgie du trijumeau, opinion que contredisent singulièrement la coexistence des deux manifestations douloureuses chez le même sujet et la différenciation très nette que ne manquent pas d'établir les malades eux-mêmes lorsqu'ils en souffrent.

A l'âge de vingt-sept ans, à la suite de quelques chagrins de ménage, se sont montrées à plusieurs reprises sensation de boule au creux épigastrique, battements dans les tempes, bourdonnements dans les oreilles, convulsions toniques et cloniques se terminant par des pleurs : l'attaque durait environ un quart d'heure. J'insiste sur ces manifestations hystériques dont il sera nécessaire de nous souvenir pour établir un diagnostic différentiel toujours important, vous le verrez, à préciser dans l'espèce. J'ajoute que le tempérament nerveux de cette femme s'est manifesté héréditairement chez l'enfant qu'elle a eu de son mariage et sous une forme similaire, car son petit garçon, âgé aujourd'hui de treize ans, semble bien — autant qu'il m'a été possible d'en juger — avoir été atteint de chorée rythmée.

J'arrive maintenant à l'affection douloureuse pour laquelle la malade est venue réclamer nos soins. Le matin du 14 juin 1892 — la souffrance a fixé la date dans sa mémoire — elle se réveilla avec une vive douleur dans l'œil droit, bientôt suivie de sensations nauséeuses. Elle pensa que sa migraine ordinaire faisait de nouveau son apparition. La journée s'était passée tant bien que mal, lorsque, vers le soir, elle ressentit brusquement, dans le même côté droit de la face, des douleurs atroces, intolérables, qu'elle différencia immédiatement de celles qu'elle avait jusqu'alors éprouvées. Ce n'était plus la douleur sourde, continue et contusive de l'hémicranie, mais bien des élancements affreux qui lui faisaient pousser des cris. Ces élancements étaient paroxystiques, de courte durée ; ils procédaient par crises, et, dans leur intervalle, la souffrance disparaissait complètement pour revenir quelques instants plus tard avec une nouvelle intensité. Ils s'accompagnaient d'épiphora de l'œil droit, dont la conjonctive était injectée, et chaque nouvelle apparition du mal déterminait une contraction, un spasme douloureux des muscles de la face.

Les crises, je vous l'ai dit, étaient de courte durée, ne dépassant pas quelques secondes ; elles revenaient toutes les dix minutes environ, se rapprochant parfois au point des crises d'hystérie convulsive nettement caractérisées : de devenir subintrantes. La première nuit se passa sans sommeil, et les jours qui suivirent n'amenèrent guère d'amélioration, car ce premier paroxysme, je dirai mieux, ce premier état de mal, persista presque sans interruption pendant un mois tout entier. Puis, un beau jour, les crises douloureuses disparurent subitement, brusquement, comme elles étaient venues. La première grande crise de névralgie faciale, de tic douloureux de la face, dont avait souffert la malade — car ce n'était plus, vous vous en doutez, la migraine qui était en cause — avait pris fin. Aucun traitement n'avait réussi à l'enrayer, voire même à la calmer.

Le mal, qui, au premier moment, avait paru vouloir se cantonner dans la branche ophtalmique, n'avait pas tardé à s'étendre à tout le domaine du trijumeau du côté droit, spécialement aux rameaux maxillaires supérieur et inférieur. La muqueuse buccale, les gencives en particulier, étant devenues extrêmement douloureuses, la patiente attribua sa névralgie à la présence de dents irrégulièrement implantées et légèrement cariées. Elle s'en fut trouver un dentiste, qui lui en extirpa cinq dans une première séance et l'engagea à revenir si elle souffrait encore. Comme elle n'éprouva aucun soulagement de cette opération, elle s'en tint à cette première expérience. Elle fit bien, d'ailleurs, car elle n'eût certainement pas manqué d'éprouver le sort de nombre de ses collègues en névralgie faciale, qui se sont fait démeubler la bouche en poursuivant la recherche d'un soulagement que ne réalise jamais un pareil mode de traitement. Cet exemple vous servira, je pense, en pareille occurrence.

Cette première crise avait duré cinq semaines ; l'accalmie était complète, et la malade espérait bien être à jamais débarrassée de son supplice, lorsque, dix-huit mois plus tard, en décembre 1893, les douleurs reparurent avec une nouvelle intensité, toujours localisées au côté droit de la face. Au moment des paroxysmes, les souffrances étaient telles qu'il lui était impossible, en particulier, de toucher la voûte du palais avec la pointe de la langue. En même temps, les mâchoires se contracturaient, elle ne pouvait desserrer les dents ni par conséquent s'alimenter. Aussi l'amaigrissement devint-il rapidement considérable. La malade fit un nouvel usage de tous les médicaments calmants et analgésiques; elle employa tour à tour les bromures, l'aconitine, le sulfate de quinine, l'antipyrine et la phénacétine. Rien ne soulagea ses douleurs, qui, subitement, disparurent comme précédemment, après avoir duré cinq semaines environ.

Cette fois, l'accalmie fut de moins longue durée, car au mois d'août 1894 se montrait une nouvelle crise qui persista pendant six semaines.

Les rémissions devaient d'ailleurs s'espacer de moins en moins, car, au mois de novembre de la même année, la névralgie faisait à nouveau son apparition et tourmentait la malade sans trêve ni repos pendant cinq mois, c'est-à-dire jusqu'en avril 1895. Pendant le mois de mai, le calme fut complet. En juin, l'affection fit son cinquième retour agressif; elle persistait avec toute son intensité habituelle le 19 octobre 1895, époque où cette malheureuse vint à l'hôpital Cochin et s'adressa à M. le docteur Quénu, dans le but de se faire traiter chirurgicalement. Mon collègue, qui n'ignorait pas combien l'intervention sanglante est aléatoire en de pareils cas, voulut bien m'adresser sa malade, ce qui me permet de vous la présenter aujourd'hui.

L'état de cette femme, au moment de son entrée dans nos salles, était véritablement misérable. Ceux d'entre vous qui assistent à la visite du matin ont pu, en l'observant, se faire une idée exacte de ce terrible mal qu'est le tic douloureux de la face. Par instants, les crises se rapprochaient tellement les unes des autres qu'elles étaient pour ainsi dire continues; le moindre mot que la malade prononçait, le simple fait d'ouvrir la bouche provoquaient un paroxysme douloureux siégeant à droite, particulièrement au niveau de l'émergence du nerf sous-orbitaire.

Vous l'auriez vue, à ce moment précis où débutait son supplice, porter précipitamment ses deux mains vers la région douloureuse et la comprimer énergiquement à l'aide de son mouchoir, toujours prêt pour un pareil usage ; cette manœuvre seule réussissait à atténuer son mal jusqu'à la nouvelle crise, qui ne tardait pas d'ailleurs à survenir.

Mais je m'arrête dans cet exposé clinique, désireux que je suis d'établir en quelques mots le bilan de nos connaissances sur la névralgie faciale. Je pourrais vous renvoyer à vos traités de pathologie, mais le résumé succinct que je vais faire vous sera, je pense, immédiatement de quelque utilité.

*
* *

La névralgie faciale, vous ne l'ignorez pas, n'est autre que la névralgie du trijumeau ou nerf de la cinquième paire cranienne, et les contractures paroxystiques qui l'accompagnent, et qui appartiennent au facial proprement dit, trahissent seulement la participation indirecte, purement réflexe de ce dernier nerf, qui n'a en somme rien à voir dans la pathogénie de cette affection.

Le trijumeau naît du bulbe par deux racines : l'une motrice, l'autre sensitive, cette dernière étant seule en cause dans le tic douloureux. Les deux racines restées indépendantes se dirigent de leur point d'origine vers le sommet du rocher. La racine sensitive se renfle alors et constitue le ganglion de Gasser, d'où naissent trois branches qui sont : le nerf ophtalmique de Willis, le maxillaire supérieur et le maxillaire inférieur que suit la racine motrice. Aux émergences périphériques de chacun de ces nerfs correspondent des points douloureux dont vous devez connaître les principaux.

Dans le domaine de l'ophtalmique, qui se divise en nerfs frontal, lacrymal et nasal, vous trouverez le point sus-orbitaire très fréquemment noté dans les observations, le point palpébral à la partie externe de la paupière supérieure, le point nasal à l'angle interne de l'œil, le point oculaire.

Pour le nerf maxillaire supérieur : le point sous-orbitaire, très douloureux chez notre malade, le point malaire au niveau de l'os de la pommette, les points dentaires qui répondent aux nombreux rameaux qui se distribuent aux dents de la mâchoire supérieure, le point palatin de Méglin.

Pour le maxillaire inférieur, je note le point temporo-maxillaire, les points dentaires inférieurs, le point lingual sur le bord de la langue, le point mentonnier.

J'oublie à dessein de mentionner des points d'importance pour ainsi dire secondaire où la douleur se localise moins fréquemment qu'au niveau de ceux que je viens de vous indiquer sommairement. Rappelez-vous, cependant, que les rameaux terminaux du nerf de la cinquième paire s'anastomosent ave les filets du plexus cervical, et que dans les cas de névralgie généralisée à toute l'étendue du trijumeau, vous constaterez que toute une moitié de la face sera douloureuse, y compris la peau du crâne jusqu'à la nuque, où l'on note les points apophysaires de Trousseau. Toutefois la maladie affecte rarement cette généralisation, de même que plus rarement encore les deux nerfs trijumeaux sont envahis simultanément ou consécutivement; elle se cantonne volontiers dans l'une ou l'autre des trois branches principales ou même dans un filet, le sous-orbitaire par exemple, qui devient le siège des élancements douloureux que je vous ai décrits.

Pour faire de bonne thérapeutique, il est presque indispensable de posséder une notion exacte de la cause de la maladie que l'on veut traiter. Or, cette notion étiologique précise est très difficile à acquérir dans l'espèce. La névralgie faciale, comme beaucoup d'autres névralgies, d'ailleurs, la sciatique en particulier, livre difficilement le secret de son existence ; en dehors des tumeurs comprimant le trijumeau dans son trajet du bulbe au rocher, ou au niveau du ganglion de Gasser, tumeurs ou plaques de méningite qui peuvent être, ne l'oubliez pas, de nature syphilitique ; en dehors de la notion étiologique fournie par certaines fractures du rocher, exceptionnelles d'ailleurs, vous serez le plus souvent, sinon toujours, réduits à des hypothèses. Et alors il vous faudra invoquer l'influence des maladies générales : du rhumatisme, de la goutte, du diabète, ce qui ne vous avancera pas beaucoup, quoi que vous puissiez en penser, au point de vue du traitement.

J'ajouterai qu'il faut aussi tenir compte de l'hérédité nerveuse, et à ce sujet je possède l'observation d'un homme très vigoureux qui, lorsque je le vis pour la première fois, souffrait depuis dix ans d'un tic douloureux de la face du côté droit ; son père avait pâti pendant quarante ans de cette cruelle affection, et son grand-père paternel, mort à l'âge de quatre-vingt-sept ans, en avait été tourmenté pendant près de la moitié de son existence.

*
* *

Quittant ce domaine si obscur encore de l'étiologie, ce qu'il faut que vous sachiez pratiquement, c'est qu'il existe au moins deux grandes catégories de névralgies de la face.

Dans la première, l'affection est causée le plus souvent par une irritation périphérique quelconque portant sur les expansions terminales du nerf, telle l'impression d'un froid vif. Vous la verrez encore survenir au cours d'une infection, la grippe notamment, surtout à son déclin. Dans cette forme, la névralgie revêt un caractère bénin, passager. Pour en établir le diagnostic différentiel d'avec la seconde forme, qui est tenace, voire incurable, vous vous baserez bien plus sur les caractères particuliers aux deux formes névralgiques que sur les données toujours peu précises qui vous seront fournies par l'étiologie.

Dans la forme bénigne et passagère, outre que les élancements douloureux sont d'une intensité beaucoup moindre que dans la grande névralgie faciale, il semble pour ainsi dire qu'ils prennent naissance sur un fonds de souffrance continue. Ce qui revient à dire que la douleur revêt un caractère de progression croissante, qu'elle a un début, une acmé, un déclin. Dans le tic douloureux, tout est paroxystique; dans l'intervalle des crises, l'accalmie est complète; mais lorsque se montre la douleur, elle atteint subitement son maximum d'intensité et cesse aussi brusquement qu'elle était apparue. Je ne peux mieux comparer ces paroxysmes qu'aux crises fulgurantes des ataxiques. J'ajoute, d'ailleurs, que la répétition des crises rend singulièrement plus intolérables ces élancements intermittents que la continuité même du mal.

Les accès douloureux, sur la signification desquels vous ne tarderez pas à être fixés, surviennent, je vous l'ai dit, toujours brusquement; ils se répètent dix, vingt, cent fois dans la journée; ils peuvent être en quelque sorte subintrants, suivant la gravité de l'affection. Notez exactement, si possible, leur nombre au commencement du traitement; faites-en la moyenne, celle-ci vous guidera dans l'intervention thérapeutique en vous indiquant exactement si la maladie reste stationnaire ou entre en régression. Non seulement ils naissent spontanément, mais ils peuvent encore être et sont souvent provoqués. Malheureusement, il est fort difficile d'éloigner leurs causes provocatrices, la plupart étant liées à l'accomplissement de fonctions physiologiques, telles que l'éternuement, le rire, le pleurer, les mouvements de mastication et de déglutition, l'acte de la parole. Aussi certains malades craignent-ils de faire le moindre mouvement; ils ne parlent que par signes, ils rusent, s'ingénient pour avaler, ingurgiter un solide ou un liquide sans provoquer la crise douloureuse. Ils ont des appréhensions constantes, ce sont de véritables martyrs.

A chaque élancement, ils compriment, frictionnent le point douloureux, lorsque celui-ci n'est pas intra-buccal. Cette friction, violente et répétée, détruit chez les hommes les poils de la barbe et rend glabre la portion de la face sur laquelle elle porte. Lorsqu'elle se continue pendant des mois et des années, ce qui n'est pas exceptionnel, son énergie peut être assez grande pour amener, comme dans le cas observé par Trousseau, un véritable écrasement des os d'une moitié de la face.

A côté de l'élément douleur, se placent des phénomènes secondaires ou accessoires, variant suivant le territoire affecté et qui sont d'ordre vaso-moteur, sécrétoire ou trophique.

Dans certains cas, l'œil est injecté, la conjonctive rouge, les paupières parfois œdématiées; les larmes qui s'écoulent acquièrent une âcreté particulière et tracent un sillon rouge sur la joue, dont la peau est rendue chaude, luisante, douloureuse par les frottements répétés. De même, il peut se faire un écoulement limité à une narine. Lorsque la névralgie siège dans le domaine du lingual, la bouche se remplit d'un liquide salé sécrété avec abondance. Il n'est pas rare, dans ces circonstances, de voir apparaitre une éruption vésiculeuse le long du trajet nerveux affecté, et très souvent le zona ophtalmique, le seul qui récidive, et pour cause, est lié au tic douloureux de la face.

Laissant de côté les formes bénignes et curables de la névralgie de la face, on peut dire que la *marche* du tic douloureux est presque toujours sensiblement la même. Certes, l'intensité diffère selon les cas; mais ce qui caractérise leur évolution, c'est la ténacité de la maladie, mieux encore que sa chronicité proprement dite.

En effet, les cas sont rares, même parmi les plus qualifiés, où l'affection, dès son début, se soit installée à l'état permanent. Le plus souvent, la névralgie procède par accès, par états de mal de plus ou moins longue durée. Chez notre malade, vous vous en souvenez, le premier accès a débuté en 1892, au mois de juin, et a duré cinq semaines; puis, en décembre 1893, nouvel accès de même longueur; l'affection disparaît alors jusqu'en août 1894, époque où elle revient pour six semaines; en novembre de la même année, elle s'installe pour cinq mois, sans trêve ni repos, jusqu'en avril 1895; à cette époque, le calme était complet, mais il ne devait pas être de longue durée, puisque la névralgie récidivait en mai; la malade, souffrant toujours, entrait en octobre dans notre service.

D'une façon générale, on peut dire qu'à mesure que la maladie ou le malade avance en âge, l'affection tend à resserrer les intervalles qui séparaient au début ses paroxysmes, elle évolue vers la permanence avec ce caractère spécial que je vous ai indiqué, à savoir qu'à l'inverse de ce qui existe dans la forme bénigne et curable, la douleur est absente dans l'intervalle des élancements douloureux, dont la réunion constitue un paroxysme. A cela près, vous le voyez, cet état ne diffère pas beaucoup de la chronicité absolue.

Vous comprenez, dans ces conditions, ce que doit être la vie de ces malheureux qui, afin d'éviter le retour des douleurs, ne parlent plus, s'en tiennent à l'alimentation strictement nécessaire pour assurer le maintien de leur misérable existence. Lorsque les paroxysmes laissent entre eux un certain intervalle, ils reprennent l'embonpoint qu'ils avaient perdu et renaissent à la vie; mais comme la période où la douleur devient pour ainsi dire permanente ne tarde pas à s'établir, ils tombent dans le marasme, et, si la vie est encore compatible avec un pareil état de choses, vous jugez ce que doit être une telle existence. De fait, il est de ces malades qui recourent au suicide pour mettre un terme à leurs maux.

Le *pronostic* est donc des plus sombres, et Trousseau, qui a si bien étudié le tic douloureux de la face, dit qu'il a constamment observé des récidives, même après avoir institué le traitement que je vais vous exposer.

*
* *

Mais avant de vous parler de la thérapeutique à mettre en œuvre, je désire encore vous dire quelques mots du *diagnostic* à établir, non pas entre les deux formes de névralgie dont je vous ai parlé et entre lesquelles il existe d'ailleurs des cas de transition, mais avec certaines manifestations douloureuses de la face que ne connaissait pas le clinicien de l'Hôtel-Dieu, et qui ont dû occasionner bien des méprises fâcheuses. Il est bien entendu que je ne reviendrai pas davantage sur la migraine, dont les caractères sont tellement spéciaux qu'ils ne sauraient en imposer qu'à un observateur peu exercé.

Au mois d'avril 1891, une dame de trente-huit ans venait me consulter pour une affection douloureuse de la face des plus rebelles, puisqu'elle datait de quinze ans, contre laquelle elle avait épuisé sans succès tous les analgésiques connus à cette époque. La morphine seule l'avait soulagée; aussi n'avait-elle pas tardé à en abuser, et comme elle en ressentait de graves inconvénients, elle était décidée, disait-elle, à tout tenter, même une intervention sanglante, si je l'y engageais. Au premier moment, la description qu'elle me fit de sa douleur, siégeant toujours dans le côté droit de la face, survenant d'une façon paroxystique, acquérant vite une extrême intensité, me donna à penser qu'il s'agissait de la forme grave de la névralgie faciale. Mais une investigation plus minutieuse ne tarda pas à me convaincre que cette opinion devait être rejetée.

D'abord, les accès considérés en eux-mêmes duraient trop longtemps et revenaient à intervalles trop éloignés, bien que l'affection persistât d'une façon subcontinue depuis plusieurs années. C'est ainsi, par exemple, qu'au lieu d'observer un de ces états de mal, si fréquents dans le tic douloureux, qui durent cinq à six semaines et s'accompagnent quotidiennement d'un plus ou moins grand nombre d'élancements douloureux paroxystiques, chez notre malade les paroxysmes se montraient seulement deux ou trois fois par semaine. Toutefois, chaque paroxysme, au lieu de cesser au bout de quelques instants pour revenir à plusieurs reprises dans le courant de la journée, ainsi qu'il est de règle, était unique et se prolongeait sans intermittences, sans discontinuité pendant deux ou trois heures et quelquefois plus. Le retour de chacun d'eux avait lieu pour ainsi dire à jour fixe. De tels caractères, je le répète, n'appartiennent pas au tic douloureux de la face où les paroxysmes, toujours de courte durée, laissent entre eux une accalmie complète, quitte à se renouveler un grand nombre de fois dans la même journée.

Enfin et surtout, la crise elle-même offrait une évolution toute particulière. Fréquemment elle était annoncée par des phénomènes de divers ordres qui ne s'observent pas dans la névralgie faciale vraie : sensation de boule remontant du creux épigastrique vers le cou, bourdonnements d'oreilles, battements dans les tempes, hallucinations passagères. Le plus souvent, néanmoins, la douleur constituait la première manifestation de l'accès. Siégeant à l'angle interne de l'œil droit, elle s'accompagnait d'élancements atroces ; il semblait à la malade qu'à chacun d'eux on lui enfonçât un clou dans l'orbite. De l'œil, la souffrance irradiait dans toute la partie droite de la face et du cuir chevelu, dont la peau, en particulier, devenait le siège d'une exquise hyperesthésie.

A un moment donné, la douleur était si forte, au dire de la patiente, que la crise se terminait par une véritable attaque d'hystérie avec mouvements convulsifs, hallucinations, larmes abondantes.

Devant un pareil tableau, mon hésitation cessa complètement; me rappelant certains faits que j'avais observés alors que j'avais l'honneur d'être le chef de clinique de mon regretté maître le professeur Charcot, j'abandonnai l'idée d'un tic douloureux de la face pour celle d'un *paroxysme hystérique à forme de névralgie faciale.*

A l'époque où j'observais cette dame, la forme de manifestation hystérique qu'elle présentait était presque complètement inconnue, et, si vous voulez bien vous reporter au travail que je publiai alors dans le *Progrès médical,* ainsi qu'à la thèse de mon élève, M. Artières (1), vous verrez qu'on n'hésitait même pas à intervenir chirurgicalement dans les cas analogues.

Peut-être à un moment donné Trousseau fut-il sur le point d'entrevoir la vérité : il appelait le tic douloureux de la face une névralgie épileptiforme, non pas tant parce que les muscles sont secoués par des convulsions, mais parce que, disait-il, « cette forme, rebelle à toute médication, avait les allures du vertige ou de l'aura épileptique, qu'elle en avait la soudaineté, la durée, qu'elle en avait surtout la presque incurabilité. En la comparant aux vertiges accompagnés ou non d'une *aura* douloureuse, aux attaques du mal caduc commençant par un membre et y restant bornées, en la comparant à l'angine de poitrine, je ne pouvais pas ne pas être frappé de l'analogie, de la ressemblance de toutes ces névroses. »

L'assimilation des contractions spasmodiques du tic douloureux de la face aux convulsions de l'épilepsie vous paraîtra certainement forcée. Mais j'exprime, pour ma part, l'opinion que Trousseau avait dû se laisser guider, dans sa comparaison, par des considérations d'ordre plus élevé. Je croirais volontiers qu'il s'était trouvé à plusieurs reprises en présence de ces paroxysmes hystériques à forme névralgique dont la symptomatologie fondamentale confine toujours par certains côtés aux accès du mal caduc, ce qui l'avait conduit aux rapprochements formulés dans ses cliniques. Mais les connaissances imparfaites que l'on possédait alors sur l'hystérie ne lui permirent pas d'arriver à une exacte interprétation des faits.

Quoi qu'il en soit de ce côté historique de la question, au point de vue pratique, je crois que, avertis de l'existence

(1) ARTIÈRES, *Étude sur les névralgies hystériques, en particulier de la névralgie faciale.* (*Thèse de Paris*, 1891.)

d'une névralgie faciale d'origine hystérique simulant le tic douloureux, ou mieux d'un paroxysme hystérique à forme de névralgie faciale, vous ne tomberez pas dans l'erreur de ceux qui, je vous le disais tout à l'heure, opposaient une intervention sanglante à de telles manifestations.

Vous aurez pour vous guider les phénomènes de l'aura qui font rarement défaut, la longue durée du paroxysme et son peu de fréquence relative. Enfin, alors que dans la névralgie vraie l'accalmie immédiate avec persistance de l'intégrité de l'état mental succède à l'accès, dans l'exaltation douloureuse d'origine hystérique partie d'un rameau de la cinquième paire jouant le rôle d'une zone hyperesthésique-hystérogène, la scène morbide se termine souvent par une crise convulsive accompagnée et suivie de phénomènes psychiques, qui jugera à elle seule la nature de la maladie. La douleur fait partie intégrante de la crise, elle n'en est qu'un des éléments, et, à moins de circonstances très exceptionnelles, jamais les élancements du tic douloureux vrai ne sont susceptibles de provoquer l'apparition d'un paroxysme hystérique, affection *sui generis* parfaitement déterminée.

J'ai parlé de circonstances exceptionnelles. En effet, vous pourrez quelquefois observer chez le même sujet la coexistence du tic douloureux et de l'hystérie, et j'ai eu soin de vous indiquer que notre malade avait autrefois présenté des manifestations nettement attribuables à la névrose. Je crois inutile de reprendre un à un les éléments du diagnostic différentiel pour vous démontrer que chez elle les accidents douloureux actuels n'ont rien à voir avec l'hystérie. Je le regrette, d'ailleurs, car le pronostic s'en trouverait singulièrement allégé. La malade hystérique dont je vous ai sommairement rapporté l'histoire a guéri assez rapidement de ses paroxysmes douloureux, qui dataient de quinze ans, sous l'influence d'une thérapeutique purement suggestive, et je ne pense pas que cette médication donnerait de bons résultats chez la femme qui sert de thème à cette leçon. Ces considérations d'ordre tout à fait pratique vous montrent donc quel intérêt vous aurez à établir un diagnostic précis.

*
* *

Ceci me conduit directement à vous exposer le *traitement* du tic douloureux de la face. Vous n'avez pas oublié que, en dehors des paroxysmes hystériques sur lesquels je ne reviendrai plus, il existe deux formes de névralgie faciale dont l'évolution et le pronostic diffèrent singulièrement. La première, bénigne, curable, dont vous connaissez les caractères, est toujours favorablement influencée par les analgésiques : antipyrine, phénacétine, bromhydrate ou valérianate de quinine, administrés à doses variables suivant l'intensité du mal et la susceptibilité des sujets. Il n'en est pas de même de la seconde, du tic douloureux de la face proprement dit, et, lorsque vous vous trouverez en présence d'un cas de ce genre, vous serez vite convaincus une fois de plus qu'en matière de thérapeutique, richesse est bien souvent synonyme de pauvreté.

Notre malade en a fait la triste expérience, et c'est en désespoir de cause qu'elle venait demander à M. Quénu d'intervenir chirurgicalement. Or, celui-ci n'était pas très enthousiaste d'une opération, puisqu'il nous l'adressa pour que nous puissions tenter un dernier effort médical. Il savait que si les résections nerveuses produisent généralement une amélioration marquée et immédiate, celle-ci, néanmoins, est presque toujours de courte durée, et qu'en thèse générale on n'est autorisé à intervenir de cette façon que lorsque tous les autres moyens ont échoué.

Or, je n'hésite pas à dire que chez notre malade, la meilleure, sinon la seule des médications à opposer au tic douloureux, avait été oubliée; c'est à sa mise en œuvre qu'elle doit, après les atroces souffrances qu'elle a endurées, de se trouver aujourd'hui « dans le paradis », suivant sa pittoresque expression.

Quelle est donc cette médication, et comment faut-il l'appliquer? Puisqu'elle a produit les résultats efficaces que vous pouvez vous-mêmes constater, vous devez avoir hâte de la connaître.

Eh bien, cette médication n'est autre que celle qui a été préconisée par Trousseau : je l'ai vu souvent employer, et toujours avec succès, par Charcot, qui en était un chaud partisan. Elle est essentiellement basée sur l'usage de l'opium, de l'extrait thébaïque à doses élevées et progressives, et, pour vous mettre au courant de la technique de son application, je ne saurais mieux faire que de vous exposer ce qui a été fait chez notre malade.

Je priai l'interne en pharmacie du service de nous confectionner lui-même des pilules renfermant chacune 0 gr. 2 centigr. d'extrait thébaïque et exactement dosées; ces pilules devaient être molles, afin d'être mieux absorbées; c'est dire que leur préparation nécessite certains soins, et qu'il ne faut pas en faire confectionner une trop grande quantité à la fois, de peur de les voir se dessécher et passer à l'état de cailloux dans les garde-robes. Le dosage exact est nécessaire, vu la longueur relative du traitement et l'administration régulièrement progressive du médicament, qui resterait inefficace ou produirait des effets toxiques si la quantité qu'en renferme chaque pilule n'était pas constamment la même. Pour la durée d'une cure, adressez-vous donc, à la ville, toujours au même praticien, et que votre ordonnance porte des recommandations minutieuses.

Le premier jour du traitement, c'est-à-dire le 20 octobre 1895, la malade prit trois de ces pilules, soit 0 gr. 6 centigr. d'extrait thébaïque, à intervalles éloignés, de façon à éviter autant que possible les effets hypnotiques de l'opium. Ceux-ci ne s'étant pas produits, au moins d'une façon appréciable et gênante, j'augmentai d'une pilule tous les deux jours. Le 25 octobre, la patiente prenait cinq pilules, soit 0 gr. 10 centigr. d'opium. Le 26, les crises étaient aussi fréquentes que le premier jour du traitement, mais leur intensité douloureuse était un peu moindre. J'en notai soigneusement le nombre.

A la dose de huit pilules, ce nombre avait diminué de moitié; la malade pouvait déjà manger et parler sans les provoquer.

Vers le 6 ou le 8 novembre, à la dose de dix pilules, il n'existait plus que de légers élancements. Lorsque la malade eut pris douze pilules, c'est-à-dire 0 gr. 24 centigr. d'opium, les douleurs avaient complètement disparu.

Je la laissai cinq jours à cette dose, qui était parfaitement tolérée, et je pus, à partir de cette époque, diminuer progressivement d'une pilule tous les deux jours, de telle sorte que vingt-cinq jours plus tard environ la malade ne prenait plus d'opium, et qu'elle se trouvait entièrement débarrassée de son mal. Voici quinze jours qu'elle ne suit aucun traitement, et vous voyez que son état est satisfaisant : elle a augmenté de 3 kilogrammes, l'alimentation se faisant désormais d'une façon régulière. Combien de temps durera cette guérison? Je vais m'expliquer sur ce point délicat, pour l'interprétation duquel la présence de la malade ne nous est pas indispensable; mais auparavant, je désire revenir sur quelques détails de technique que j'ai dû passer sous silence.

*
* *

Vous vous êtes étonnés peut-être de ce qu'une femme d'apparence aussi délicate ait pu, sans trop d'inconvénients, supporter par jour 0 gr. 24 centigr. d'extrait thébaïque. Cette dose est pourtant loin de celles que Trousseau recommandait d'employer. Lisez la leçon qu'il a consacrée à la névralgie épileptiforme de la face, et vous le verrez prescrire couramment 0 gr. 50 à 0 gr. 60 centigr. d'extrait d'opium. Il rapporte même le cas d'un homme qui en prit jusqu'à 14 et 15 *grammes* par jour! Je ne vous conseille pas de pousser jusque-là, mais il me sera permis aussi, dans ces conditions, de ne pas considérer la dose de 0 gr. 25 centigr. comme exceptionnelle.

Le secret de la tolérance du médicament réside, je crois, dans son administration progressive. Ne commencez pas cependant par des doses très faibles, vous n'obtiendriez aucun résultat : débutez par 0 gr. 6 centigr., 0 gr. 8 centigr. ou 0 gr. 10 centigr., d'emblée, sous forme de pilules de 0 gr. 2 centigr. espacées dans les vingt-quatre heures, et suivez le principe formulé par Trousseau : « L'opium dans le traitement de la névralgie épileptiforme doit être administré à hautes doses, et ces doses n'ont rien de déterminé; elles doivent être telles que les douleurs soient calmées, et elles peuvent être augmentées tant qu'elles n'amènent pas d'accidents. »

Vous augmenterez donc jusqu'à ce que les douleurs cessent, et, sous ce rapport, chaque cas porte en lui-même son propre enseignement. Tel sujet verra l'accalmie se produire sous l'influence de 0 gr. 20 centigr. ou même moins, tel autre exigera une dose double.

Mais, en dehors de l'intolérance absolue pour des doses tant soit peu élevées, qui est exceptionnelle, il peut survenir des accidents qui mettent obstacle au traitement, et ceux-ci sont de divers ordres. Ce n'est pas tant, chose remarquable, la somnolence et l'engourdissement général que vous aurez à redouter que les troubles du côté de l'appareil digestif. L'inappétence, la constipation opiniâtre se montrent rapidement chez certains sujets; d'autres, par contre, — et cela vous semblera bizarre, — ont des diarrhées profuses qui les dépriment. Donnez des laxatifs légers, prescrivez des stimulants diffusibles, du thé, du café. Laissez-vous, en somme, guider par les circonstances; faites, pour ainsi dire, une cote mal taillée. Dites-vous bien que, d'une façon générale, vous n'aurez pas à maintenir longtemps les hautes doses, mettez dans un des plateaux de la balance l'amélioration que vous espérez du traitement et qui ne peut tarder à se produire, et dans l'autre les accidents qui menacent et auxquels vous chercherez à remédier par une contre-médication appropriée. Vous rencontrerez néanmoins des sujets rebelles à la médication, soit parce que leur névralgie est véritablement réfractaire à l'opium, soit parce que les accidents inhérents à cet agent thérapeutique sont trop accentués. Il est très rare cependant qu'en procédant avec prudence vous n'arriviez pas à un résultat satisfaisant.

Quand la sédation sera obtenue, quand les accidents douloureux auront disparu, maintenez pendant quelques jours la dose maxima, puis diminuez progressivement le nombre des pilules, en vous tenant prêts à l'augmenter à nouveau si la névralgie tentait un retour agressif.

J'admets que la médication ait été de tous points triomphante, comme chez la malade que je vous ai présentée, devrez-vous en conclure que l'affection est pour toujours enrayée, que la guérison est un fait définitivement acquis? Hélas! non, et c'est là le côté défectueux de ce mode de traitement qui donne pourtant de si bons résultats. Vous pourrez espérer, en le mettant en œuvre, écarter pour longtemps les accidents douloureux, mais vous n'aurez point la certitude de les avoir éloignés pour toujours. Trousseau, je vous l'ai dit, n'a jamais vu guérir le tic douloureux de la face. S'il survenait une nouvelle période douloureuse, reprenez le traitement sur les bases que je vous ai indiquées et en tenant compte des susceptibilités particulières de votre malade que vous aurez appris à connaître. Mais il faut que vous sachiez aussi, ce qui vous étonnera peut-être, que l'opium est généralement moins bien supporté dans la cure d'un second état de mal, et que l'intolérance se montre souvent plus accentuée que lors d'un premier emploi.

Cette possibilité d'un retour agressif, jointe à la probabilité d'une intolérance qui entravera les bons effets du médicament, réduit singulièrement le bilan favorable du traitement de la névralgie faciale par l'opium et n'encourage guère, je l'avoue, à recourir d'emblée à ce procédé thérapeutique. Et cependant, je ne saurais mieux faire que de vous conseiller de rejeter toute hésitation quand vous vous trouverez en présence d'un tic douloureux de la face, de la grande névralgie faciale, à moins que le sujet ne soit syphilitique, auquel cas vous devriez immédiatement mettre en œuvre la médication spécifique. En dehors de ce cas particulier, l'opium, malgré ses inconvénients, malgré la possibilité d'une récidive, reste le médicament de choix, et, avant de penser à cette récidive, qui peut-être ne se montrera pas, guérissez au moins les manifestations actuelles et le malade vous sera reconnaissant du soulagement, même momentané, que vous aurez apporté à ses maux.

II

J'ai eu l'occasion, au courant de cette leçon, de vous parler de la *migraine* et de vous dire qu'à mon avis, elle différait radicalement de la névralgie du trijumeau. Vous savez d'ailleurs que les deux affections coexistaient chez la malade que je vous ai présentée, et que celle-ci, mieux qu'un pathologiste exercé, différenciait nettement ses deux paroxysmes douloureux l'un de l'autre. Je ne m'attarderai donc pas à discuter plus longuement cette question de nature que je considère comme définitivement tranchée. Je préfère vous exposer le traitement que je préconise d'ordinaire contre la migraine et vous donner à ce sujet quelques conseils pratiques dont, j'en suis sûr, vous aurez souvent l'occasion d'apprécier les bons effets, car cette affection est des plus communes, et vous serez fréquemment sollicités d'intervenir contre ses manifestations.

Comme préambule tiré de la fréquence de cette maladie, j'ajouterai que le traitement dont je vais vous exposer les bases ne devra pas s'appliquer indistinctement à tous les cas, mais bien aux seules migraines graves, c'est-à-dire à celles qui, par la répétition et l'intensité de leurs accès, constituent une véritable infirmité. Parmi les cas graves, vous devrez compter au premier rang les migraines dites accompagnées, c'est-à-dire celles auxquelles se surajoutent le scotome scintillant et l'aphasie transitoire, ou encore des phénomènes d'ophtalmoplégie ou d'épilepsie partielle, le plus souvent sensitive, accidents que vous aurez toujours intérêt à voir disparaître, de crainte qu'ils ne s'installent à l'état permanent. Et si le traitement doit être réservé pour ces seuls cas, c'est que la médication que vous emploierez est sévère, quelquefois difficilement supportée, et qu'il vaut mieux souffrir d'un accès migraineux qui revient tous les mois que de s'astreindre à une thérapeutique qui devra parfois être continuée sans interruption pendant une ou deux années consécutives. C'est encore une balance que vous devrez établir entre la médication que je vais vous proposer et l'intensité du mal que vous aurez à combattre.

***

Pour appuyer ma démonstration, je ne saurais mieux faire que de vous présenter cette malade, âgée de trente-deux ans, fortement anémique, sinon chlorotique. Ce qui tend à confirmer le diagnostic de chlorose, c'est qu'elle n'a jamais été réglée : mariée depuis plusieurs années, elle n'a pas eu d'enfants. Je soupçonne, chez elle, un de ces arrêts de développement de l'utérus assez fréquents chez les chlorotiques.

Elle a toujours souffert de la tête; en particulier, depuis l'âge de douze à quatorze ans, elle a été constamment sujette à de violentes migraines; celles-ci ont même pris, au cours de ces dernières années, un caractère de gravité qui fait de la migraine dont elle souffre une réelle calamité. Jugez-en plutôt.

Toutes les semaines le mal revient. Il commence généralement au niveau d'un œil, particulièrement de l'œil droit, sous forme d'une douleur pongitive accablante, sur la nature de laquelle le sujet ne se trompe pas. Débutant, par exemple, le lundi matin au réveil, la douleur envahit, dans l'après-midi du même jour, tout le côté droit de la face; le mardi, elle passe du côté gauche, sans abandonner toutefois complètement le côté droit, et s'étend ensuite à toute la tête. Elle persiste ainsi toute la journée du mercredi et ne disparait le plus souvent que le jeudi matin ; en somme, l'accès migraineux dure généralement trois jours pleins. Pendant ces trois jours, les douleurs sont constantes; elles empêchent tout sommeil, bien que la malade soit constamment forcée de s'aliter, le silence et l'obscurité procurant seuls un peu de soulagement à ses maux; elle ne dort pas une seule minute, ce sont trois nuits blanches à passer. Quoiqu'il n'existe pas chez elle ces vomissements si fréquents dans la migraine, la sensation nauséeuse qui accompagne les accès est assez forte pour déterminer une inappétence absolue; si la malade ne dort pas, elle ne mange donc pas davantage. D'après cela, vous pouvez juger dans quel état physique cette personne, de constitution déjà si frêle, sort de son accès. Son état moral s'en ressent lui aussi : elle est triste, abattue, découragée par cette cruelle affection qui la tient trois jours complets par semaine dans la souffrance; elle est sur la pente d'une neurasthénie qui, si on n'y apporte remède, viendra bientôt compliquer désavantageusement une situation déjà passablement troublée.

Il va sans dire qu'avant de venir nous consulter, la malade avait suivi de nombreux traitements : l'antipyrine, en particulier, si vantée dans ces dernières années, avait complètement échoué; de même la phénacétine, et aussi la belladone, l'opium, etc. Elle était véritablement désespérée, et vous avouerez que ce n'était pas sans motifs.

Aujourd'hui, après cinq mois de traitement, la situation s'est complètement modifiée : il y a plus d'un mois qu'elle n'a souffert de la tête, et, la dernière fois qu'elle a eu sa migraine, celle-ci s'est contentée de *figurer* pour ainsi dire, pendant quelques heures à peine. L'œil droit a été légèrement douloureux; il a existé un peu de torpeur, d'engourdissement général; mais la malade ne s'est pas alitée, elle a continué à vaquer à ses occupations habituelles; elle est sortie, s'est alimentée, et, bien que l'état général ne soit pas encore des meilleurs, par suite de la persistance de la chlorose, je puis vous certifier qu'il s'est notablement amendé.

Quelle est donc la médication qui a produit des résultats aussi satisfaisants? Avant de vous exposer la méthode thérapeutique que j'ai employée chez elle, je me permettrai de me reporter à une communication que j'ai faite au mois de juin 1887 à la Société de biologie, avec mon regretté collègue P. Blocq, alors que j'étais chef de clinique du professeur Charcot, qui nous l'avait inspirée.

Nous y relations l'observation d'un homme de trente ans, qui se présenta pour la première fois à la consultation externe de la Salpêtrière le 22 janvier 1884, époque à laquelle j'étais interne de la Clinique des maladies du système nerveux.

Cet homme, né d'un père qui devait mourir d'ataxie locomotrice et d'une mère très nerveuse, avait eu, dès l'âge de quatorze ans, des accès migraineux simples constitués par une céphalalgie frontale caractéristique et des vomissements. En 1874, la migraine prit chez lui une tournure particulière. Au cours d'un accès, le malade éprouva tout à coup une grande difficulté à s'exprimer : il était aphasique moteur; en même temps son bras droit devenait le siège d'un engourdissement manifeste. De plus, il remarqua que le champ visuel de l'œil droit, celui où se localisait particulièrement la douleur, était obnubilé; à un moment donné, il constata que le visage des personnes qui l'entouraient, les mots peints sur les enseignes étaient coupés en deux. A l'aphasie se joignait de l'hémiopie. Enfin, dans ce champ visuel ainsi rétréci passait un croissant lumineux formé par des lignes dentelées de couleur orangée, mobile, marchant toujours de gauche à droite et disparaissant dans le même sens. A cette description sommaire vous avez reconnu le scotome scintillant de la migraine ophtalmique, s'accompagnant chez le malade dont il s'agit d'aphasie transitoire et de parésie du bras droit. Ces divers phénomènes débutaient généralement vers six heures du soir; la douleur de tête atteignait son maximum à minuit, et ce n'est guère que vers deux heures du matin, après des vomissements répétés, que l'accès prenait fin.

Pendant une période de dix ans, de 1874 à 1884, les accès s'étaient montrés à intervalles variables; mais au cours des deux dernières années leur fréquence était devenue beaucoup plus grande, leur durée plus longue, la douleur plus intense; l'aphasie et l'engourdissement du bras droit allaient toujours s'accentuant. Aucune médication n'avait réussi à les enrayer.

Le 22 janvier 1884, je vous l'ai dit, il se présentait à la consultation externe de la Salpêtrière, et le professeur Charcot prescrivait immédiatement la médication que je vous ai déjà exposée en traitant de la thérapeutique à mettre en œuvre contre l'épilepsie, à savoir le bromure de potassium ou mieux les trois bromures associés, administrés à doses progressivement croissantes et décroissantes. De ce fait, le malade devait prendre par jour 2 grammes de bromure la première semaine, 3 grammes la deuxième, 4 grammes la troisième, 5 grammes la quatrième, et revenir ensuite à 2, 3, 4, 5 grammes, ainsi de suite, sans interruption d'un seul jour, jusqu'à avis contraire.

Le 16 février 1884, le malade revenait de nouveau à la consultation : sauf quelques légers maux de tête passagers, aucun accès ne s'était montré. Devant cette amélioration si rapide, la dose du médicament fut réduite à 1, 2, 3, 4 grammes. Cette dose était insuffisante, car, le

25 mars, survenait un grand accès typique : douleurs de tête, scotome scintillant, aphasie transitoire. On reprit alors les doses primitives de 2, 3, 4, 5 grammes, qui furent continuées, en les diminuant toutefois progressivement à un moment donné, jusqu'en février 1885, c'est-à-dire que le traitement s'étendit sur un peu plus d'une année en totalité. A cette époque, la maladie était définitivement enrayée, les accès ne reparaissaient plus. Le malade fut revu en août 1885, en février 1886, et enfin au mois de mai 1887, au moment où je me disposais à faire la communication dont je vous ai parlé; il était guéri de sa migraine ophtalmique.

Voilà, je pense, un exemple bien démonstratif de l'excellence de la méthode : une migraine ophtalmique vieille de dix ans a été guérie en un an par le traitement bromuré, et le fait que le malade a été suivi pendant plus de deux années après sa guérison prouve bien que celle-ci, au moins autant qu'il est possible de l'affirmer, était définitive.

* * *

Je ne veux pas quitter ce chapitre de la migraine dite accompagnée, sans vous exposer encore l'histoire d'une autre malade qui, elle aussi, retira les plus grands bénéfices du traitement bromuré.

Il y a deux ans environ, je fus mandé près d'une dame de cinquante-huit ans qui, la veille, avait été frappée d'une hémiplégie droite. Je la trouvai couchée, plongée dans la torpeur et non le coma, répondant mal aux questions qui lui étaient posées. L'hémiplégie avait insensiblement fait son apparition après un très violent mal de tête accompagné de vomissements. A aucun moment, il n'avait existé, pas plus qu'il n'existait encore une élévation thermique. J'éliminai l'hypothèse d'une hémorragie cérébrale pour penser, les artères étant déjà dures, à un foyer de ramollissement en préparation.

Lorsqu'on me sollicita de formuler le pronostic qui, suivant toute apparence, devait conclure à l'incurabilité de l'hémiplégie, je demandai de nouveaux renseignements sur la céphalalgie qui avait précédé la paralysie.

J'appris alors que la malade était une grande migraineuse, qu'elle devait se confiner au lit plusieurs jours par mois du fait de sa migraine. Je sus même de la bouche de sa fille que quelques semaines auparavant elle s'était plainte d'un engourdissement du bras droit au cours d'un de ses accès migraineux.

Dans ces conditions, tenant compte en outre qu'il n'existait pas d'élévation thermique, ce qui indiquait que s'il existait une altération de la substance nerveuse, celle-ci était encore de minime importance, je crus pouvoir annoncer que l'hémiplégie ne tarderait pas à disparaître. J'ai toujours pensé, d'ailleurs, que les accidents observés au cours de certaines migraines, tels que l'aphasie, la paralysie d'un membre ou d'une moitié du corps, doivent être attribués à du spasme des artères cérébrales, interrompant momentanément la circulation sanguine. Lorsqu'on examine le fond de l'œil au cours d'une crise de migraine ophtalmique, on constate nettement le spasme de l'artère de la rétine.

En rompant ce spasme, j'arriverais peut-être chez ma malade à rétablir la circulation, momentanément interrompue dans le territoire moteur, et à faire disparaître l'hémiplégie. Pour ce faire, nul médicament ne pouvait être aussi efficace que le bromure de potassium. Je le prescrivis à la dose de 5 grammes et j'ordonnai en même temps 10 gouttes de teinture de scille et 10 gouttes de teinture de digitale, de façon à abaisser la pression sanguine en favorisant la diurèse.

Le résultat obtenu fut excellent; les mouvements revinrent rapidement, au bout de huit jours toute trace d'hémiplégie avait disparu. L'intervention n'avait été cependant que juste assez rapide, car la malade a gardé du côté gauche une légère exagération du réflexe rotulien et antibrachial, qui montre bien qu'il s'était déj produit une petite lésion permanente.

Je suis cette personne depuis deux ans ; elle s'est sou- mise au traitement par le bromure à doses progressivemen croissantes et décroissantes. Dans les six premiers mois du traitement, sous l'influence d'un violent chagrin, il et survenu un accès très grave de migraine qui a duré trois jours, l'hémiplégie s'est montrée à nouveau, mais avc des caractères beaucoup moins sérieux que lors du premie accès. Depuis, les accès se sont très atténués ; ils se sont espacés au point de disparaitre.

Après cette digression qui a son importance, revenons à la malade que je vous ai présentée et qui est atteint comme je vous l'ai dit, d'une forme de migraine qui, pour être simple, non accompagnée, n'est pas moins grave d par la longueur, l'intensité et la répétition de ses accè Le 2 juillet 1885, nous prescrivîmes à cette femme 4, 5 6 grammes de bromure à prendre quotidiennement. Cett dose devait être efficace, mais toutefois insuffisante. partir du 26, elle souffrit pendant trois jours comme à son habitude, un peu moins toutefois. La dose du médi cament fut augmentée : la patiente dut prendre, au lie de 4, 5, 6 grammes, 5, 6, 7 grammes de bromure qu furent assez bien tolérés. Le 7 août, elle revint tout joyeuse ; l'accès n'avait duré qu'un jour au lieu de trois et ne l'avait pas forcée à s'aliter. Depuis ce moment l'amélioration fit des progrès constants, et, si je crois inutile de suivre une à une toutes les phases de cett observation, je dois vous dire cependant qu'après cinq mois de traitement, à raison de 5, 6, 7 grammes de bro- mure, quantités qui constituaient, dans ce cas, ce qu j'ai, vous vous en souvenez peut-être, appelé la *dose suffi- sante,* la malade n'est certainement pas encore guérie mais elle ne souffre plus de sa migraine qu'un jour par mois au lieu de trois jours par semaine. Et encore la douleur est-elle assez supportable pour que la patiente puisse ce jour-là vaquer à ses occupations.

Combien durera le traitement de ce cas tenace, je ne saurais le dire actuellement; cependant, je crois que les résultats obtenus sont assez satisfaisants, non seulement pour nous engager à persévérer, mais encore pour nous permettre d'avoir foi en une guérison définitive. La malade, d'ailleurs, est pleine d'espoir, et je vous assure que vous seriez mal accueillis si vous lui proposiez d'interrompre la seule médication qui, jusqu'à présent, ait apporté un réel soulagement à ses maux, de cesser le bromure qui, dit-elle, lui permet désormais de « vivre comme tout le monde ».

Je ne veux pas multiplier les observations relatives à l'efficacité du traitement bromuré dans les formes graves de migraine, soit simple, soit accompagnée de scotome scintillant et d'aphasie transitoire, soit associée à l'épilepsie partielle, comme j'en ai récemment observé un exemple des plus démonstratifs. Je n'ai pas eu l'occasion de l'employer dans la forme ophtalmoplégique de description récente, et dont les cas ne sont pas très fréquents : je pense, comme le déclarait Charcot en 1890, que le médicament s'y montrerait également efficace. Je préfère vous donner encore quelques conseils sur l'application de la méthode.

La médication, je vous l'ai dit, ne s'adresse pas aux migraines simples peu douloureuses ou aux accès très espacés, parce qu'elle n'est pas exempte de certains inconvénients qu'il ne faut pas manquer de mettre en parallèle avec les accidents que l'on veut combattre. Elle est, en effet, toujours de longue durée; elle nécessite de la part du malade qui s'y veut soumettre une patience, une constance dont tous les sujets ne sont pas capables; elle doit être continuée sans interruption d'un seul jour sous peine d'échec. Et comme la dose suffisante de bromure doit être parfois assez élevée, le médicament est susceptible de produire certains phénomènes toxiques : dépression cérébrale, troubles gastro-intestinaux, éruptions cutanées, qui ne laissent pas d'être fort désagréables lorqu'ils se montrent. D'autant que — et ceci est très particulier, j'en ai fait plusieurs fois l'expérience — pour guérir ou atténuer les manifestations d'une migraine simple à paroxysmes éloignés, il vous faudra parfois recourir à des doses aussi élevées que celles qui se montreraient efficaces dans la cure d'une migraine grave. Dans ces conditions, je le répète encore, faites le bilan des avantages et des inconvénients, et n'entreprenez la cure qu'après mûre réflexion.

Je ne reviendrai pas sur les règles précises de l'administration des bromures : je vous les ai exposées en traitant de la thérapeutique à opposer à l'épilepsie ; elles sont identiques en ce qui concerne la migraine. Je vous ai dit comment on arrivait à la dose suffisante, combien de temps il fallait la continuer, quand il fallait la diminuer, à quel moment on devait cesser définitivement le médicament. La diminution de fréquence et d'intensité des accès de migraine ou leur état stationnaire vous guideront à l'instar de la diminution ou de la disparition des accès d'épilepsie. Je crois donc inutile de répéter ce que je vous ai déjà dit.

J'insisterai seulement, en terminant, sur ce que je considère comme un bon adjuvant de cette méthode thérapeutique. Pendant toute la durée du traitement, je prescris à mes malades l'abstinence de toutes boissons fermentées ; je n'autorise, et seulement pendant les repas, que de l'eau très légèrement rougie, et ce moyen me donne de bons résultats. J'ai même vu des migraines simples, peu graves, cesser par la seule suppression des boissons alcooliques et le régime de l'eau claire. Les partisans de la théorie qui fait de la migraine une manifestation liée aux troubles de l'estomac verront dans cette suppression du vin ou de l'alcool la confirmation de leurs idées. Je dois vous dire cependant que ce moyen employé seul est tout à fait inefficace dans la cure des migraines graves, et que c'est en réalité aux bromures qu'il faut rapporter les bénéfices parfois très remarquables d'une méthode qui n'en est plus d'ailleurs aujourd'hui à faire ses preuves.

SIXIÈME LEÇON

LA MORPHINOMANIE ET SON TRAITEMENT.

Histoire clinique d'une malade brusquement démorphinisée.

L'INTOXICATION CHRONIQUE PAR LA MORPHINE. — Sévit sur la profession médicale. — Se servir le moins possible de la morphine, de crainte d'abus.

Période d'euphorie. — Durée variable suivant les sujets et la dose. — Effets de l'intoxication : oppression, malaises nécessitant de nouvelles piqûres.

Intoxications surajoutées : cocaïne, spartéine, alcool.

Période intermédiaire. — Signes de défaillance de l'organisme; perte de l'appétit, amaigrissement, insomnie.

Période cachectique. — Saturation de l'organisme par le poison; abcès, syncopes, cachexie générale, mort.

TRAITEMENT DE LA MORPHINOMANIE. — Trois méthodes : suppression *brusque, rapide, lente.*

Méthode de suppression brusque. — Doit être rejetée à moins de circonstances exceptionnelles; expose à de graves accidents.

Méthode de suppression rapide. — La meilleure. — Quelle que soit la méthode employée, il faut instituer un *traitement prémonitoire* favorisant l'élimination. — Régime lacté, purgations; relever l'état du cœur. — *Suppression des intoxications surajoutées.* — Réglementation des piqûres. — Repos au lit. — Nécessité de l'isolement; nécessité d'un personnel habitué à la démorphinisation.

Période active de la démorphinisation rapide. — Suppression le premier jour de la moitié de la dose quotidienne habituelle. — Suppression progressive et complète en quatre à six jours au maximum suivant la dose.

Accidents de la démorphinisation. — *Période d'excitation;* bains chauds, bromure de potassium. — *Période de dépression;* crises éliminatoires : troubles gastro-intestinaux, sialorrhée. — Surveillance du cœur. — Traitement de la syncope. — Alimentation pendant la crise.

Période de convalescence. — Décharges éliminatoires éloignées; surveiller la fonction urinaire; hygiène de la convalescence; prophylaxie des *récidives.*

Méthode de suppression lente. — Substitution de l'extrait thébaïque à la morphine. — Se montre presque toujours inefficace.

Le 12 mai dernier, je trouvais couchée, au n° 7 de la salle Blache, la malade que je vous présente aujourd'hui.

Elle était alors en pleine agitation délirante, et le diagnostic de l'affection qui la conduisait à l'hôpital fût peut-être resté incertain si l'examen le plus sommaire n'eût immédiatement révélé l'existence de nombreux accès siégeant en particulier au niveau des régions latérales de l'abdomen et de la face externe des cuisses. La présence de ces abcès aux endroits où les morphinomanes ont coutume de se faire leurs piqûres, jointe à leur multiplicité, m'éclaira vite sur leur pathogénie, et comme la date même de l'entrée à l'hôpital démontrait que la malade avait dû cesser l'usage de la morphine au moins depuis trente-six heures, je n'hésitai pas à attribuer le délire et aussi les vomissements et la diarrhée qui l'accompagnaient à la suppression brusque du poison.

Bien que je ne sois pas très partisan de la méthode brusque de démorphinisation, je pensai que, dans le cas actuel, la cure était déjà trop engagée dans cette voie pour reculer, et, comme le cœur était bon, je me bornai à prescrire du thé et du café glacés et à laisser les choses suivre leur cours.

L'agitation se calma dans la soirée, les vomissements et la diarrhée s'atténuèrent, si bien que le lendemain et les jours suivants je pus recueillir, de la bouche même du sujet, les renseignements suivants, dont je contrôlai, d'ailleurs, la réalité.

*
* *

Cette malade, qui exerçait autrefois la profession de modiste, est actuellement âgée de vingt-huit ans; et si ses antécédents héréditaires n'offrent que peu d'intérêt, il n'en est pas de même de son histoire personnelle.

A l'âge de dix ans, elle fut subitement atteinte d'une chorée qui, très intense, persista pendant près d'une année. Il ne me semble pas prouvé que l'affection ait été rythmée; j'ajoute cependant que, à partir de douze ans, elle souffrit, à plusieurs reprises, de crises hystériques nettement caractérisées.

A quinze ans, première attaque de rhumatisme articulaire aigu, traitée par le salicylate de soude, qui laissa après elle des palpitations suivies de syncopes légères. A vingt ans, deuxième attaque qui persista un mois. C'est surtout après cette deuxième manifestation rhumatismale que se montrèrent les syncopes dont je viens de vous parler.

Celles-ci présentaient ce caractère particulier qu'elles survenaient à l'occasion de douleurs paroxystiques siégeant dans la région précordiale, irradiant dans le bras gauche, s'accompagnant d'une telle sensation d'angoisse qu'un médecin, consulté alors, n'hésita pas à les rapporter à l'angine de poitrine. J'ajoute immédiatement que cette angine n'était nullement sous la dépendance d'une lésion organique du cœur, ainsi qu'on eût pu le croire en se basant sur les antécédents rhumatismaux. En effet, l'examen attentif de cet organe permet de conclure à l'intégrité de sa musculature et de ses orifices. Si j'insiste encore sur ce fait que les paroxysmes angineux s'accompagnaient toujours d'une exquise hyperesthésie de la peau qui recouvre la région précordiale, que la syncope, rare dans l'angine vraie, se montrait souvent au milieu de phénomènes convulsifs, vous conclurez, je pense, avec moi, qu'il s'agissait simplement, chez notre malade, de paroxysmes hystériques à forme d'angine de poitrine. Elle présente d'ailleurs, actuellement encore, certains stigmates de la névrose.

Ce fut pour calmer ces crises douloureuses qu'elle fit, il y a deux ans environ, ses premières injections de morphine. Le médecin qui lui conseilla de recourir à ce médicament et avec lequel elle vivait maritalement était lui-même morphinomane, mais à un degré modéré.

La morphine fut d'abord administrée à l'occasion seule des crises et les calma momentanément; mais celles-ci se rapprochant, l'usage ne tarda pas à dégénérer en abus, d'autant que des circonstances douloureuses d'ordre moral devaient la conduire bientôt à chercher, dans cet abus même, un soulagement à ses maux.

Le médecin avec lequel elle vivait, je vous l'ai dit, se fit une piqûre anatomique en soignant une femme atteinte d'infection puerpérale. Il en résulta un phlegmon du bras droit qui guérit très difficilement et fut suivi d'une néphrite infectieuse avec flots d'albumine. Désespérant de revenir à la santé, notre malheureux confrère s'adonna de plus en plus à la morphine; sa compagne le suivit dans cette voie fâcheuse. L'intoxication fit chez elle de tels progrès qu'au mois de février dernier elle dut s'aliter, et c'est dans le même lit que son compagnon d'infortune, qui venait de succomber à un mal de Bright, qu'on la trouva couchée, presque agonisante, le corps couvert d'abcès déterminés par les piqûres, réduite à l'état presque squelettique, car de cent kilos qu'elle avait pesé autrefois, étant de haute stature et de fort embonpoint, elle était tombée à cinquante-cinq kilos, poids vérifié à son entrée dans le service.

Les personnes charitables qui veillèrent aux obsèques de l'infortuné médecin, resté sans famille, firent transporter sa compagne à l'hôpital, craignant, vu son état de faiblesse extrême, de la voir succomber à tous moments. J'estime que, lorsque je l'examinai pour la première fois, elle était depuis trente-six heures environ dans l'abstinence du médicament qui, d'ailleurs, elle nous l'a dit, semblait depuis quelque temps déjà ne plus produire chez elle aucun effet, tant l'organisme en était saturé. Je jugeai, dans ces conditions, qu'il était inutile de reprendre l'emploi de la morphine, et comme, malgré la faiblesse générale, l'état du cœur était suffisamment bon, je résolus, vous le savez, de poursuivre cette thérapeutique de la suppression brusque bien involontairement instituée. J'eus lieu de m'en féliciter, car, après un mois d'un traitement ou mieux d'un régime approprié, la santé de la malade n'est certainement pas encore très florissante, mais le poids du corps a augmenté de huit kilos, les fonctions digestives sont redevenues bonnes, et je ne doute pas que la guérison définitive ne soit bientôt un fait accompli.

I

Je voudrais m'autoriser de ce cas intéressant à plus d'un titre pour vous dire quelques mots de l'intoxication par la morphine et surtout du traitement à lui opposer. Je serai bref sur la description de cette maladie provoquée, car vous la trouverez bien exposée dans vos livres classiques et dans les nombreux traités spéciaux qui lui ont été consacrés dans ces dernières années. La morphinomanie n'en reste pas moins encore, je le crois, une question d'actualité médicale, et je pense qu'il y a quelque importance à préciser les règles pratiques de son traitement.

L'intérêt se double, en outre, de cette considération toute professionnelle que les médecins payent un large tribut à l'intoxication morphinique. Cela tient, pour une grande part, à la facilité que nous avons à nous procurer ce médicament, qui est d'autant plus dangereux qu'une fois son emploi commencé, il devient fort difficile de s'en déshabituer.

C'est le plus souvent à l'occasion d'une affection douloureuse que le sujet entre dans la morphinomanie, et je ne saurais, à ce propos, trop vous prémunir contre la tendance que vous pourrez avoir à soulager tous vos malades à l'aide d'une injection de l'alcaloïde. Craignez d'avoir le lendemain et les jours suivants la main forcée par votre client, et si, au bout de quelque temps, vous lui refusez son calmant, redoutez qu'il ne se le procure lui-même et de ce fait, dégagé de toute surveillance, ne devienne rapidement morphinomane. Pour ma part, tant dans mon service d'hôpital que dans ma pratique particulière, je limite extrêmement l'emploi de la morphine. Autant je considère qu'un cancéreux, dont la mort est proche, peut user jusqu'à l'excès de tous les sédatifs, autant je pense qu'un sujet atteint d'une affection aiguë et surtout d'une maladie chronique à longue évolution doit se priver, à moins de circonstances exceptionnelles, d'un médicament dont l'usage dégénère si souvent en abus. Car la morphine, si on l'emploie d'une façon suivie, ne produit de résultats satisfaisants qu'à la condition unique d'en augmenter progressivement les doses, et, vous le comprenez, l'intoxication et ses inconvénients sont le seul aboutissant d'une semblable pratique. Dans tous les cas, si vous vous servez de la morphine, faites toujours vous-même les injections, ne permettez jamais à vos malades de posséder une seringue, tentés qu'ils seraient de multiplier inconsidérément les piqûres.

*
* *

Il est des sujets chez lesquels l'accoutumance et partant l'intoxication ne sauraient se produire, rebelles qu'ils sont à l'action du médicament. La première piqûre qui, par beaucoup d'ailleurs, est mal tolérée, entraîne particulièrement chez eux des vomissements répétés, une cruelle sensation de malaise qui les fait repousser une deuxième intervention aussi mal supportée, d'ailleurs, que la première.

Mais, dans la majorité des cas, il n'en est pas ainsi. Si la première injection provoque quelques troubles, la seconde et les suivantes, au contraire, déterminent ce soulagement, ce bien-être *immédiat* qui n'appartient véritablement qu'à la morphine, à l'exclusion de tous les autres calmants. Il s'ensuit que non seulement les piqûres sont acceptées avec plaisir, mais encore redemandées avec instance, de telle sorte que, même dans les cas heureux où la guérison de la maladie pour laquelle l'alcaloïde avait été employé est survenue, le sujet, si l'usage en a été un peu prolongé, exige qu'on en continue l'administration. Le poison est devenu un mal nécessaire que réclame impérieusement l'organisme pour assurer le bon fonctionnement de ses divers rouages. Sans morphine, l'appétit est languissant; sans morphine, plus d'activité cérébrale, au contraire, de la torpeur intellectuelle. L'injection est le stimulant indispensable de toutes les fonctions, tant physiques que psychiques. Grâce à elle, la santé générale se maintient artificiellement bonne, et si on tente de la supprimer, le cruel malaise de l'abstinence se fait immédiatement sentir.

Cette première période, dite d'*euphorie*, pendant laquelle l'alcaloïde semble, mais en apparence seulement, exercer une action bienfaisante, a une durée variable suivant les sujets et surtout suivant la dose quotidiennement employée; plus cette dose est minime, plus la période est longue. Généralement, toutefois, elle ne va pas au delà de douze à quinze mois : elle peut s'étendre davantage chez ceux qui usent de la morphine avec prudence, mais bien souvent sa durée est beaucoup moindre.

Dès les premiers mois, d'ailleurs, les effets de l'intoxication se font déjà sentir. A heure fixe, le morphinomane est en proie à un malaise tout particulier, qui se juge par des bâillements, des pandiculations, un sentiment pénible d'oppression; la peau se couvre de sueurs froides et visqueuses. Tout travail intellectuel est impossible; une lassitude générale, à laquelle s'ajoutent une agitation factice, des besoins de marcher, de changer de place, s'empare de tout l'organisme. C'est que l'heure de la piqûre a sonné et qu'il faut satisfaire le besoin de morphine, sans quoi se montrerait bientôt le cortège de douleurs et de vomissements dont je vous parlerai en traitant de la démorphinisation. L'injection une fois faite, tout rentre dans l'ordre, le malade redevient lui-même jusqu'à ce que le besoin se fasse à nouveau sentir et qu'il le satisfasse.

Dans ces conditions, vous le comprenez, le sujet tourne dans un véritable cercle vicieux; il n'entreprend, je vous l'ai dit, aucun acte nécessitant un effort intellectuel sans se faire une piqûre : avant le repas, il se pique pour exciter l'appétit toujours défectueux; après le repas, nouvelle piqûre pour faciliter la digestion; il a recours au poison pour éviter l'insomnie qui le guette quand il songe à se mettre au lit. Aussi les doses injectées ne tardent-elles pas à devenir de plus en plus répétées, de plus en plus considérables. Quelques-uns, justement inquiets de cette progression incessante, croient devoir s'adresser à la cocaïne, espérant ainsi s'enfoncer moins avant dans la morphinomanie; d'autres recourent à la spartéine pour relever le cœur, qu'ils sentent faiblir; d'autres enfin s'adonnent à l'alcool, qui oppose son excitation factice à l'engourdissement de l'opium; tous ne font ainsi qu'ajouter une ou plusieurs intoxications à celle qui existait déjà. Vous devrez toujours penser, au moment d'entreprendre la cure de démorphinisation, à ces intoxications surajoutées.

Il en est enfin qui, d'eux-mêmes ou cédant à de pressantes sollicitations, prennent une résolution héroïque et cherchent à se débarrasser du médicament. Ils suppriment brusquement un tiers, la moitié de la dose quotidienne, mais presque toujours, après une ou deux journées de grands malaises, le courage leur fait défaut, ils reviennent de nouveau et sans frein à leur funeste passion.

Il arrive un moment, lequel marque la fin de la première période, où les doses moyennes de morphine, variables suivant les individus, mais qui sont rarement moindres, dans l'espèce, de 25 à 30 centigrammes par jour (dose à laquelle M. Charcot considérait que l'intoxication morphinique était constituée), deviennent tout à fait insuffisantes. L'euphorie, le bien-être que produisait le poison, diminue de plus en plus, le sujet se sent forcé de recourir à des doses élevées, tant les besoins deviennent incessants et impérieux. Alors toute prudence est écartée, la quantité de morphine injectée arrive au taux considérable de 40 à 60 centigrammes, un gramme par jour et même plus, car j'ai démorphinisé un malade qui en prenait 12 grammes par jour, dose qu'il avait même dépassée. L'organisme, qui jusqu'alors avait lutté assez victorieusement contre le poison, donne des signes de défaillance. L'appétit a presque complètement disparu, la constipation est opiniâtre, l'embonpoint, qui s'était à peu près maintenu, fait place à un amaigrissement qui progresse tous les jours : le facies est terreux, les sécrétions, sauf celle de la sueur, se tarissent, l'urine est peu abondante. La moindre marche est une fatigue, l'effort intellectuel est aussi pénible que l'effort physique.

Cette période, que je qualifierai d'*intermédiaire*, d'*oscillatoire*, dont la durée, variable selon les sujets, ne dépasse cependant pas, en général, quatre à six mois, se termine au moment où l'individu devient incapable de vaquer à ses occupations, même très restreintes, sans éprouver des essoufflements, des crises d'asthme, auxquels se joignent des palpitations et des syncopes passagères. Il ne sort plus et se confine au lit.

*
* *

Il ne renonce pas pour cela à son vice habituel, mais la période *cachectique*, voire terminale, est proche, et l'ensemble symptomatique qui la caractérise ne tarde pas à se montrer. Chez ces malades, car on ne saurait les qualifier autrement, la morphine ne produit plus d'effets, ou au moins son action habituelle cesse de devenir appréciable : l'organisme est saturé, il ressent tous les inconvénients du poison sans en éprouver le moindre bénéfice.

Dans ces conditions, il est des sujets qui, ayant remarqué que les piqûres suivies d'un écoulement sanguin produisaient, à un certain degré, l'excitation bienfaisante à laquelle ils aspirent, s'injectent directement de la morphine dans les veines et déterminent ainsi des syncopes mortelles. On les trouve morts dans leur lit, l'aiguille encore enfoncée dans les tissus. D'autres se cachectisent graduellement et meurent dans le dernier degré du marasme si l'on n'intervient pas de force pour les arracher à leur fatale passion en les enlevant de leur domicile.

Presque toujours enfin, à cette période, se montrent ces complications particulières que je vous ai signalées chez notre malade. D'ordinaire, vous le savez, les injections de morphine ne sont pas douloureuses, elles s'effacent vite et ne laissent pas de traces après elles. Mais il arrive un moment où chaque piqûre, même faite antiseptiquement, ce qui n'est pas d'ailleurs l'habitude chez des personnes qui n'hésitent pas à pousser l'injection à travers leurs vêtements pour se soulager plus vite, chaque piqûre, dis-je, donne naissance à une induration manifeste suivie, à brève échéance, de la formation d'un abcès. Ceux-ci se multiplient, le corps en est couvert, et la suppuration dont ils sont le siège contribue singulièrement à hâter la terminaison fatale. Vous comprenez qu'une telle situation ne saurait se prolonger, et si les circonstances que vous connaissez n'avaient pas conduit notre malade à l'hôpital, bien indépendamment d'ailleurs de sa volonté, je crois sincèrement qu'elle eût été rapidement rejoindre son compagnon d'infortune.

II

Ceci m'amène directement à vous exposer les procédés de traitement que vous devrez mettre en œuvre pour arriver à la démorphinisation. Ceux-ci sont de divers ordres, ou mieux diverses méthodes ont été préconisées pour aboutir à ce résultat. Toutes sont d'un emploi difficile. Outre qu'elles déterminent chez le sujet des souffrances véritables qui mettent obstacle à la cure, elles exigent de la part du médecin des qualités particulières d'énergie, de patience, de ténacité, et aussi une instruction professionnelle sans lesquelles il risquerait d'échouer dans son intervention. Ce n'est pas chose aisée que de conduire un pareil traitement à bonne fin; vous allez, d'ailleurs, en juger.

*
* *

On peut dire qu'il existe trois méthodes principales de démorphinisation : la *suppression brusque* (Sollier), préconisée par Lewinstein, qui n'a pas besoin de définition; la *méthode rapide,* employée par Erlenmeyer et avantageusement modifiée par M. Sollier, qui lui a consacré plusieurs publications de haut intérêt; la *méthode lente,* que j'ai vu plusieurs fois mettre en œuvre par M. Charcot, et qui, je le dis immédiatement, s'applique uniquement aux morphinomanes qui refusent de se soumettre à l'une ou l'autre des deux premières. C'est incontestablement et de beaucoup la moins bonne des trois, elle vous sera imposée par des malades pusillanimes. Mieux vaut toutefois en tenter l'emploi que d'abandonner le sujet à son malheureux sort.

La méthode de *suppression brusque* a peu de partisans en France : elle est particulièrement susceptible de provoquer certains accidents graves dont je vous parlerai bientôt. Vous ne devrez pas cependant la repousser *a priori* pour ainsi dire, car elle est avantageuse chez les personnes dont l'intoxication est peu ancienne, dont l'état général est resté satisfaisant, qui prennent en particulier des doses relativement faibles du poison, en un mot chez lesquelles, pour ces diverses raisons, les acccidents liés à l'abstinence sont peu à redouter.

Ces doses sont très variables suivant les individus : il en est qui tolèrent très bien 50 centigrammes de morphine tout en continuant à vaquer à leurs occupations, alors que d'autres sont véritablement intoxiqués avec une quantité moitié moindre. D'une façon générale, n'employez la suppression brusque que si vous avez acquis la certitude, car vous serez souvent trompés par les morphinomanes, que la dose de 25 à 30 centigrammes n'est pas quotidiennement dépassée. Et encore faudra-il, je le répète, que vous jugiez l'état général suffisamment bon ponr faire les frais d'une telle cure. Dans d'autres conditions, c'est à la démorphinisation rapide et non brusque que vous devrez avoir recours, si toutefois la suppression lente ne vous est pas imposée.

Mais quelque méthode que vous employiez, il sera toujours indispensable, avant de commencer le traitement, de prendre certaines précautions que je vais vous exposer, d'instituer une thérapeutique prémonitoire très importante dans l'espèce.

*
* *

Et d'abord, devrez-vous entreprendre de démorphiniser un malade chez lui? La surveillance incessante qu'il vous faudra exercer sera rendue bien difficile si le sujet n'entre pas dans un établissement médical; de plus, vous serez exposés à voir échouer vos efforts devant la supercherie. Le malade qui veut se débarrasser de son intoxication est de bonne foi au moment où il prend la résolution de se soumettre à un traitement dont il n'ignore pas, d'ailleurs, les côtés douloureux; mais cette période douloureuse une fois venue, alors qu'il réclame à grands cris la morphine dont il est privé, ne croyez-vous pas qu'il puisse succomber à un moment de faiblesse et, resté au milieu des siens, trouver un complice dans son entourage habituel?

Sous ce rapport, l'isolement volontaire dans un établissement hydrothérapique est de tous points préférable; c'est même, j'ose le dire, le seul moyen d'éviter un échec presque certain. Si vous ne pouvez l'obtenir, exigez l'éloignement des parents et des amis, et faites que le sujet accepte près de lui une personne qui aura votre confiance et ne le quittera pas un seul instant pendant la période aiguë de la démorphinisation, se tenant prête à parer à certaines éventualités redoutables que vous devrez toujours prévoir. C'est pourquoi le séjour dans une maison pourvue d'un personnel habitué de longue date à ce genre de cure offre des avantages considérables sur la démorphinisation à domicile. Il va sans dire que cet établissement, tout médical qu'il soit, devra vous offrir à ces divers points de vue toutes les garanties désirables, l'expérience en pareille matière ne s'acquérant pas du jour au lendemain.

Je suppose que l'isolement ait été consenti ou que vous ayez entouré le morphinomane resté chez lui d'aides intelligents et dévoués, comment procéderez-vous?

D'abord, il est de toute nécessité, si vous ne l'avez déjà fait, de vous livrer à un examen approfondi de votre sujet. La suppression de la morphine déterminera un choc tout particulier de l'économie. Pendant les premiers jours d'abstinence, l'élimination du poison emmagasiné depuis longtemps se fait avec une telle activité qu'il est indispensable que les organes soient en état de supporter les frais de leur exagération fonctionnelle, soit directe, soit contingente. Sous ce rapport, votre examen devra porter tout particulièrement sur l'état du tube digestif, sur le foie et les reins, sur l'état du cœur : vous vous efforcerez ensuite d'en rétablir les fonctions.

Vous savez combien, du fait de la morphine, celles de l'estomac sont languissantes : l'appétit est presque nul, la constipation opiniâtre. Or, M. Sollier me paraît avoir péremptoirement démontré que les accidents aigus de la démorphinisation sont d'autant moins à redouter que le malade supporte mieux l'alimentation, c'est-à-dire que l'estomac fonctionne mieux, ses glandes prenant une part très active à l'élimination du poison.

A la vérité, l'alimentation devra être appropriée à l'état toujours défectueux du tube digestif. Pendant quelques jours, mettez votre patient au régime lacté ; joignez-y des substances facilement absorbables, nourrissantes sous un petit volume, telles que des gelées des viande; prescrivez des vins généreux, xérès ou malaga, en faible quantité et toujours étendus d'eau. Enfin donnez des laxatifs et, la veille du jour où vous commencerez le traitement, faites prendre un purgatif salin ou du calomel à la dose de 75 centigr. à un gramme. Ce dernier médicament jouit d'une action assez marquée sur la fonction biliaire que vous aurez également intérêt à régulariser dans une certaine mesure.

Il est important aussi que la sécrétion urinaire soit satisfaisante, car l'anurie n'est pas rare au cours de la démorphinisation, et elle se produira d'autant plus facilement que les reins seront dans un état plus défectueux avant la cure. Assurez-vous donc à l'avance de leur fonctionnement que favorisera certainement un régime lacté de quelques jours. Il est possible que l'analyse décèle dans l'urine une certaine quantité d'albumine. Celle-ci, et ce n'est pas là un fait exceptionnel, peut être liée directement à l'action de la morphine sur les reins, auquel cas son abondance est toujours peu considérable et ne saurait mettre obstacle au traitement. Si vous soupçonniez l'existence d'une véritable néphrite, vous ne devriez pas hésiter davantage, car il est désastreux pour un brightique de s'adonner à la morphine; mais, dans cette circonstance, il vous faudrait redoubler de précautions.

Enfin, vous vous assurerez de l'état du cœur, qui, de même que les autres organes, a certainement été touché par le poison. Je ne vous conseille pas d'entreprendre de relever son action par une cure en règle à l'aide des toniques vasculaires : digitale, caféine ou strophantus, vous risqueriez de ne pas réussir complètement. Vous perdriez un temps précieux, étant donné que la morphine dont le malade continuerait l'absorption resterait l'agent perturbateur mettant obstacle à vos efforts. Intervenez surtout par le régime, guidez-vous sur les circonstances et surtout tenez-vous prêts à agir contre les défaillances du muscle cardiaque que vous aurez appris à prévoir, sinon à prévenir.

Enfin, profitez de cette période préparatoire pour supprimer les intoxications surajoutées à l'empoisonnement morphinique s'il en existe. Je vous ai déjà dit que nombre d'individus, justement effrayés de la quantité considérable de morphine qu'ils se voient obligés d'injecter quotidiennement, cherchent à lutter contre les effets de l'intoxication en prenant en quantité immodérée de l'alcool, du café, voire en se faisant des piqûres de cocaïne, de spartéine ou de caféine, ces dernières devant, dans leur esprit, relever l'état du cœur défaillant. Le calcul est éminemment mauvais, car ils ne font en somme qu'ajouter ainsi une nouvelle ou de nouvelles intoxications à celle qui existait déjà.

N'ayez à ce sujet aucune hésitation, supprimez d'emblée ces intoxications surajoutées, quelles qu'elles soient, et supprimez-les brusquement, l'expérience ayant démontré que cette suppression brusque n'avait d'autre inconvénient que de reculer de quelques jours la date de la démorphinisation. L'essentiel est que ces pratiques funestes ne vous échappent pas; il est tels malades qui avouent nettement qu'ils sont morphinomanes, puisqu'ils viennent réclamer d'eux-mêmes votre intervention; mais cela ne les empêche pas de passer sous silence l'abus qu'ils font de l'alcool ou de la cocaïne, par exemple. Une surveillance minutieuse de votre part vous aura vite mis au courant de leurs fâcheuses habitudes, et vous serez d'autant plus vite et mieux fixés sur ce point que le sujet aura consenti à entrer dans un établissement hydrothérapique où les moindres faits de sa vie habituelle seront bientôt mis à jour. Une juste méfiance est toujours salutaire avec les morphinomanes.

Enfin, vous devrez profiter de ces quelques jours d'observation pour *réglementer les piqûres*. A part de rares exceptions, ceux qui viennent demander la démorphinisation s'adonnent depuis longtemps à leur funeste habitude. Au début, alors que l'action de la piqûre se fait vite et fortement sentir, les injections avaient lieu à des heures régulières. Mais, à mesure que les effets ont été moindres, les besoins sont devenus plus impérieux, les piqûres se sont multipliées, et cela à toute heure du jour, sans la moindre régularité. En agissant avec autorité, vous obtiendrez que les injections ne soient plus faites sous le moindre prétexte : ne diminuez pas la dose quotidienne totale, augmentez le titre de la solution et exigez que les piqûres aient lieu à heures fixes, au moment où, d'ordinaire, le besoin en est le plus impérieux : le matin au réveil, avant les deux principaux repas, vers quatre heures de l'après-midi et le soir au coucher. Physiquement, le malade n'y gagne rien, car la dose injectée reste la même ; moralement, il se discipline, et, de ce fait, il trouvera moins rigoureuse l'astreinte à laquelle vous allez le soumettre.

Pendant toute cette période ou au moins les deux jours qui précéderont le traitement, et à plus forte raison pendant les huit jours qui vont suivre, exigez que le sujet prenne le lit. Le repos dans le decubitus horizontal est un excellent adjuvant de la cure. De plus, il est à remarquer que les malades qui demeurent couchés souffrent moins pendant la démorphinisation que ceux qui restent debout.

Ces précautions vous sembleront peut-être un peu multipliées ; je suis persuadé pour ma part que vous ne les trouverez pas exagérées lorsque vous aurez été vous-mêmes aux prises avec les difficultés de la pratique. Vous pourrez certainement réussir sans les avoir employées, témoin notre malade, qui s'est pour ainsi dire démorphinisée toute seule, bien involontairement d'ailleurs ; mais je n'eusse pas été, dans la circonstance, responsable des accidents qui auraient pu se montrer, et ceux-ci, vous allez le voir, sont assez nombreux et assez graves pour que vous ne deviez rien négliger pour les prévenir et mettre ainsi votre responsabilité à couvert.

Nous en arrivons maintenant à la période active du traitement. Je vous ai dit que vous ne devriez avoir recours que très rarement à la méthode de suppression brusque. Cependant, si l'intoxication est de date récente, si l'état général est satisfaisant, et surtout si vous êtes certain que le taux quotidien ne dépasse pas 25 à 30 centigrammes, supprimez d'un seul coup toute la dose et tenez vous prêt à parer aux éventualités s'il s'en produit. Ou encore, dans les mêmes circonstances, injectez le premier jour seulement la moitié de la dose et abstenez-vous désormais de toute piqûre.

Mais bien plus souvent l'intoxication est ancienne, la quantité journalière de 50 centigrammes, un gramme et même plus, l'état général est peu satisfaisant; alors, que votre intervention soit moins énergique, allongez un peu plus la période de démorphinisation : la méthode sera rapide et non brusque.

Dans tous les cas, et quelle que soit la dose habituelle, supprimez-en au moins la moitié, sinon les deux tiers, le premier jour. Tenons-nous-en à la moitié. Je suppose, par exemple, que le sujet prenne d'ordinaire 60 centigrammes de morphine dans les vingt-quatre heures : le premier jour, donnez seulement 30 centigrammes en quatre ou cinq fois, aux heures que vous aurez régulièrement établies dans la période prémonitoire; les trois jours suivants, vous donnerez 10 centigrammes; la démorphinisation aura duré quatre jours.

Si la dose est d'un gramme, donnez 50 centigrammes le premier jour en cinq fois par exemple, les jours suivants, 10 centigrammes, en six jours la suppression sera complète. C'est la durée maximum que vous puissiez accorder. En effet, la prolongation à huit ou dix jours, par exemple, ne met pas à l'abri des accidents qui, s'ils doivent se montrer, surviendront généralement, vous allez le voir, dans les trente-six premières heures du traitement. Et si la démorphinisation traîne trop longtemps, les malades continuant à souffrir et ne se voyant pas, au bout de six jours, par exemple, débarrassés de leur poison, se fatiguent, s'énervent, et peuvent refuser de continuer la cure. Il faut tenir grand compte de l'état moral du sujet, et c'est un argument d'un effet toujours sûr que de pouvoir lui dire très vite que s'il souffre encore, il n'en est pas moins au bout de ses peines, puisqu'il ne prendra plus de morphine ou qu'il n'en prendra plus le lendemain. Et vous ne pouvez intervenir en ces termes que si la démorphinisation s'effectue rapidement.

J'avoue toutefois avoir porté cette période de suppression à 10 jours chez le malade dont je vous ai parlé, qui prenait la dose exceptionnelle de 12 grammes, et bien que le premier jour j'en eusse supprimé la moitié.

* * *

Telles sont les règles générales qui doivent présider au traitement; voyons maintenant quels accidents ou inconvénients celui-ci est suceptible d'entraîner.

Quelle que soit la dose quotidiennement employée, la première journée, celle où vous aurez d'emblée supprimé la moitié du poison, se passera généralement sans trop d'encombre, et cela très probablement parce que le morphinomane a depuis longtemps emmagasiné une dose de réserve qui, l'alcaloïde faisant momentanément défaut, lui sert encore de ration d'entretien. Mais l'équilibre ne tarde pas à se rompre, et au bout de vingt-quatre ou trente-six heures les accidents éclatent atténués ou exagérés, et ils sont de divers ordres.

Certains malades sont déprimés, les femmes en particulier, d'autres au contraire excités : tous ou presque tous souffrent, et quelques-uns d'une façon cruelle. Des douleurs aiguës les traversent, des crampes siégeant dans les membres inférieurs les forcent à quitter le lit qu'ils regagnent bientôt, car le decubitus horizontal, le repos complet calme seul leurs souffrances. Ils sont inquiets, et aux angoisses morales s'ajoute parfois une sensation de constriction thoracique des plus pénibles. Il en est chez lesquels l'excitation morbide va jusqu'aux hallucinations et au délire ; vous vous souvenez que notre malade semblait en proie, lors de son entrée à l'hôpital, à un accès de manie aiguë.

Ces diverses manifestations sont pour ainsi dire la règle dans la suppression brusque; elles s'observent encore, mais plus atténuées, lorsqu'on emploie la méthode de suppression rapide. D'une façon générale, elles sont beaucoup plus effrayantes que graves à proprement parler; à ce titre, elles ne devront pas vous inquiéter outre mesure. Les accidents sérieux, voire redoutables, procèdent avec moins de tapage. Qu'elles ne vous fassent donc pas perdre de vue le but que vous poursuivez, et ne vous entraînent pas à augmenter la dose maxima de morphine que vous vous êtes fixée.

Pour calmer les douleurs et l'excitation, prescrivez de grands bains tièdes donnés dans la chambre. La douche froide vous rendra aussi des services, mais vous l'emploierez surtout s'il existe de la dépression. Comme elle nécessite un certain déplacement qui exagère toujours les douleurs, vous pourrez la remplacer par des affusions froides généralisées. Faites des frictions aromatiques, des massages doux sur les membres qui sont le siège des crampes. Mettez en œuvre tous les moyens, tous les procédés du traitement externe, mais en principe évitez d'administrer des médicaments sédatifs par la voie buccale; leur absorption pourrait entraver les phénomènes d'élimination qui ne vont pas tarder à se produire sous une forme parfois d'ailleurs assez redoutable.

Le bromure de potassium à la dose de 3 à 4 grammes vous rendra quelques services; mais son action n'est, en général, efficace que si elle est prolongée, et vous allez vous trouver en présence d'accidents aigus contre lesquels une intervention rapide sera seule indiquée. Le chloral à la dose de 2 grammes calme certains sujets, mais chez quelques autres il provoque ou exagère le délire et les hallucinations; c'est un médicament infidèle. L'opium et ses succédanés diminuent les sécrétions; il en est de même du sulfonal.

La période d'excitation douloureuse, que j'envisage en ce moment d'une façon toute particulière, dure rarement plus de vingt-quatre ou trente-six heures. Mais elle peut être suivie de phénomènes de dépression qui, d'emblée parfois, dominent la scène morbide et sont, en fait, quelle que soit l'époque où ils se montrent, beaucoup plus à redouter que les précédents. Ils s'observent spécialement, je vous l'ai dit, chez les femmes et, en général, chez les sujets qui en sont arrivés à la période cachectique de l'intoxication. Souvent aussi les accidents dépressifs paraissent liés aux troubles digestifs que vous vous serez efforcés de régulariser pendant la période préparatoire. Ces troubles constituent souvent eux-mêmes un accident aigu de la démorphinisation, et la dépression les accompagne ou les suit tout naturellement. Peu de malades y échappent, d'ailleurs; la gravité naît de leur exagération. Étant donné leur fréquence, je dois y insister quelque peu.

Vers la fin du premier jour ou au cours du second, les malades sont pris de nausées suivies de vomissements bilieux, opiniâtres, accompagnés d'une diarrhée abondante et de sueurs profuses. Dans le même ordre d'idées, on note chez certains sujets de la sialorrhée, une hypersécrétion des glandes vulvo-vaginales et parfois des glandes prostatiques. Dans les cas graves, les extrémités se refroidissent, la température centrale tombe à 36°, l'algidité est réelle, vous êtes en présence du *choléra amorphinique*.

La majorité des auteurs, et avec eux Westphal et Sollier, pensent qu'il faut respecter vomissements et diarrhée, qu'ils rattachent à une forte élimination du poison par les glandes de l'estomac et de l'intestin, par le foie et les diverses sécrétions que nous avons indiquées. Le sujet y gagne de se débarrasser rapidement d'une forte dose de morphine, mais l'équilibre organique factice créé par l'absorption habituelle de l'alcaloïde et son emmagasinement n'en est pas moins détruit, et cette rupture peut comporter des conséquences sérieuses.

Votre ligne de conduite, en pareille circonstance, doit se régler non pas tant sur les considérations tirées des troubles digestifs, favorables à un certain point de vue, que sur l'état du cœur qui en subit toujours le contre-coup. Si les fonctions cardiaques continuent à s'exécuter régulièrement, si le pouls reste bon et sans intermittences, si en un mot le sujet n'a pas de tendance aux lipothymies et aux syncopes, contentez-vous encore d'intervenir par les moyens externes : frictions et massages, enveloppement dans des couvertures chauffées, boules d'eau chaude entourant les membres inférieurs et le tronc.

Si les syncopes sont légères, placez le sujet la tête basse, flagellez-le, faites-lui respirer des sels anglais, pratiquez une injection sous-cutanée de 25 à 50 centigrammes de citrate de caféine, ou une piqûre d'éther. Mais si les syncopes se renouvelaient, si le malade avait de la tendance au collapsus, alors n'hésitez pas, faites d'emblée une injection de 8 à 10 centigrammes de morphine. Ayez donc toute préparée, à portée de la main, une seringue capable de contenir 3 à 4 centimètres cubes d'une solution à 4 pour 100. Cette quantité sera généralement suffisante pour rétablir, au moins momentanément, l'équilibre et relever l'état du cœur défaillant.

Il est bien entendu que cette dose injectée doit être uniquement considérée comme un extra, pour ainsi dire; vous êtes intervenu exceptionnellement, et rien de plus. Si vous vous trouvez au dernier jour de la démorphinisation, vous devrez continuer à considérer que le malade ne doit plus prendre de morphine, et vous n'interviendriez à nouveau qu'au cas où la syncope reviendrait menaçante. Si vous êtes au troisième jour d'une démorphinisation qui doit durer cinq jours, à 10 centigr., par exemple, en dehors de l'injection supplémentaire qui doit rester unique, tenez-vous-en, les jours suivants, à la dose que vous avez fixée à l'avance. Il est bien rare qu'en vous armant de sang-froid et ne vous départant pas de cette ligne de conduite, le succès ne vienne couronner vos efforts. Rappelez-vous que dans toute démorphinisation un peu sérieuse il existe presque toujoujours une période aiguë, accidentée, mais aussi transitoire, et qu'une fois cette période franchie vous serez maître de la situation. A vous de vous inspirer des circonstances : un examen approfondi de votre malade, avant la cure, vous permettra, je le répète, de prévoir et aussi parfois d'éviter bien des accidents.

N'oubliez pas encore que si vous avez à démorphiniser une hystérique, vous pourrez vous trouver en présence d'accidents syncopaux d'origine purement nerveuse que l'état favorable du pouls vous permettra le plus souvent de rattacher à leur véritable cause.

Pendant toute cette période active, il vous faudra veiller avec soin à l'alimentation de votre sujet, ce sera encore le meilleur moyen d'écarter les syncopes éventuelles. Les aliments devront être d'un petit volume et facilement absorbables : vous prescrirez les gelées de viande, les peptones fraîches données à la cuiller, du thé ou du café glacés à petites doses, des jaunes d'œufs en crème glacée, des cuillerées de grogs à l'eau-de-vie ou au rhum. Choisissez les périodes d'accalmie pour alimenter votre malade, ingéniez-vous à soutenir ses forces dont il a besoin pour franchir la crise qu'il subit : étanchez sa soif en lui permettant de sucer de petits morceaux de glace, résistez à l'ingestion trop considérable de liquides qui, plus que les substances demi-solides, provoquent des vomissements. Vous voyez combien il vous faudra donner de votre personne. Pendant toute la période aiguë, qui dure rarement plus de vingt-quatre à trente-six heures, vous ne devrez pas quitter votre sujet d'une minute; il va sans dire que, pendant les courtes absences que vous ferez, vous devrez pouvoir compter sur l'assistance d'un personnel dévoué et expérimenté.

*
* *

De cette période de démorphinisation, qui dure de

deux à six jours, le malade sort pour entrer dans la *convalescence*, mais le rôle du médecin n'est pas terminé. Le sujet est déprimé, fourbu, pour ainsi dire ; il a perdu deux ou trois kilos de son poids, il est abattu au suprême degré, car, accident constant et avec lequel vous devrez compter, pendant ces quelques jours il n'a pu goûter un moment de repos, le sommeil l'a fui, et cette insomnie rebelle va le poursuivre encore pendant longtemps. Il ne sera véritablement guéri que lorsqu'il pourra dormir d'une façon satisfaisante, vraiment réparatrice. Cette insomnie, qui dure souvent trois semaines ou un mois, est mauvaise conseillère. Pendant la nuit, sous l'influence des hallucinations hypnagogiques, le malade se désespère, le désir, le besoin de la morphine se font sentir ; de ce fait, la surveillance doit être étroite, de tous les instants, et elle ne s'exerce fructueusement que si le sujet a été isolé de son entourage habituel, dont la tendresse incline à satisfaire ses sollicitations.

A certains moments, au cours de la convalescence, les besoins deviennent plus impérieux. Généralement alors apparaissent ces vomissements bilieux et ces diarrhées profuses que vous avez vu survenir dans la période aiguë et qui, souvent, se renouvellent à plusieurs reprises, subitement, sans que rien n'ait semblé les provoquer. Je vous ai dit que ces phénomènes pouvaient être considérés comme de véritables décharges éliminatoires à la suite desquelles, l'équilibre factice créé par la morphine se rompant de plus en plus, le besoin du poison se fait davantage sentir. Vous savez aussi que ces décharges doivent être respectées.

Le meilleur moyen de les prévenir ou mieux de les atténuer consiste à veiller avec soin au bon accomplissement de la fonction urinaire, émonctoire constant, sans à-coup, de l'élimination morphinique. Pendant la période aiguë, les urines sont rares, l'anurie existe parfois : elle est presque toujours liée au mauvais état du cœur que vous pourrez relever, je vous l'ai dit, à l'aide de faibles doses de caféine. Pendant la convalescence, le régime surtout vous permettra d'influencer utilement la fonction rénale. Le lait devra former la base de l'alimentation, et, si la diurèse était insuffisante ou irrégulière, vous donneriez pendant quatre ou cinq jours consécutifs, quitte à intervenir à nouveau, dix gouttes de teinture de scille et dix gouttes de teinture de digitale. Pour les mêmes raisons, vous ne laisserez jamais la constipation s'établir, vous la combattrez par des laxatifs, des remèdes huileux ou de grands lavements à l'eau bouillie ; vous prescrirez de légers purgatifs. Et même, vous pourrez encore favoriser l'élimination en faisant, dans les vingt-quatre heures, une ou deux injections sous-cutanées d'un centigramme de pilocarpine.

Généralement, pendant les dix ou douze premiers jours, l'appétit reste languissant ou presque nul; vous le solliciterez, une fois la période aiguë passée, par des amers : macération de quassia amara, décoction de racines de gentiane prise à petites doses, une ou deux heures avant l'heure présumée du repas. Joignez-y quelques gouttes de teinture de noix vomique et de colombo. Soyez sobres de médicaments, le sujet devra les éliminer, et il a déjà fort à faire avec la morphine que ses glandes ont fixée.

Parfois, vers le dixième ou le douzième jour, survient une véritable boulimie : l'appétit se montre impérieux, exagéré, morbide. Évitez que les sujets ne le satisfassent trop abondamment, il pourrait en résulter des indigestions toujours redoutables, d'autant que vous aurez à compter avec les vomissements spontanés et la diarrhée, qui, pour être favorables en ce sens qu'ils sont éliminatoires, n'en troublent pas moins momentanément les fonctions digestives. Par contre, vous aurez aussi, dans certains cas, la satisfaction de voir des sujets qui, avant la cure, étaient de profonds dyspeptiques, recouvrer presque complètement et subitement, pour ainsi dire, l'intégrité de leurs fonctions gastriques. Ce signe est d'excellent augure; la convalescence sera courte, pourvu toutefois que le malade ne s'enhardisse au point de commettre des écarts de régime. Dans ces conditions favorables, l'embonpoint ne tardera pas à reparaître, et il n'est pas rare de voir des sujets qui, après avoir regagné le poids qu'ils avaient perdu pendant la période aiguë, augmentent de huit à dix kilos au cours du mois qui suit la démorphinisation.

Un des phénomènes le plus souvent observés pendant la convalescence n'est autre qu'une lassitude, une fatigue extrême qui pousse les individus à se confiner à la chambre, à s'immobiliser au lit Si, pendant la période active de la démorphinisation, le repos est indispensable, il ne saurait en être de même passé le dixième jour. Il faudra engager les malades à faire de courtes promenades; on cherchera à les distraire de toutes les façons possibles, ce sera la meilleure manière d'exciter l'appétit lorsqu'il fera défaut. L'hydrothérapie froide, suivie de frictions sèches, favorisera les fonctions de la peau, en même temps qu'elle agira puissamment sur l'état général.

Un bon signe du retour définitif à la santé sera, chez les hommes, la réapparition de l'appétit sexuel, sur lequel la morphine, prise à doses un peu élevées et surtout continues, a toujours un effet désastreux. Le poison supprime aussi très souvent la fonction menstruelle chez la femme, et le retour des règles devra, de même, être considéré comme très favorable; il va sans dire que, pendant cette première époque, la convalescente gardera la chambre ou même un repos absolu.

La convalescence, variable à la vérité, suivant l'ancienneté et le degré de l'intoxication morphinique, dure rarement moins d'un mois. Ce qui revient à dire qu'en comprenant la période préparatoire et la démorphinisation proprement dite, les sujets ne devront pas songer à quitter l'établissement hydrothérapique ou à reprendre leur vie habituelle, s'ils sont restés chez eux, avant un mois et demi, deux mois même. Ce n'est guère qu'à ce moment que l'appétit sera suffisamment revenu, et avec lui l'embonpoint, que le sommeil se sera suffisamment régularisé pour que le sujet puisse, sans trop de fatigues, vivre de la vie ordinaire. Sans cela la dépression physique et morale pourrait se montrer à nouveau, et l'ancien morphinomane, abandonné à lui-même dans ces conditions, aurait de la tendance à revenir à son vice.

Une *récidive* est, en effet, toujours à craindre, d'autant que l'élimination du poison, très intense pendant les premiers jours, se prolonge longtemps encore, à la vérité plus atténuée, au point que, trois mois après la suppression et même plus tard, on peut voir survenir subitement ces crises diarrhéiques éliminatoires qui s'accompagnent toujours d'un besoin de morphine. Aussi sera-t-il constamment favorable de prescrire un voyage d'excursions qui ne devra pas entraîner de fatigues, une saison à la mer où l'on prendra des bains chauds en baignoire, un séjour à mi-montagne; le moral se trouvera aussi bien que le physique de ce déplacement excellent à tous points de vue.

*
* *

Vous voyez, d'après l'exposé que je viens de vous faire, que la cure de la morphinomanie n'est pas chose très facile, qu'elle exige de la part du médecin un certain savoir et beaucoup de dévouement pour réussir. Au point de vue des soins à donner, la méthode de suppression brusque, que vous emploierez surtout, je vous l'ai dit, dans les cas où l'intoxication ne dépassera pas les doses moyennes de 25 à 30 centigr., en tenant compte, bien entendu, de l'état général du sujet, ne diffère pas sensiblement de la méthode de suppression rapide que j'ai eu particulièrement en vue, car elle est le véritable procédé de choix.

J'ai négligé à dessein une troisième méthode dite de *suppression lente*, dont je voudrais vous entretenir en terminant cet exposé thérapeutique. Comme elle offre de nombreux inconvénients, vous devrez toujours lui préférer le procédé rapide, à moins cependant qu'elle ne vous soit imposée.

Vous vous trouverez, en effet, assez souvent en présence de malades pusillanimes redoutant les accidents de la suppression rapide dont ils ont entendu parler ou qu'ils ont appris à connaître en lisant les livres de médecine. Et cela vous arrivera peut-être plus souvent que vous ne le pensez. Les morphinomanes un peu invétérés ne se décident que rarement à donner carte blanche au médecin, à obéir entièrement à ses ordres. Ils consultent à plusieurs reprises et chaque fois un nouveau praticien, s'inquiètent à l'avance du traitement auquel ils devront se soumettre, en discutent les avantages et les inconvénients, et finalement parfois imposent la suppression lentement progressive ou mieux décroissante de l'alcaloïde. De tels sujets indisciplinés vous réserveront bien des déboires, prétextant un départ forcé, un voyage d'affaires au moment décisif où la guérison pourrait avoir lieu. Ils auront souvent épuisé votre patience avant que vous ayez obtenu un résultat satisfaisant. Il n'en reste pas moins cependant qu'il vous est impossible de refuser de tenter la démorphinisation à l'aide d'une méthode qui, toute défectueuse qu'elle soit, compte néanmoins quelques succès à son actif.

Cette méthode, que j'ai vu employer plusieurs fois par M. Charcot, ne s'adresse qu'aux petits morphinomanes, l'échec étant presque certain lorsque la dose quotidienne dépasse 40 à 50 centigrammes. Elle consiste essentiellement dans la substitution de l'extrait thébaïque à la morphine et dans la suppression de l'opium, la cessation une fois obtenue de l'alcaloïde.

Vous ne devrez pas entreprendre de la mettre en œuvre si le sujet ne consent pas à supprimer d'emblée le tiers au moins de la dose quotidienne habituelle. Je suppose, par exemple, que cette dose soit de 30 centigrammes : le premier jour, le malade ne prendra que 20 centigrammes, et c'est ici qu'il importe au premier chef de réglementer les heures des piqûres. Tout en les réglementant, vous vous efforcerez d'espacer les injections tous les jours de plus en plus, de façon à en supprimer une ou deux par vingt-quatre heures. Dans leurs intervalles, vous donnerez des pilules d'extrait thébaïque de 2 centigrammes chacune, qui remplaceront la dose de morphine supprimée.

Quelle quantité en prescrirez-vous ? Je continue à supposer que le malade qui prenait régulièrement 30 centigrammes de morphine ait consenti à abaisser d'emblée la dose à 20 centigrammes.

Le premier jour, vous donnerez 3 pilules, soit 6 centigrammes d'extrait thébaïque. Vous serez autorisés à y ajouter le soir 3 grammes de bromure de potassium à prendre en une fois, au moment du coucher, dans une tasse de tilleul, de façon à combattre l'excitation nocturne et l'insomnie. Le bromure est toujours, dans ces conditions, un excellent adjuvant du traitement. Vous resterez pendant deux ou trois jours à la dose de 20 centigrammes de morphine et de 6 centigrammes d'opium ; ce dernier médicament, ainsi administré par fractions chez des sujets habitués à son alcaloïde, est toujours bien toléré au moins au début de la cure.

Je suppose que vos injections soient réglées à 4 centigrammes chacune, soit cinq par jour, dont une dans le courant de la nuit. Supprimez alors une de ces piqûres et remplacez-la par une nouvelle pilule ; dans votre calcul, 2 centigrammes d'extrait thébaïque devront équivaloir à 4 ou 5 centigrammes, c'est-à-dire environ au double de morphine.

Nouveau repos de quelques jours, plus ou moins long suivant les cas, car ici il ne saurait être question de règles fixes, et alors suppression d'une nouvelle piqûre, celle de la nuit si possible, et cinquième pilule d'extrait thébaïque. Tentez même, si vous avez pris quelque ascendant sur le sujet, de supprimer une piqûre sans donner une nouvelle pilule. Le malade, au bout de quinze à vingt jours, je suppose, quelquefois moins, parfois plus, prend ainsi 10 centigrammes d'extrait thébaïque, 3 à 4 grammes de bromure et 10 centigrammes de morphine. C'est le moment critique de la cure; d'une part, l'usage prolongé de l'extrait thébaïque est capable d'entraîner avec lui certains inconvénients : somnolence marquée, constipation opiniâtre, mais le péril n'est pas là. Il réside dans ce fait que bien souvent, lorsque le sujet ne prend plus que quelques centigrammes de morphine, tendent à se montrer les accidents aigus éliminatoires si fréquents, je dirai même si nécessaires, au cours de la démorphinisation aiguë, et que vous avez appris à connaître. Sous ce rapport, et c'est là l'inconvénient majeur de la méthode que je vous expose, la suppression lente, même de doses minimes ou modérées, ne met pas plus à l'abri à un certain moment de l'ensemble douloureux de la démorphinisation que le procédé qui consiste à supprimer brusquement ou rapidement des doses élevées de morphine.

Les vomissements et la diarrhée, voire les syncopes, tendront à se montrer. Dès leur apparition, le malade sollicitera une dose supplémentaire de morphine, car, malgré vos affirmations, qu'il sent intéressées, il se rend nettement compte que l'opium ne produit pas chez lui le même effet que son alcaloïde.

Ne cédez pas, toutefois, car le résultat serait désastreux; vous piétineriez sur place, et bientôt tout serait à recommencer. Au contraire, si, comme je vous l'ai dit, vous avez acquis quelque influence sur votre client, obtenez qu'il cesse brusquement les 10 centigrammes qui restent à enlever pour que la suppression soit complète. Faites valoir au malade qu'après une ou deux mauvaises journées, il sera débarrassé définitivement de son poison, et parfois vous serez écouté. Mais pendant cette dernière période qui se prépare, ne quittez pas votre client un seul instant, parce que, affolé par ses douleurs et ses angoisses, il ne manquerait pas de retourner à ses injections. Si vous obtenez gain de cause, supprimez brusquement les 10 derniers centigrammes et tenez-vous prêts à parer aux éventualités aiguës éliminatoires qui pourraient se produire. Quant à l'extrait thébaïque et au bromure que le malade continue à prendre, nous allons y revenir.

Si vous n'avez pas obtenu de cesser brusquement l'emploi des 10 derniers centigrammes, remplacez ceux-ci progressivement comme vous avez fait des autres par de nouvelles pilules d'extrait thébaïque : en fin de compte, le sujet pourra en venir à absorber 15 à 20 centigrammes par jour de ce dernier. Ne vous effrayez pas de cette dose, qui, je le répète, est souvent très bien tolérée; c'est beaucoup plus l'intolérance de l'organisme par rapport à la suppression de la morphine qui est à redouter. Il est bien rare, en effet, que même à cette période, en opérant aussi lentement et en administrant une telle quantité d'opium, vous n'ayez pas quelques accidents d'amorphinisme lors de la suppression des derniers centigrammes.

Et si, ce que je vous souhaite, après mille efforts, qui auront mis singulièrement votre patience à l'épreuve, vous en êtes arrivés au résultat désiré, c'est-à-dire à l'abstention totale de la morphine, vous observerez ce fait singulier que le sujet demandera lui-même la suppression très rapide de son extrait d'opium : il cessera volontairement de le prendre ou ne le réclamera que faiblement; en trois ou quatre jours, il en sera déshabitué.

Dès lors, suivez les règles que je vous ai tracées pour la convalescence; surveillez les crises éloignées d'élimination qui se montreront certainement et pourraient entraîner à une fâcheuse récidive; prescrivez l'hydrothérapie, des frictions, des massages, veillez à l'alimentation; en un mot, comportez-vous de la façon que je vous ai indiquée. Je vous recommande toutefois de ne pas supprimer trop brusquement le bromure de potassium; c'est un sédatif puissant du système nerveux lorsqu'on en prolonge l'emploi; il vous rendra, dans la circonstance, des services signalés.

Telles sont les règles que je me crois autorisé à formuler, en ce qui regarde la suppression lente de la morphine. Souvenez-vous que vous ne devrez adopter ce procédé, à part de très rares cas, que si le sujet refuse absolument de se soumettre aux autres méthodes de traitement. Malgré tout votre savoir et toute votre patience, vous échouerez certainement sept fois sur dix, mais enfin il vous arrivera aussi d'obtenir des résultats qui vous consoleront, je l'espère, des échecs que vous aurez éprouvés et dont, je puis le dire, pour votre satisfaction personnelle, vous ne sauriez encourir la responsabilité.

SEPTIÈME LEÇON

LE VERTIGE DE MÉNIÈRE ET SON TRAITEMENT.

Présentation d'un malade atteint du vertige de Ménière.
Aperçu historique : *Ménière* (1861), Flourens; *Charcot.*
Physiologie du labyrinthe : travaux de Gellé; P. Bonnier. — *Pathogénie du vertige;* l'hyperexcitabilité labyrinthique.
Étiologie du vertige de Ménière : lésions de l'oreille *moyenne,* interne et externe; l'artério-sclérose et les maladies générales.
DESCRIPTION CLINIQUE DU VERTIGE : début subit; auras diverses; chute sur le sol *sans perte de connaissance;* nausées, vomissements. — *Vertige aigu* et *vertige chronique.* — Évolution du vertige et pronostic. — *Diagnostic :* vertige stomacal; ictus laryngé; vertige chez les diabétiques; *vertige épileptique; paroxysme hystérique à forme de vertige labyrinthique.*
TRAITEMENT DU VERTIGE DE MÉNIÈRE : examen préalable de l'oreille. — *Charcot et l'emploi du sulfate de quinine* (1874). — Mode d'administration; tolérance; régime.

I

L'affection connue sous le nom de *vertige labyrinthique* ou *vertige de Ménière,* qui fera l'objet de cette leçon, est restée longtemps rebelle à toute thérapeutique : c'est à l'intuition géniale de Charcot que nous devons de posséder une méthode de traitement qui produit les résultats les plus satisfaisants. Comme le diagnostic du vertige labyrinthique mérite d'être précisé, comme la thérapeutique à lui opposer, malgré sa simplicité, peut-être à cause de cette simplicité même, est de pratique si peu courante que beaucoup d'auteurs et des plus distingués semblent encore l'ignorer, j'entrerai dans certains développements que vous ne trouverez pas, je l'espère, dépourvus de quelque utilité.

Mieux qu'un exposé purement didactique hors de mise

dans ces leçons, l'histoire clinique du malade que je vous présente vous initiera à la symptomatologie et au diagnostic du vertige auriculaire.

C'est un homme de cinquante-neuf ans, exerçant la profession de zingueur et jouissant d'une robuste constitution. Lorsque l'affection pour laquelle il est venu réclamer nos soins a débuté, il y a environ deux ans, on ne pouvait incriminer dans sa production ni la syphilis, ni l'alcoolisme. Bien qu'artério-scléreux, ses urines ne renfermaient pas trace d'albumine, ce qui, vous le verrez, a quelque importance dans l'espèce. J'ajoute encore qu'il n'était pas ordinairement sujet aux vertiges : ceux-ci lui auraient rendu impossible son métier de zingueur, qui s'exerce le plus souvent sur les toits.

Il était donc de bonne santé habituelle lorsque, vers la fin du mois de juin 1893, en se rendant tranquillement le matin à son ouvrage, il eut la sensation subite dans la tête, au niveau de l'oreille droite, d'une violente détonation. En même temps, avant qu'il pût pour ainsi dire s'y reconnaître, son corps tout entier exécuta une oscillation dans le sens de son axe vertical. Il fut projeté en arrière, puis en avant, et tomba la face contre terre avec une telle force que les os propres du nez, qui portèrent sur le rebord du trottoir, furent brisés dans la chute. Il se releva tout étourdi et tout ensanglanté. Perdit-il un moment connaissance? Cela est possible : le choc extrêmement violent qu'il subit suffirait à expliquer l'obnubilation passagère dans laquelle il semble bien alors s'être trouvé. Je reviendrai d'ailleurs sur cette particularité très importante. Ce qui est certain, c'est qu'il ne se mordit pas la langue, qu'il n'y eut pas d'émission involontaire d'urine, que la chute ne fut pas suivie de convulsions : en un mot, rien ne permet de supposer, en dehors du vertige et de la chute, qu'il ait été à ce moment en proie à un accident d'origine épileptique.

A partir du cette époque, l'oreille droite devenait le siège presque constant, phénomène dont je vous engage à vous souvenir, d'un bruit anormal, sorte de *che-che,* qui devait singulièrement s'exagérer lors des autres épisodes aigus dont je vais vous entretenir. De plus, le malade était pour ainsi dire constitué vertigineux à l'état permanent ; dans la rue, la tête lui tournait, les maisons dansaient devant ses yeux, il était obligé de se cramponner aux murailles, aux arbres, de crainte de tomber; même dans son lit, la sensation de vertige le poursuivait. De ce fait, il dut interrompre l'exercice de sa profession.

Cet état de vertige chronique devait, je vous l'ai dit, s'entrecouper d'épisodes aigus de même ordre. Vers le mois de novembre 1893, cet homme se trouvait à table, lorsque brusquement le bruit anormal qu'il éprouvait presque constamment dans l'oreille droite s'accentua. Ce ne fut pas une détonation qu'il entendit cette fois : il lui sembla qu'on lui insufflait un jet de vapeur dans l'oreille. Il ne lui fut pas d'ailleurs loisible d'analyser longuement ses sensations, car le vertige intense qui s'empara de lui le précipita encore une fois violemment la face contre terre, sans qu'il en résultât toutefois aucune blessure. Il ne perdit point connaissance; il se releva cependant tout étourdi et de plus en proie à un état nauséeux tout particulier qu'il n'avait pas encore éprouvé.

Effrayé par ce nouvel accès et sentant s'acccentuer et devenir plus fréquents les bruits anormaux dont son oreille était le siège, il se rendit à l'hôpital Broussais, où un auriste consulté constata une surdité marquée de l'oreille droite. Il est certain que, dès cette époque, on porta le diagnostic de vertige de Ménière, car on lui administra du sulfate de quinine. Sorti au bout de trente-cinq jours dans un état d'amélioration très marquée, il put se croire guéri pendant quatre mois environ. C'est à peine, en effet, si pendant cette période il ressentit à deux ou trois reprises quelques oscillations remplaçant son état vertigineux habituel; de même, les bruits auriculaires s'étaient considérablement atténués, sans avoir toutefois complètement disparu.

L'affection cependant ne faisait que sommeiller, car dans les premiers mois de l'année 1894 un camarade le ramassait dans une cave où il était occupé à rincer des bouteilles, au milieu de débris de verres brisés dans sa chute et qui lui avaient profondément meurtri le visage. Comme conséquence de ce nouvel accès, l'état vertigineux chronique reparut, les bruits auriculaires se montrèrent à nouveau. Aussi le malade rentra-t-il une deuxième fois à l'hôpital Broussais, dans le service de M. Barth, qu'il quitta très amélioré après trois semaines de traitement par le sulfate de quinine.

Nouvelle période de calme presque complet qui dure près d'une année, puis nouvel accès vertigineux aigu pour lequel il fait une troisième apparition à l'hôpital, où il suit très irrégulièrement le traitement qui lui est prescrit.

Il en sort très vertigineux encore : le bruit de l'oreille droite est des plus pénibles ; à chaque instant, la tête lui tourne ; lorsqu'il veut traverser une rue, il doit attendre que celle-ci soit libre de voitures, tant il redoute d'être précipité sous les roues ; il lui est impossible de se baisser sans ressentir une accentuation immédiate de son vertige.

Tel était l'état de cet homme, quand il entra salle Woillez, où nous le trouvâmes dans un état déplorable, ne pouvant marcher sans se tenir aux lits, très débilité par les sensations nauséeuses qui accompagnaient les vertiges et mettaient obstacle à l'alimentation. Il fut immédiatement soumis au traitement que je vais bientôt vous exposer et dont vous pouvez apprécier chez lui les excellents résultats. Mais pour rendre cette appréciation plus fructueuse, je crois indispensable d'entrer dans quelques détails sur l'affection dont il est atteint.

De l'exposé sommaire que je vous ai fait de ce cas clinique, vous avez pu déjà conclure au vertige labyrinthique, *vertigo ab aure læsa* ou maladie de Ménière, du nom de l'auteur français qui, le premier, a donné une description un peu complète de ce syndrome.

En effet, vous n'ignorez peut-être pas que c'est du mémoire publié en 1861 dans la *Gazette médicale*, par B. Ménière, médecin de l'Institution des Sourds-Muets de Paris, que date la notion de la maladie que nous étudions aujourd'hui. Dans ce travail, Ménière établissait qu'il existait un vertige suivi de nausées et de vomissements, que « ces accidents n'avaient aucun rapport avec l'état de plénitude ou de vacuité de l'estomac, qu'ils survenaient au milieu d'une santé irréprochable, duraient peu, et que leur caractère était tel que les médecins appelés croyaient à une congestion cérébrale et prescrivaient un traitement en rapport avec cette donnée étiologique.

De cette description sommaire vous retiendrez que Ménière différenciait avec juste raison l'affection qu'il observait du vertige stomacal; vous remarquerez, en outre, qu'à son époque, dans les cas analogues à ceux qu'il exposait, lorsqu'on n'incriminait pas l'estomac, on pensait à une congestion cérébrale.

Aujourd'hui, grâce aux travaux de Charcot, le vertige stomacal n'occupe plus la place prépondérante que lui avait assignée Trousseau, mais il n'en reste pas moins que le vertige de Ménière est encore bien souvent confondu avec les troubles occasionnés par la congestion apoplectiforme et surtout avec le vertige épileptique. Je reviendrai sur ce point important en traitant du diagnostic.

Ménière ne se borna pas d'ailleurs à donner une description clinique satisfaisante du syndrome. Ayant remarqué que les phénomènes vertigineux s'accompagnaient d'une diminution ou d'une perte fréquente de l'audition, il fut conduit à les relier à une affection auriculaire qu'il localisa dans l'oreille interne, en particulier dans le labyrinthe.

Deux ordres de faits lui firent adopter cette interprétation, les premiers tirés de la clinique, les seconds de l'expérimentation physiologique. Une de ses malades se trouvait, une nuit d'hiver, en pleine période menstruelle, sur l'impériale d'une diligence. Subitement, elle fut frappée d'une perte de l'ouïe qui s'accompagna de vomissements et de vertiges incessants. Transportée à l'hôpital, elle y mourut le cinquième jour, et l'autopsie, qui révéla l'intégrité du cerveau et de la moelle épinière, montra, dans les canaux semi-circulaires, une exsudation sanguinolente des plus manifestes. Dans ce cas particulier, la cause directe de la mort resta d'ailleurs inexpliquée en dehors de cette hémorragie labyrinthique.

Or, les recherches de Flourens (1844) sur la physiologie des canaux semi-circulaires établissaient que la section de ces canaux chez l'animal produisait des troubles très marqués de l'équilibration indépendants de toute lésion ou traumatisme portant sur le cerveau ou le cervelet. Je reviendrai, du reste, bientôt sur la physiologie du labyrinthe, qu'il est indispensable de connaître pour interpréter les phénomènes constitutifs du syndrome de Ménière. Les expériences des physiologistes se trouvaient donc corroborées par les données de la clinique et de l'anatomie pathologique. D'ailleurs, l'année même où Ménière publiait son important mémoire, mon regretté maître Hillairet présentait à la Société de biologie, en se basant sur des faits cliniques, une note sur l'action réflexe que les lésions de l'oreille interne exercent sur le cervelet et les pédoncules cérébraux.

Cependant il faut arriver, en 1874, aux travaux de Charcot pour voir le vertige labyrinthique acquérir ses lettres de grande naturalisation. Non seulement, en s'aidant des recherches de ses devanciers, Charcot faisait entrer définitivement dans le cadre nosologique la forme morbide que nous étudions et dont il précisait la symptomatologie, mais encore il en proposait un traitement aussi original qu'efficace, qui restera comme une des découvertes les plus importantes de la thérapeutique contemporaine. C'est ainsi que, certainement, Charçot a plus fait pour la maladie de Ménière que tous ses devanciers. Depuis 1874, les travaux se sont multipliés ; j'aurai l'occasion de vous en citer quelques-uns chemin faisant, mais je dois immédiatement mentionner les noms de Gellé et de Pierre Bonnier, qui ont contribué pour une grande part à élucider la physiologie et la pathologie du labyrinthe.

J'ajouterai encore que la théorie, vérifiée par l'investigation *post mortem* et l'expérimentation, qui fait de cet organe le siège de la maladie de Ménière, a été combattue en Allemagne par Baginsky (1888). Cet auteur pense que la lésion labyrinthique elle-même n'est pas suffisante pour détermininer l'apparition des troubles de l'équilibration et le vertige : « Il faudrait pour cela, dit-il, encore autre chose, une irritation cérébrale, soit directe, constituée par une lésion méningo-encéphalique, soit indirecte et produite par une lésion du nerf acoustique au niveau de son origine sur le plancher du quatrième ventricule ou sur un point quelconque de son trajet intra-cérébral. » Cette opinion ne peut aller à l'encontre des faits où l'autopsie a révélé la seule altération du labyrinthe en dehors de toute lésion de l'encéphale et du nerf acoustique. Nous aurons, au chapitre du diagnostic, à différencier les vertiges qui dépendent d'une compression intra-cranienne du nerf auditif d'avec ceux, beaucoup plus fréquents, où la lésion est purement intra-auriculaire. Il n'en demeure pas moins que l'affirmation de Baginsky a singulièrement influencé les esprits, en Allemagne tout au moins, car le vertige labyrinthique y est souvent confondu avec le vertige apoplectiforme et le vertige épileptique, pour le plus grand dam de la thérapeutique à opposer à ces manifestations.

II

Je crois inutile d'entrer plus avant dans ces considérations, qui, je le répète, trouveront leur application lorsque nous traiterons du diagnostic; aussi bien je désire, dès maintenant, étudier avec vous les *causes provocatrices*, l'*étiologie* du vertige labyrinthique. Mais pour bien comprendre le mécanisme de sa production, il est indispensable que nous connaissions le fonctionnement de l'oreille interne, fort compliqué d'ailleurs, et présentant encore bien des inconnues, bien des lacunes qui influenceront certainement mon exposé.

Les détails anatomiques dans lesquels je vais entrer sont en grande partie empruntés aux intéressants travaux de M. P. Bonnier, publiés en 1894 dans la *Nouvelle Iconographie de la Salpêtrière*.

Le nerf labyrinthique ou nerf de la huitième paire crânienne peut être physiologiquement divisé en deux parties bien distinctes : le nerf vestibulaire (ou labyrinthique), le nerf cochléaire qui se rend au limaçon. Le nerf cochléaire, nerf de l'audition proprement dite, ne nous intéresse que secondairement. Mais il n'en est pas de même du nerf vestibulaire, qui se rend aux canaux semicirculaires et peut être considéré comme le véritable nerf de l'espace, car il préside aux fonctions de l'équilibre. Les recherches déjà anciennes de Flourens l'avaient démontré ; les travaux plus récents de Goeltz, de Vulpian, de Mathias Duval, de Laborde, de Cyon (1876) n'ont fait que confirmer cette opinion. Lorsque le nerf labyrinthique est touché, les fonctions d'équilibre sont détruites, le vertige naît immédiatement : en un mot, il y a perte d'équilibre et vertige.

S'ensuit-il que, dans ces cas, il doive y avoir forcément

diminution ou perte de l'ouïe? La question est controversée. Knapp et Moos ont montré qu'il existe des surdités partielles, des lacunes de l'audition dans les affections labyrinthiques proprement dites. Mais si la physiologie divise nettement les fonctions qui sont séparément dévolues au nerf vestibulaire et au nerf cochléaire, on peut dire qu'en clinique, dans les cas que nous envisageons particulièrement et que nous allons étudier ensemble, au vertige se joint toujours un degré souvent très marqué de surdité, et celle-ci, vous le comprendrez bientôt, est un indice de très haute importance pour permettre au diagnostic de s'établir sur des bases solides.

La branche vestibulaire du nerf de la huitième paire nous intéresse, vous le voyez, d'une façon particulière. Elle naît en partie et spécialement de l'écorce du vermis, alors que le nerf cochléaire prend son origine dans les barbes du calamus scriptorius et le bulbe.

Le vestibule est donc directement en communication avec le cervelet et indirectement avec le cerveau, tandis que le limaçon est directement en rapport avec le cerveau et indirectement avec le cervelet : en d'autres termes, la racine vestibulaire est surtout cérébelleuse, tandis que la racine cochléaire est avant tout cérébrale. La première est en rapport avec le centre de l'équilibration, la seconde avec le centre de perception. Aussi la perception du son appartient-elle à la papille cochléaire, qui est l'organe de l'audition proprement dite.

Voyons maintenant comment sont impressionnées ces deux terminaisons nerveuses physiologiquement si différentes, sans oublier toutefois qu'il existe entre leurs noyaux d'origine des anastomoses assurant la synergie de la fonction de l'audition et de l'équilibration.

Schématiquement, la mise en action du centre de l'audition peut être interprétée ainsi qu'il suit :

Une onde sonore frappe le tympan qui, par l'intermédiaire de la chaîne des osselets, agit sur la fenêtre ovale dans laquelle s'enclave la base de l'étrier. Les ondulations ainsi propagées se transmettent à l'oreille interne, où, par l'intermédiaire du liquide qu'elle renferme, sont impressionnés les canaux semi-circulaires, siège du sens de l'espace, et la papille cochléaire, siège de l'audition.

Par suite d'un certain nombre de causes pathologiques que nous allons envisager, l'impression ressentie par la papille cochléaire peut être trop forte, trop prolongée, la papille peut elle-même être le siège d'une hyperexcitabilité morbide : le vertige naîtra de ces diverses excitations anormales.

Examinons de plus près encore l'appareil à la fois récepteur et transmetteur que constitue l'oreille interne.

Celle-ci doit être considérée comme une cavité relativement close, tapissée par le neuro-épithélium de la cochlée et des canaux semi-circulaires. Ce neuro-épithélium est impressionné par les vibrations du liquide qui le baigne de toutes parts. M. P. Bonnier a très justement comparé l'oreille interne à un cerveau qu'une hydropisie ventriculaire aurait transformé en une poche à paroi mince constituant le récipient endolymphatique, isolé lui-même des parois craniennes par une gaine liquide à paroi endothéliale jouant ainsi le rôle de la dure-mère.

Au moment où l'étrier mis en mouvement par une onde sonore presse par l'intermédiaire de la fenêtre ovale sur la surface du liquide labyrinthique, la pression s'exerce immédiatement sur tout le labyrinthe.

Cette pression pourrait être trop forte, et, en réalité, il en est souvent ainsi à l'état physiologique lorsque, par exemple, l'onde sonore est elle-même trop intense. Pour parer à cette exagération de pression, il existe certains procédés de compensation.

Le mécanisme de cette compensation est très important à connaître, étant donné que lorsqu'il existe un obstacle à son fonctionnement, le vertige naît nécessairement de l'exagération de la pression que peut normalement supporter l'oreille interne.

Aussi faut-il savoir que la cavité endolymphatique

n'est pas absolument close : le liquide qu'elle renferme communique normalement avec les espaces sous-arachnoïdiens.

Lorsque la tension du liquide labyrinthique est trop forte, une partie de celui-ci s'échappe par l'aqueduc du labyrinthe parcouru par le canal endolymphatique, lequel se termine à la face postérieure du rocher par une dilatation dans laquelle débouchent des petits canaux décrits par Rüdinger, chargés de mettre en communication l'oreille endolymphatique avec les espaces lymphatiques de la dure-mère et ceux des autres enveloppes. L'écoulement est encore assuré par l'aqueduc du limaçon, par les gaines entourant les vaisseaux qui se rendent à l'oreille interne. Tous ces conduits, je le répète, ainsi peut-être que la gaine elle-même du nerf labyrinthique, font communiquer le récipient endolymphatique avec les espaces sous-arachnoïdiens et assurent ainsi physiologiquement la décompression.

D'autre part, normalement, lorsque le liquide de l'oreille interne est comprimé par l'étrier encastré dans la fenêtre ovale, la fenêtre ronde libre bombe du côté de la caisse du tympan.

Enfin, quand ces voies d'échappement sont épuisées, il reste le frénateur tympanique interne, le muscle de l'étrier, qui s'oppose à la pénétration exagérée de ce dernier quand, bien entendu, la compression labyrinthique naît de causes extérieures. Cette résistance du stapédius, dit M. P. Bonnier, détermine la flexion de la chaîne des osselets et retarde ainsi la compression centripète. Quand enfin la flexion des osselets, du tympan, la résistance du frénateur interne, l'issue du liquide par les gaines et les aqueducs sont insuffisantes ou impossibles, le liquide ne peut plus échapper à la compression que par la rupture du tympan ou bien celle du tympan secondaire ou fenêtre ronde.

L'exagération de cette compression, on le comprend, se traduit par des bourdonnements et de la surdité dans le domaine du limaçon, et par du vertige dans le territoire du vestibule.

*
* *

En possession de ces données physiologiques, il devient, je crois, assez facile de se faire une idée exacte des *causes déterminantes* du vertige de Ménière. Je laisse de côté pour le moment toutes les causes de compression ou d'altération intra-cranienne du nerf de la huitième paire.

Ces causes peuvent siéger dans le conduit auditif externe ; un bouchon cérumineux dur et volumineux comprime le tympan, qui refoule lui-même la chaîne des osselets et produit ainsi une augmentation permanente de la pression labyrinthique. D'où la précaution, ainsi que l'indique Gellé, avant de commencer tout traitement, de procéder à un examen sérieux de l'oreille, l'enlèvement du corps compresseur pouvant permettre de guérir en une ou deux séances, de faire disparaître le vertige.

Il faut cependant dire, avant d'aller plus loin, que la cause déterminante du syndrome de Ménière ne réside pas tout entière dans la compression du labyrinthe. Les affections auriculaires qui la réalisent sont très fréquentes, et pourtant tous ces malades ne sont pas, heureusement d'ailleurs, des vertigineux. Un autre élément de premier ordre est nécessaire : il prend sa source dans une exagération de l'*excitabilité labyrinthique,* très variable suivant les sujets, au point qu'à compression égale il en est chez lesquels la surdité ou la diminution de l'ouïe traduiront seules la lésion anatomique, tandis que d'autres seront constitués vertigineux. Il est difficile d'apprécier la cause intime de cette hyperexcitabilité. On a cru la trouver dans le tempérament des malades : les neurasthéniques, les hystériques, les névropathes, en un mot, auraient des réactions labyrinthiques beaucoup plus accentuées que ceux chez lesquels l'élément névropathique n'est que peu ou point marqué.

Nous verrons que l'hystérie possède à son actif un vertige tout particulier ; pour ce qui est de la neurasthénie, nous croyons que bien souvent, lorsqu'elle existe, elle est secondaire et non primitive ; que dans tous les cas le vertige neurasthénique proprement dit n'a rien à faire avec le syndrome de Ménière, dont nous nous efforcerons d'ailleurs de le différencier. Quelle que soit l'interprétation qu'on adopte, il n'en reste pas moins que l'hyperexcitabilité du labyrinthe est nécessaire dans l'espèce ; elle joue dans la pathogénie du syndrome un rôle au moins aussi considérable que la compression qui la met en œuvre.

*
* *

Après cette digression indispensable, passons à l'étude des *lésions de l'oreille moyenne* susceptibles de provoquer le vertige labyrinthique. Celles-ci sont fréquentes, et l'on peut dire que le plus grand nombre peut-être des vertigineux en sont porteurs. En premier lieu, il faut citer la sclérose dont la caisse du tympan est si souvent le siège. Survenant particulièrement chez les goutteux, les artério-scléreux, elle débute généralement après quarante ans, ce qui explique que la plupart des vertigineux ont dépassé l'âge moyen de la vie. Produisant l'ankylose des osselets, elle entraîne la compression permanente du liquide labyrinthique, car elle fixe la base de l'étrier dans la fenêtre ovale, sans possibilité de retour en arrière. En effet, outre qu'elle s'accompagne de l'arthrite des osselets dont la chaîne a perdu son élasticité, cette arthrite détermine l'atrophie du stapédius, dont les fonctions frénatrices sont de ce fait annihilées. La fenêtre ronde est elle-même sclérosée, rigide, et ne peut plus présider à ses fonctions compensatrices. Les suppurations de la caisse peuvent, on le comprend, conduire à un résultat analogue.

Dans les cas que nous venons d'envisager, la pression anormale qui s'exerce sur le labyrinthe est extrinsèque, agissant toujours par l'intermédiaire du tympan (bouchon de cérumen, corps étranger de l'oreille externe), des osselets et de la fenêtre ovale, dans les lésions si fréquentes de la caisse.

Dans d'autres cas, le siège réel et positif de l'affection est intra-labyrinthique, mais on peut, semble-t-il, affirmer que ces cas sont de tous les plus rares.

Et de fait, en 1887, M. Gellé, réunissant les autopsies de vertige de Ménière, au nombre de 8, dont trois personnelles provenant du service de M. Charcot, qu'on possédait alors, trouvait dans deux cas seulement (Ménière, Grüber) un exsudat sanguinolent de l'oreille interne. Dans un cas de Féré, il existait un bouchon cérumineux énorme enfonçant le tympan : les trompes étaient imperméables, l'étrier non mobile, le labyrinthe normal. De même, le labyrinthe était sain dans les deux observations de Lucæ et dans les cas personnels à M. Gellé, où il existait, comme dans les faits de Lucæ, de la sclérose de l'oreille moyenne avec ankylose des osselets.

Il faut savoir cependant qu'un certain nombre de lésions ou mieux de conditions anormales de l'oreille interne peuvent passer inaperçues à l'autopsie : celles qui sont attribuables aux variations de pression nées dans le labyrinthe lui-même. M. P. Bonnier a particulièrement étudié ce chapitre de pathologie auriculaire.

Schwalbe a montré que les artères de l'oreille interne, et en particulier celles du limaçon, sont très flexueuses, et que leurs flexuosités terminales se ramassent çà et là en de véritables glomérules. Des terminaisons artérielles recouvertes d'un sac endothélial se retrouvent encore dans la formation des espaces sous-arachnoïdiens. Par l'intermédiaire de ce système glomérulaire, il se fait dans le sac endothélial une transsudation du sérum sanguin qui constitue également le liquide céphalo-rachidien et le liquide labyrinthique.

Sous l'influence de l'artério-sclérose, la tension augmente dans le glomérule et de même dans le labyrinthe. Aussi M. Bonnier attribue-t-il au brightisme la majorité des cas de vertige de Ménière. Il fait remarquer que très souvent on trouve une certaine quantité d'albumine dans les urines de ces malades, et qu'en agissant sur la circulation générale on influence également la pression intra-labyrinthique, ce qui le conduit à une méthode de traitement dont j'aurai à vous reparler. On pourrait ajouter que la sclérose de l'oreille moyenne, si fréquemment observée, est aussi l'apanage des artério-scléreux, et il est très probable que dans ces cas les lésions de la caisse s'associent aux lésions de l'oreille interne, et *vice versa*, pour produire le syndrome.

Enfin, les artères glomérulaires devenues scléreuses ont de la tendance à se dilater sous forme de petits anévrysmes miliaires qui, venant à se rompre, produiraient une inondation sanguine du labyrinthe. Cette hypothèse, très plausible, gagnerait cependant à être étayée par des autopsies, le cas de Ménière en particulier semblant, vu la jeunesse du sujet, échapper à cette interprétation.

En dehors de ces diverses causes, je vous signale une maladie générale, la leucocythémie qui, peut produire des dépôts spéciaux dans l'oreille interne ou donner lieu à des hémorragies labyrinthiques.

Vous retiendrez de l'exposé que je viens de faire qu'en présence d'un cas de vertige de Ménière, il vous faudra pratiquer ou faire pratiquer un examen soigné de l'oreille externe et de l'oreille moyenne. Vous devrez également essayer d'établir l'état pathologique de l'oreille interne, ce qui n'est pas facile, car les auristes sont encore divisés sur la valeur des moyens d'investigation à employer dans cet examen. Enfin, vous examinerez les urines et chercherez si le malade ne présente pas des signes de brightisme.

III

Abordons maintenant l'étude clinique du vertige labyrinthique. En 1874, malgré le mémoire fondamental de Ménière, malgré les travaux de Knapp, de Knapp et Moos, de Duplay, cette affection passait le plus souvent inaperçue. On la confondait presque toujours, grâce à l'écho persistant des leçons de Trousseau, avec le vertige stomacal ou encore avec la congestion cérébrale apoplectiforme ou coup de sang, avec le vertige épileptique. C'est à cette époque, je vous l'ai dit, que parurent deux leçons de Charcot, qui créèrent définitivement à ce syndrome une place à part dans le cadre nosologique.

La description qu'en donna mon maître est restée classique, et depuis on y a bien peu ajouté. Je vais la résumer, tout en vous engageant à vous souvenir du malade dont je vous ai rapporté l'histoire, laquelle présente d'ailleurs certaines particularités que je ferai ressortir.

Le vertige labyrinthique débute fréquemment d'une façon brusque; il surprend le sujet en pleine santé apparente. Cependant plusieurs indices de grande importance auraient pu souvent en faire prévoir l'apparition : en premier lieu, l'existence d'un certain degré de surdité indiquant une altération de l'organe de l'audition susceptible d'entraîner avec elle la compression labyrinthique. Physiologiquement, toutefois, on comprend que le labyrinthe puisse être touché sans que les fonctions du limaçon cessent de s'exercer; mais en clinique, à part certains cas de lésions intra-encéphaliques, on peut dire que les troubles de l'équilibre s'accompagnent toujours de troubles de l'audition. Cependant, j'ai déjà eu soin de vous faire remarquer que tous les sourds n'étaient heureusement pas des vertigineux, et qu'il faut faire la plus large part à cette hyperexcitabilité de l'oreille interne, labyrinthe et limaçon, très personnelle au sujet, sans laquelle il ne saurait exister de vertige de Ménière. Ce sont les signes de cette excitabilité, plus encore que ceux de la diminution de l'acuité auditive, qui vous feront redouter l'explosion des accidents vertigineux. Ils consistent en phénomènes subjectifs qui se traduisent par des bruits anormaux se produisant dans l'une ou l'autre oreille, suivant que la lésion, toujours prédominante d'un côté, est uni ou bilatérale. Les malades accusent des bourdonnements d'abord intermittents, s'exagérant dans certaines positions, lorsque la tête s'incline vers le sol, par exemple, cessant par contre assez souvent dans le décubitus horizontal, sans qu'on puisse tracer de règles précises à cet égard. Ces bourdonnements tendent bientôt à s'installer à l'état permanent, mais par moments ils s'exagèrent : les malades les comparent alors à un jet de vapeur, au sifflet d'une locomotive. Quand ils acquièrent cette intensité, on peut dire que le vertige est proche, s'il n'a pas déjà débuté.

La perception d'un bruit plus ou moins aigu constitue l'aura la plus nette du vertige de Ménière; elle fait très rarement défaut, sauf dans les vertiges de cause intra-cérébrale, de beaucoup les plus rares, et que nous retrouverons au chapitre du diagnostic. On peut y joindre certains autres phénomènes encore plus rares et qui passent parfois inaperçus du malade, tels, par exemple, qu'un mouvement de translation des globes oculaires, qui peut cependant être assez accentué pour déterminer du strabisme et de la diplopie. Cyon a, en effet, démontré (1878) que la section des canaux semi-circulaires produisait chez l'animal des mouvements oscillatoires du globe de l'œil. De son côté, Gellé a insisté sur l'existence de ces troubles de la vue : « Ce sont, dit-il, des éblouissements, ou au contraire des fumées, du noir, des flammes de feu en zigzag, comme dans la migraine ophtalmique; ailleurs, il y a de l'obnubilation et un abaissement subit de la vision. »

Ce n'est guère qu'après coup que le sujet prend le temps

d'analyser ces phénomènes de divers ordres, car presque toujours, en même temps que débute le bruit aigu auriculaire, il a la sensation subite d'un mouvement oscillatoire, soit antérieur, soit postérieur, soit dans l'axe vertical, soit dans l'axe latéral du corps, s'exerçant toujours du côté de l'oreille, siège des bruits. Il sent qu'il perd pied, que son équilibre est détruit, et, brusquement, s'il n'a pas eu le temps de se coucher ou de s'asseoir, il est précipité sur le sol, soit en avant sur la face comme notre premier malade, soit latéralement comme chez un autre que je pourrais vous présenter.

La précipitation, la chute sur le sol n'est pas indispensable. Il est des malades qui la préviennent en restant au lit, tellement les vertiges sont incessants chez eux. Et au moment de ces vertiges, qui n'en existent pas moins, malgré le décubitus horizontal, on voit leur figure exprimer la plus grande terreur. Ils ferment les yeux, se pelotonnent sur eux-mêmes, prennent dans leur lit les positions les plus bizarres; leur face pâlit et rougit tour à tour, et si, la crise calmée, on les interroge, ils dépeignent d'une voix brisée par l'effroi les culbutes subjectives qu'ils ont ressenties, se comparant à un tonneau roulant sur la pente d'une colline, au volant d'une machine à vapeur en action, etc., etc.

Après quelques instants toujours courts, à moins de grands vertiges subintrants, le calme renaît, le malade sort de sa crise avec un mal de tête plus ou moins fort qui peut d'ailleurs avoir précédé l'accès, mais celui-ci, en réalité, n'est pas encore terminé. Fréquemment, en effet, survient un état nauséeux des plus pénibles, assez analogue à celui qui existe dans la migraine. Ces nausées peuvent s'accentuer au point de déterminer des vomissements qui sont d'un grand secours pour le diagnostic, dans certains cas où la symptomatologie du vertige labyrinthique est beaucoup moins accentuée que dans le cas type que je vous décris, où les symptômes cardinaux : sifflements d'oreille, vertige, chute et état gastrique, comme les appelait Charcot, sont relativement frustes.

Un point qu'il importe de préciser et sur lequel j'ai déjà appelé votre attention est le suivant : le sujet atteint d'un grand vertige auriculaire perd-il connaissance? La question est discutée : en Allemagne, en particulier, on tend à la trancher par l'affirmative, et certains auteurs, en France, admettraient volontiers cette opinion. Depuis plusieurs années, je me suis attaché à la solution de ce petit problème, et sous ce rapport je suis arrivé à partager complètement l'opinion expressément formulée par Charcot, à savoir que la perte de connaissance n'existe pas dans le vertige labyrinthique. Celui-ci peut s'accompagner d'une certaine obnubilation du moi, bien compréhensible chez un individu qui voit tout tourner autour de lui, qui exécute subjectivement les culbutes les plus invraisemblables, en proie au terrible vertige qui le sidère pour ainsi dire ; mais le patient reste toutefois conscient de lui-même pendant toute sa durée. Dans un cas, pourtant, je vous l'ai dit, la perte de connaissance peut se montrer, et notre premier malade en est un exemple : c'est lorsque le sujet est violemment précipité sur le sol et que sa tête vient brusquement frapper la terre. On conçoit d'ailleurs qu'un choc assez violent pour briser les os propres du nez, fracturer des dents, soit suffisant, à l'instar de tous les traumatismes craniens, pour occasionner la perte de connaissance. Le malade se relève alors tout ensanglanté et tout étourdi, ou il reste étendu sur le sol ; mais la perte de connaissance n'en reste pas moins, à mon avis, d'origine purement traumatique. Ce qui le prouve bien, c'est que chez les grands vertigineux qui se confinent au lit les sensations terribles de translation n'existent pas moins intenses, susceptibles même de les précipiter hors de leur couche si l'on n'y prend garde. Mais, lorsqu'ils ont évité la chute réelle, jamais la perte de connaissance n'a lieu par le fait du vertige. J'insiste encore une fois sur ce phénomène négatif, dont vous comprendrez toute l'importance lorsque nous parlerons du diagnostic.

*
* *

L'évolution du syndrome de Ménière est variable, et, de fait, il faut lui reconnaître plusieurs *formes cliniques* qui, d'ailleurs, s'associent fréquemment. Un grand vertige, solennel pour ainsi dire, peut, assez rarement d'ailleurs, ouvrir la scène morbide, puis tout rentrer dans l'ordre. Quelques semaines, quelques mois plus tard surviendront un ou plusieurs accès aigus ; mais il est bien rare que la maladie une fois constituée demeure en cet état purement paroxystique. Bien plus souvent, avant l'apparition du grand accès, en même temps que s'installaient les bourdonnements d'oreilles, sont apparues des sensations vertigineuses qui, pour n'avoir pas l'intensité de celles que je vous ai décrites, n'en sont pas moins incommodantes. D'emblée, le malade est un vertigineux chronique avec poussées paroxystiques, ou il ne tarde pas à le devenir lorsque les paroxysmes ont eux-mêmes débuté les premiers. L'état dans lequel se trouvent ces sujets est vraiment misérable. En proie à des bourdonnements constants qui les obsèdent, ils ne peuvent sortir dans la rue sans voir leurs sensations vertigineuses s'exagérer : ils suivent les murs pour s'en faire un appui en cas de grand vertige, se trouvent dans l'impossibilité de traverser une place, craignent de se baisser, de se moucher, d'éternuer, ne mangent qu'avec précaution, car tous ces actes augmentent, chez certains au moins, la compression labyrinthique. Toujours en proie à la crainte d'un grand accès, en outre, de plus en plus sourds, ils finissent par se confiner à la chambre. Leur état général se ressent de ces angoisses, l'alimentation se fait mal, gênée qu'elle est par des sensations nauséeuses constantes. Aussi s'amaigrissent-ils rapidement, et leur état est d'autant plus lamentable qu'à la situation qui leur est créée par les phénomènes inhérents à leur affection se joint souvent un état neurasthénique se traduisant par de la dépression mentale, des douleurs de tête, de la faiblesse des membres, en un mot par une asthénie générale physique et morale qui rend leur situation extrêmement pénible.

Dans ces conditions, abandonnée à elle-même, que devient l'affection qui leur fait éprouver de si cruelles souffrances? Il n'est qu'une issue à cet état pathologique : la perte complète de l'ouïe, au moins du côté atteint, car, ainsi que Charcot l'avait déjà noté, celle-ci coïncide souvent avec l'atténuation et l'extinction définitive de l'hyperexcitabilité labyrinthique, qui joue un rôle si important dans la pathogénie du syndrome. Mais cette perte de l'ouïe, qui peut réaliser la guérison spontanée de l'affection, est souvent très lente à se produire, et ce n'est généralement qu'après de longues années qu'il est donné de l'observer. Aussi peut-on dire que le syndrome de Ménière est une affection à marche essentiellement chronique, qu'elle a peu de tendance à guérir spontanément, ce qui permet de juger de la gravité de son pronostic.

Ce pronostic est donc relativement grave. A la vérité, le vertige labyrinthique ne paraît pas susceptible d'entraîner par lui-même la terminaison fatale, car même dans le cas de Ménière il ne fut pas prouvé que l'hémorragie de l'oreille interne eût été la cause directe de la mort. Mais l'état misérable dans lequel se trouve plongé celui qui en est atteint est suffisant pour faire envisager la maladie sous les couleurs les plus noires. Dans ces conditions, il importe au premier chef, vous le comprenez, d'enrayer sa marche et de faire disparaître les phénomènes par lesquels elle se juge. Toutefois, avant de vous exposer le traitement qu'on doit lui opposer, je désire vous donner les éléments du diagnostic, très important dans l'espèce et qui, de ce fait, mérite d'être précisé.

*
* *

Il fut une époque, postérieure même au mémoire de Ménière, où le vertige labyrinthique, je le répète, passait presque toujours inaperçu. C'était le moment où, sous l'influence de Trousseau, le *vertige stomacal* occupait dans la classe des affections vertigineuses une place prépondérante, sinon presque exclusive. Vous connaissez la description qu'en a donnée le clinicien de l'Hôtel-Dieu : elle est tracée de main de maître. Mais d'où vient qu'aujourd'hui on a si rarement l'occasion de l'appliquer aux cas de la pratique journalière? C'est, à mon avis, que, mieux éclairés, nous attribuons certainement à la pathologie du labyrinthe un grand nombre de cas que Trousseau reliait à des perturbations gastriques. Je ne veux pas nier, pour ma part, la réalité du vertige gastrique, mais je puis dire bien sincèrement que pendant les années que j'ai passées à la Salpêtrière sous la direction de M. Charcot et depuis encore, je n'en ai jamais rencontré un exemple bien authentique. Et lorsque Trousseau, faisant allusion, dans sa clinique demeurée célèbre, au travail de Ménière, semble vouloir rattacher à une lésion de l'estomac les phénomènes signalés par cet auteur, je ne puis m'empêcher de penser qu'on se rapproche bien plus de la vérité en acceptant l'interprétation contraire. Si, guidés par la description si précise de Charcot bien mieux que par le travail de Ménière, nous observons aussi fréquemment aujourd'hui le vertige *ab aure læsa*, et si, par contre, nous ne rencontrons plus que des cas très discutables de vertige *a stomacho læso,* c'est incontestablement parce que le premier est aussi fréquent que l'autre est rare, et que, bien mieux qu'au temps de Trousseau, nous savons reconnaître le vertige labyrinthique. Je le répète, je crois le vertige stomacal assez rare, au moins dans une forme comparable à celle du vertige de Ménière, pour qu'il n'y ait pas lieu, dans la circonstance, de nous attacher à tracer le diagnostic différentiel de ces deux affections.

A mon avis, le vertige stomacal répond le plus souvent aux troubles de même ordre que l'on observe dans la neurasthénie avec phénomènes gastriques. Mais combien le tableau est différent de celui que vous observerez dans la maladie de Ménière ! Les sensations vertigineuses sont beaucoup moins intenses, jamais elles n'entraînent la chute, le vomissement terminal fait défaut : la contrefaçon est grossière pour ainsi dire. Le vertige, toujours atténué, fait partie d'un ensemble, tandis qu'il domine complètement la scène morbide lorsqu'il a son origine dans le labyrinthe. Les troubles de l'audition lèveraient enfin tous les doutes s'il en pouvait exister.

Le diagnostic est, par contre, plus important, mais moins difficile à établir entre le vertige de Ménière et une affection, un syndrome particulier décrit par Charcot, Cherchevsky et Krishaber, et qui s'observe en particulier chez les tabétiques : je veux parler de l'*ictus laryngé*. Vous savez en quoi consiste cette manifestation. Subitement, dans la rue, en pleine santé apparente, le malade est pris d'une sensation de picotement dans le larynx ; une toux quinteuse survient, le sujet étouffe, plein d'angoisse. Les phénomènes peuvent en rester là, mais souvent ils s'accentuent avec une brusquerie telle que le patient perd connaissance et tombe sur le sol en proie, dans certains cas, à des convulsions épileptiformes. Ces sensations, au début si nettement localisées dans le larynx, la perte de connaissance qui peut les suivre, n'appartiennent pas au vertige labyrinthique. Souvent, en outre, vous observerez une dysphonie, par suite de la paralysie partielle des muscles du larynx, et cette dysphonie, dans l'ictus laryngé, est un symptôme aussi important que la surdité dans le vertige de Ménière.

Puisque je vous ai parlé du tabes et de l'ictus laryngé, je dois vous dire que l'ataxie locomotrice a été aussi incriminée dans la production du vertige labyrinthique. Son action ne porterait plus alors sur le labyrinthe, mais bien directement sur le nerf acoustique lui-même. Un cas publié par Pierret, dans lequel pendant la vie il existait de la surdité et des vertiges chez un tabétique, et où l'autopsie révéla des lésions du nerf de la huitième paire, corroborait l'origine centrale, nettement tabétique du vertige de Ménière chez les individus atteints d'ataxie locomotrice.

Les recherches de MM. P. Marie et Walton poursuivies ultérieurement ne confirmèrent pas cette opinion. En effet, ces auteurs rencontrèrent quatorze fois le vertige chez vingt-quatre tabétiques sans que, d'ailleurs, dans tous les cas, celui-ci prît les proportions qu'il affecte dans la maladie de Ménière. Or, l'examen auquel ils se livrèrent leur démontra toujours qu'il existait des lésions organiques appréciables de l'oreille moyenne ou interne, permettant d'éliminer une lésion directe, intra-cranienne du nerf acoustique. Dans deux autopsies faites par Lucæ chez des vertigineux tabétiques, on nota des altérations scléreuses de l'oreille moyenne sans lésion du labyrinthe ou du nerf de la huitième paire.

Ces constatations différentielles ont, vous le comprenez, une grande importance au point de vue thérapeutique. S'il s'agit, en effet, d'une lésion tabétique du nerf, il reste bien peu de chose à tenter ; au contraire, s'il existe des altérations auriculaires proprement dites, il y a tout lieu d'espérer que le traitement préconisé par Charcot se montrera encore une fois efficace. C'est dans ce sens que Gellé a conclu (1887), et cette conclusion conduit à ne pas rester désarmé devant les soi-disant manifestations vertigineuses du tabes, lesquelles, vous le voyez, sont dans la grande majorité des cas, je ne dis pas toujours, liées aux lésions banales de l'oreille qui produisent ordinairement le syndrome de Ménière.

La *forme chronique* du vertige de Ménière pourrait être confondue avec certains états vertigineux en rapport direct avec des lésions intra-cérébrales du nerf liées à la syphilis ou à la leucocythémie, comme Alt en a rapporté un exemple. En dehors des symptômes de méningite basilaire, qui font rarement défaut dans ces cas, il faut vous souvenir que le sifflement strident qui précède si souvent le vertige appartient à la seule lésion localisée au labyrinthe.

C'est là un phénomène qui fait également défaut dans certaines lésions bulbaires, ou mieux et plus souvent encore dans les cas d'altérations cérébelleuses s'accompagnant de vertiges. Sous ce dernier rapport, vous savez que le vertige est un des meilleurs indices d'une hémorragie ou d'un néoplasme du cervelet, et, à ne s'en tenir qu'au vertige lui-même, vous n'auriez pas d'éléments suffisants pour établir le diagnostic différentiel. Mais dans l'affection cérébelleuse proprement dite la surdité existe rarement, le sifflement strident fait toujours défaut; par contre, on note presque toujours une céphalalgie occipitale qui ne pourrait être simulée bien insuffisamment que par la céphalée neurasthénique qui complique parfois le vertige labyrinthique.

Cependant des troubles auriculaires et la surdité vraie peuvent se montrer lorsque le néoplasme s'étend du côté du quatrième ventricule, coupe les racines de l'acoustique ; mais il y a bien des chances à ce moment que la tumeur soit assez volumineuse pour avoir produit par compression des troubles sur les nerfs moteurs de l'œil situés à son voisinage, pour qu'il existe un ralentissement du pouls par altération du pneumogastrique. Je crois donc que, tout bien considéré, il faudrait beaucoup de bonne volonté pour arriver à une confusion.

Je ne puis passer en revue devant vous toutes les affections qui s'accompagnent de vertige, d'autant, je le répète, que la maladie de Ménière a des caractères assez spéciaux pour que son diagnostic ne résiste guère à un examen attentif. Je dois toutefois, me plaçant sur le terrain pratique, celui que j'envisage constamment dans ces leçons, vous dire que fréquemment, pour le plus grand dommage du patient, vous la verrez confondre avec le *vertige épileptique,* et *vice versa.* Cette erreur est même, je vous l'ai dit très souvent, commise en Allemagne, et la confusion s'établit d'autant mieux que, dans ce pays, on enseigne couramment que le vertige de Ménière s'accompagne de perte de connaissance. Vous savez quelle était l'opinion formelle de Charcot à ce point de vue particulier, je n'y reviens pas. Pour ma part, je le répète, j'ai cherché minutieusement, parmi les nombreux faits de vertige labyrinthique que j'ai observés, si cette perte de connaissance était réelle, imputable au vertige lui-même, et jamais je n'ai pu la constater en dehors de ceux où la chute sur la tête avait été assez forte pour produire une fracture des os du nez, par exemple, et entraîner avec elle une syncope. Dans ces cas exceptionnels, l'étude des commémoratifs et l'examen des oreilles, saines chez les épileptiques, à moins d'associations morbides avec lesquelles il faut toujours compter en pathologie, lèveraient bientôt tous les doutes.

Cependant, pour vous faire saisir sur le vif combien le diagnostic peut être parfois complexe dans cet ordre d'idées, j'ai fait conduire devant vous cette femme, qui est âgée de soixante-dix ans. Je ne veux retenir de son passé pathologique qu'un seul fait, à savoir que pendant sa jeunesse elle a eu des crises hystériques qui nous ont semblé nettement caractérisées. A soixante-huit ans débute l'affection pour laquelle elle est venue réclamer nos soins. Un beau jour, dans la rue, elle est prise, dit-elle, d'un bourdonnement généralisé à toute la tête, puis survient une sensation vertigineuse bientôt suivie de chute avec perte de connaissance dûment constatée. A cette époque, il n'existait chez elle aucun trouble de l'audition. Pendant quatre ou cinq jours consécutifs, elle a une perte de connaissance affectant toujours la même allure, au cours de laquelle, à plusieurs reprises, elle a uriné involontairement et s'est mordue la face interne des joues. Depuis cette époque, ces crises avec émission involontaire d'urine sont revenues à intervalles assez espacés, mais il ne se passe guère de journées sans qu'elle ait des sensations vertigineuses. J'estime que dans la circonstance le diagnostic n'est pas difficile à établir, et que nous nous trouvons simplement en présence de l'épilepsie sénile dont les paroxysmes sont ici nettement caractérisés.

Mais vous allez voir que le cas n'est pas aussi simple qu'il le paraît peut-être au premier abord.

Huit jours avant son entrée à l'hôpital, cette malade ressentit tout à coup un violent sifflement avec vertige dans l'oreille gauche, dont les fonctions s'altéraient depuis quelque temps. Nous l'adressâmes dès son admission à un auriste fort distingué, qui, tenant compte de lésions scléreuses de l'oreille moyenne, pensa à de l'irritation labyrinthique. Reliant les vertiges récents et aussi les chutes avec perte de connaissance qu'elle présentait depuis deux ans à son affection auriculaire, il conclut en bloc au syndrome de Ménière, alors qu'en réalité les pertes de connaissance et certains vertiges sans sifflement étaient de beaucoup antérieurs au développement de la sclérose de la caisse et devaient être rapportés au mal comitial. Je suis certain que s'il avait examiné la malade il y a seulement quinze jours, alors que la maladie de l'oreille ne s'était pas encore révélée, il n'aurait pas commis cette erreur, au moins partielle, d'interprétation.

En résumé, et en dehors d'une coïncidence rare de la maladie labyrinthique et de l'épilepsie chez le même sujet dont ce cas est un exemple, je crois qu'il n'existe pas de sérieuses difficultés de diagnostic entre le vertige et l'accès épileptique d'une part, et le syndrome de Ménière d'autre part. Les caractères de l'un et l'autre paroxysme sont assez spéciaux pour qu'on puisse facilement les différencier entre eux.

Les mêmes éléments d'appréciation sont applicables aux phénomènes qui surviennent chez les artério-scléreux et vont du simple vertige à la congestion apoplectiforme. Ici encore, à moins d'associations morbides, très naturelles dans l'espèce : absence de l'aura auriculaire ; par contre, perte de connaissance accompagnée parfois de paralysie ou d'hémiplégie transitoire ou permanente, maux de tête persistants, bouffées congestives, état mental des sujets en train de faire du ramollissement cérébral.

Je vous ai exposé que notre dernière malade avait été

pendant sa jeunesse en proie à des crises hystériques. Je prends texte de ce fait pour vous dire que l'hystérie est parfois capable de donner lieu à des accidents susceptibles de simuler le vertige labyrinthique. J'ai, pour la première fois, en 1891, attiré l'attention sur ces faits particuliers que je qualifiais de *paroxysmes hystériques à forme de vertige de Ménière.*

Vous savez que l'aura ordinaire de l'attaque comprend assez souvent des bourdonnements d'oreille, qui dans certains cas peuvent s'exagérer singulièrement, au point de dominer la scène morbide. Ces bourdonnements revêtent parfois la forme de violents sifflements, s'accompagnant alors de vertiges, voire de nausées, et le tout se termine par une crise convulsive suivie d'une obnubilation ou d'une perte plus ou moins marquée de la conscience. Au premier abord, le diagnostic de vertige de Ménière vient à l'esprit de l'observateur, et beaucoup certainement s'y sont trompés. Mais vous remarquerez combien la seconde phase du paroxysme hystérique diffère de ce qui se passe dans le vertige proprement dit. Presque toujours on observe des convulsions, qui font constamment défaut dans le vertige labyrinthique; ces convulsions peuvent être remplacées par des rires ou des pleurs, mais ceux-ci n'appartiennent pas à la maladie de Ménière, alors qu'elles sont l'expression de l'état mental qui termine d'habitude les paroxysmes hystériques. L'examen de l'oreille reste négatif, ou s'il existe de la surdité, celle-ci est toute spéciale, *sine materia,* et on note alors des troubles de sensibilité du pavillon de l'oreille et du conduit auditif externe. Enfin, il es tbien rare de ne pas rencontrer dans ces cas les stigmates caractéristiques de l'hystérie. Cependant, je vous engage à avoir présents à l'esprit ces faits encore peu connus, ne serait-ce qu'au point de vue du traitement, qui, vous le comprenez sans que j'aie besoin d'y insister davantage, est singulièrement différent dans les deux cas.

IV

Ceci me conduit à vous exposer la thérapeutique à mettre en œuvre contre le vertige labyrinthique. Les causes qui le produisent sont multiples, et à des causes variées il faudrait, pensera-t-on peut-être de prime abord, opposer des traitements différents. Il n'en est pas ainsi cependant, si vous voulez bien réfléchir que c'est en somme l'hyperexcitabilité labyrinthique qu'il faut éteindre, quelle que soit la cause qui l'ait produite. Le traitement peut différer par certains côtés que je qualifierai d'accessoires; au fond, le diagnostic une fois bien établi, il demeure fondamentalement le même dans tous les cas.

Il va sans dire que, soupçonnant un vertige auriculaire, votre premier soin aura été de faire déterminer par un auriste exercé de quelle nature est la lésion provocatrice de la réaction labyrinthique. Je vous ai, en effet, parlé de ces cas où un simple bouchon de cérumen comprimant le tympan, refoulant la chaîne des osselets et la fenêtre ovale, avait suffi pour déterminer l'apparition du syndrome. Une intervention des plus simples, en désobstruant le conduit, avait levé la compression et fait disparaître le vertige. Vous voyez quel intérêt on a toujours à pratiquer un examen soigneux de l'organe de l'ouïe.

Pour ce qui est de l'oreille moyenne, Hillairet, il y a déjà longtemps, avait noté la cessation des troubles vertigineux après l'ouverture d'un abcès de la caisse. Malheureusement, dans cette région, l'intervention opératoire ne trouve que rarement, même en présence de lésions parfaitement diagnostiquées, à s'exercer d'une façon aussi efficace. Et j'insiste encore sur ce fait capital, à mon avis, que la cause provocatrice n'est pas tout, qu'elle est toujours dominée par cette hyperexcitabilité labyrinthique, productrice réelle du vertige, contre laquelle la chirurgie la plus avisée ne saurait prévaloir. Ce ne sont pas, en effet, les maladies aiguës de la caisse, mais bien de préférence les lésions chroniques qui s'accompagnent habituellement du syndrome de Ménière.

Prenons, par exemple, une des causes les plus fréquentes du vertige, la sclérose de l'oreille moyenne avec ankylose des osselets, atrophie du stapédius, enfoncement et rigidité des fenêtres. Cette lésion est des plus communes; si elle entraîne la surdité avec elle, elle ne s'accompagne pas fort heureusement toujours de vertiges. Mais lorsque l'hyperexcitabilité labyrinthique qui les produit s'est montrée, quelle sera votre conduite? Vous aurez deux éléments à traiter : la sclérose et la réaction vertigineuse. Contre la première, Gellé a proposé d'intervenir par la perforation du tympan et le désenclavement de l'étrier enfonçant la fenêtre ovale. Mais cette opération ne donne que très rarement de bons résultats. En bonne pratique, il vaut mieux immédiatement s'adresser à l'hyperexcitabilité du labyrinthe, contre laquelle, je puis vous le dire dès maintenant, nous sommes suffisamment armés. Vous éviterez ainsi d'exalter encore par une opération intempestive l'éréthisme qu'il faut modifier à tout prix. Si vous constatez que la trompe d'Eustache est obstruée, vous pourrez essayer de rétablir sa perméabilité, mais il ne faut pas oublier que la sclérose de la caisse accompagne souvent celle des parois tubaires. Soyez donc modérés dans vos interventions opératoires, et craignez d'exagérer les réactions labyrinthiques.

Quant aux lésions de l'oreille interne productrices du vertige, elles sont encore mal connues, en dehors peut-être de l'hémorragie dans tous les cas fort rare et contre laquelle, moins encore que pour les lésions de l'oreille moyenne, l'intervention directe a ses partisans. Instituez donc d'emblée le traitement purement médical que je vais vous exposer.

Avant de vous le faire connaître, je vous rappelle la

part considérable que M. P. Bonnier a, dans ces dernières années, attribuée à l'augmentation de la pression du liquide endolymphatique liée à la sclérose des vaisseaux du rein et des houppes glomérulaires de l'oreille interne. Les phénomènes généraux du brightisme retentiraient localement sur les fonctions labyrinthiques. Les purgatifs et surtout le régime lacté auraient donné à cet auteur d'excellents résultats dans ces cas, en favorisant la décompression locale par l'intermédiaire de l'abaissement de la tension sanguine générale. Je crois cette thérapeutique applicable aux brightiques qui présentent de légers phénomènes vertigineux accompagnés de quelques bourdonnements d'oreille, mais, expérience faite, je l'estime tout à fait insuffisante dans les vrais cas vertige de Ménière avec chute qui, à mon avis, ont une tout autre origine. Chez ces derniers malades, j'ai souvent cherché le léger nuage d'albumine révélateur de la sclérose rénale et ne l'ai pas trouvé; par contre, j'ai constaté des lésions irrémédiables de la caisse. Chez un des malades ici présents, vertigineux classique, brightique avéré, le régime lacté n'a rien donné, alors que le traitement que je vais préconiser après mon maître Charcot a éteint l'hyperexcitabilité labyrinthique et fait disparaître la maladie.

Enfin, vous savez qu'il est des vertiges de cause intracranienne, extra-auriculaire, par compression du nerf auditif ou de ses origines. Ces cas, je vous l'ai dit, ont toujours une allure assez spéciale pour qu'il soit le plus souvent permis de les distraire du cadre de Ménière. Le traitement, quel qu'il soit, échouera le plus souvent contre eux, à moins qu'il ne triomphe radicalement, comme dans un fait que j'ai observé, où la syphilis cérébrale, à la vérité, était en cause. En dehors de cette dernière, il y a bien peu de chances de salut.

En résumé, vous le voyez, la thérapeutique du vertige de Ménière comporte, pour être résolue, une question de diagnostic local qui est de première importance. Celle-ci vise l'agent provocateur de la compression du labyrinthe, mettant en œuvre l'hyperexcitabilité de cet organe. La pratique nous apprend qu'à part certains corps étrangers du conduit auditif externe et quelques accidents aigus de la caisse, l'intervention opératoire est presque toujours infructueuse. C'est donc, en bonne logique, à l'hyperexcitabilité du labyrinthe qu'il faudra s'adresser d'emblée; je vais, je l'espère, vous démontrer que nous possédons les moyens de la faire disparaître et, partant, de guérir.

En lisant avec attention les observations qui servent de base au mémoire de Ménière, vous pourrez constater qu'avant la notion de l'origine labyrinthique du syndrome, la médication antiphlogistique était employée à outrance : les purgatifs, les saignées générales et locales, les sangsues appliquées derrière les oreilles, formaient le fond d'une thérapeutique qui comptait bien des insuccès.

Ménière, en attribuant à l'hémorragie labyrinthique la nature réelle des phénomènes observés, engageait davantage encore le traitement dans cette voie. Mais outre que l'épanchement sanguin dans l'oreille interne est fort rare, comment agir sur une hémorragie aussi localisée? En fait, la thérapeutique pratique ne bénéficiait en aucune façon de sa découverte : les vertigineux restaient toujours des incurables. Ils étaient abandonnés à eux-mêmes, à l'évolution chronique de leur mal, qui cependant guérissait parfois, il faut le dire, spontanément, après de longues années de souffrance. Il n'est pas douteux, en effet, que l'hyperexcitabilité labyrinthique puisse s'éteindre d'elle-même, en coïncidence fréquente avec la disparition complète des bourdonnements, des sifflements et surtout aussi de la fonction auriculaire.

Les choses allèrent ainsi jusqu'en 1874, époque où intervint Charcot. Clinicien auquel rien n'échappait, notre maître avait noté cette diminution parallèle des sifflements, des vertiges et de l'abolition de la fonction auditive. Devant l'insuffisance totale des moyens employés jusqu'alors pour faire cesser l'état lamentable dans lequel se trouvaient ces malades, il se demanda « s'il n'y avait pas lieu de chercher par une intervention quelconque à hâter ce dénouement », c'est-à-dire à déterminer la perte de l'ouïe, puisque celle-ci entraînait fréquemment avec elle la disparition des vertiges. La solution, à vrai dire, était radicale, mais difficile à obtenir. Il fallait chercher ailleurs.

La mise en œuvre d'une idée entièrement d'ordre empirique devait le conduire l'année suivante à la découverte d'un traitement qui n'est pas loin d'être le véritable spécifique du vertige labyrinthique.

Remarquant la corrélation qui existe entre les bourdonnements, les sifflements d'oreille et l'existence ou l'exagération du vertige, Charcot pensa qu'à l'aide du sulfate de quinine, qui, « comme chacun sait, disait-il, détermine entre autres phénomènes des bruissements, des bourdonnements d'oreille plus ou moins accentués, on parviendrait peut-être, en prolongeant suffisamment son emploi à doses élevées, à produire des modifications durables dans le fonctionnement du nerf auditif ».

Le résultat justifia ces prévisions. Une malade de la Salpêtrière, depuis longtemps grande vertigineuse, retira le plus grand bénéfice de cette médication dont les années ont consacré le bien fondé. Je vais essayer de la formuler devant vous, en m'appuyant tant sur les publications de Charcot qui virent le jour par la suite, que sur les travaux de ses élèves et sur l'expérience personnelle que j'ai pu acquérir. C'est avec une conviction profonde que je la considère, je le répète, comme presque spécifique de la maladie labyrinthique.

Lors donc que vous vous trouverez en présence d'un vertigineux auriculaire avec hyperexcitabilité labyrinthique, que les traitements locaux ou généraux, médicaux ou chirurgicaux auront échoué, voici comment il vous faudra procéder. Et ici la technique a une grande importance, car, je puis l'affirmer, le sulfate de quinine, si vous l'employez bien, vous donnera des résultats merveilleux, alors que chez le même malade il aura échoué entre des mains inexpérimentées.

Le sujet à traiter sera, si le cas est tant soit peu grave, confiné à la chambre pendant la durée du traitement et placé sous la surveillance d'une personne qui devra faire exécuter minutieusement vos prescriptions. Si l'entourage ne vous offre pas de garanties suffisantes, n'hésitez pas à conseiller l'isolement dans un établissement hydrothérapique, car, j'y insiste, il s'agit d'un traitement méticuleux et qui n'est pas toujours facilement toléré.

Avant de l'entreprendre, vous avertirez le patient que, très probablement, sinon sûrement, sous l'influence de la médication quinique, il va voir dès les premiers jours ses vertiges s'exagérer au point qu'il devra parfois garder le lit pour éviter les chutes susceptibles de se produire en pareils cas. Il sera bon aussi de prescrire un régime alimentaire, de façon à sauvegarder autant que possible les fonctions de l'estomac que le sulfate de quinine ne manquera pas, jusqu'à un certain point, d'offenser. Vous obtiendrez ce résultat en introduisant préventivement pendant une huitaine de jours le lait pour une grande part dans l'alimentation. Mais lorsque la médication sera commencée, vous devrez le supprimer ou ne le donner qu'à des intervalles éloignés de l'absorption du remède, car le sulfate de quinine coagule ce liquide et met obstacle à son assimilation.

A quelle dose prescrirez-vous le sulfate de quinine? Celle-ci variera suivant les individus ou mieux suivant les susceptibilités individuelles, car il en est, dans la circonstance, de ce médicament comme du bromure dans le traitement de l'épilepsie. Il faut arriver à ce que j'ai appelé la *dose suffisante,* celle qui dans l'espèce provoque nettement des bourdonnements d'oreille et des vertiges, sans cependant que ceux-ci soient intolérables. De même pour les vomissements qui les accompagnent et qui, au bout d'un certain temps, rendraient l'estomac tout à fait intolérant pour le médicament.

La dose, d'une façon générale, ne saurait être inférieure à 50 centigrammes, à un gramme par vingt-quatre heures. La dose de 75 centigrammes est ordinairement celle qui donne les meilleurs résultats. Elle sera répartie en trois ou quatre prises ou cachets, qui seront administrés dans l'intervalle des repas et accompagnés de l'ingestion immédiate d'une certaine quantité d'eau destinée à diluer le médicament et à l'empêcher d'offenser la muqueuse gastrique, autant que faire se peut.

Généralement, je vous l'ai dit, dès le deuxième ou troisième jour du traitement, les bourdonnements d'oreille et les vertiges s'exagèrent au point de devenir parfois intolérables et de confiner complètement les malades au lit. Ces inconvénients persistent souvent pendant huit à dix jours. C'est seulement vers cette époque que les vertiges, tant spontanés que provoqués par le médicament, diminuent, se calment, et même, dans les cas heureux, disparaissent, car la maladie, qui dure quelquefois depuis des années déjà, n'abdique pas ainsi sa ténacité.

L'expérience a démontré que la médication ne doit pas être continuée pendant plus de quinze jours consécutifs — moyenne ordinaire — si l'on veut éviter une trop grande intolérance de l'estomac, fort préjudiciable, on le comprend.

Donc, première période de traitement d'une durée de quinze jours environ, pendant laquelle on s'efforcera de faire absorber au malade une dose quotidienne moyenne de 75 centigrammes de sulfate de quinine. Après cette période, repos variable suivant les cas.

Il est des sujets chez lesquels quinze jours de traitement ininterrompu suffisent. Après le quinzième jour, parfois plus tôt, les bourdonnements diminuent, puis disparaissent, et avec eux les vertiges; mais presque toujours il est nécessaire d'entreprendre une deuxième période de traitement d'une durée égale à la première. En tout cas, on peut dire que lorsque le vertige est nettement d'origine labyrinthique, il est exceptionnel que le sulfate de quinine administré de cette façon ne produise pas une très grande amélioration, voire une guérison complète du syndrome.

Dans les cas très heureux, la guérison est complète et définitive; mais il en est aussi dans lesquels l'affection, quoique très favorablement modifiée, laisse après elle des suites, des *séquelles,* comme on disait dans l'ancienne médecine.

Le sulfate de quinine agit surtout d'une façon très efficace sur les grands accès vertigineux précédés de l'exagération du bourdonnement auriculaire et s'accompagnant de chute, puis de vomissements; il est rare qu'il ne les fasse pas disparaître complètement si le traitement a été bien conduit. Mais ceux-ci disparus, reste souvent encore cet état vertigineux chronique, d'intensité variable, dont je vous ai parlé, pendant lequel la tête demeure lourde, et qui se juge par des sensations pénibles de translation auxquelles peuvent s'ajouter quelques nausées. Si, après les deux périodes presque consécutives de traitement, vous avez été assez heureux pour voir les crises de grand vertige disparaître, mais que l'état subaigu persiste encore, ne vous acharnez pas à prescrire à nouveau et immédiatement le médicament, vous risqueriez d'échouer et de vous fermer la voie stomacale. Laissez le malade se reposer un mois ou deux, suivant l'état où il se trouve, et prescrivez une troisième période de traitement. Celle-ci sera acceptée sans hésitation, car le vertigineux a pu apprécier les bienfaits de la méthode; en outre, vous connaissez maintenant la dose qui chez lui donne de bons résultats. En agissant ainsi à plusieurs reprises espacées, vous arriverez presque toujours à le débarrasser de son incommodante affection.

Même si le résultat obtenu a été très satisfaisant, tant au point de vue des vertiges aigus que de l'état vertigineux atténué affectant une allure chronique, je vous engage à ne pas perdre vos malades de vue. Tenez-vous prêts à intervenir si une récidive menace de se produire, ce qui n'est pas difficile à apprécier; intervenez alors aussitôt et exigez à chaque fois que le traitement soit rigoureusement suivi d'une façon complète, qu'on ne l'interrompe pas au bout de huit jours devant la cessation des vertiges; sans cela la besogne serait à recommencer. Et je suis persuadé, pour ma part, que si le malade que je vous ai présenté a subi plusieurs récidives, c'est qu'il a attendu chaque fois trop longtemps pour se soumettre au traitement et qu'il s'en est trop vite désintéressé. Le malade et le médecin doivent s'armer de persévérance : c'est la condition *sine qua non* du succès.

Il est des sujets qui tolèrent très mal le sulfate de quinine; son administration par la voie stomacale provoque des vomissements, donne lieu à des éruptions cutanées qui mettent un obstacle presque insurmontable au traitement. Essayez chez eux de la voie rectale, prescrivez matin et soir 30 à 40 centigrammes du médicament dans un lavement émulsionné avec un jaune d'œuf et surveillez la thérapeutique. Quelque précaution que vous preniez, vous échouerez souvent dans ces cas, et il vous faudra recourir à une autre médication. En pareille circonstance, Charcot conseillait l'emploi du salicylate de soude, médicament qui, on le sait, provoque également des bourdonnements d'oreille. Employé à la dose quotidienne de 2 à 4 grammes et par périodes de quinze jours suivant la technique exposée, le salicylate donne parfois des résultats assez satisfaisants. Mais ceux-ci ne sauraient être comparés aux bénéfices que l'on retire de la médication quinique, qui reste la méthode de choix, sinon la seule, dans la thérapeutique du vertige labyrinthique.

Je dois vous dire, en terminant, que, malgré sa valeur incontestable, l'usage du sulfate de quinine dans le traitement du vertige de Ménière ne s'est pas vulgarisé au point d'être monnaie courante aujourd'hui dans la cure de cette affection. Il y a à cela plusieurs raisons : d'abord il est des auteurs qui en déconseillent l'emploi parce qu'il a échoué, disent-ils, entre leurs mains. Cela tient, je crois, à ce qu'ils ont voulu bien souvent traiter de cette façon tout autre chose que le vertige labyrinthique. Lorsqu'on enseigne que l'accès de maladie de Ménière se termine presque toujours par la perte de connaissance, on met certainement sur le compte du vertige labyrinthique ce qui appartient à l'épilepsie, et nul doute que dans ces cas le bromure de potassium ne soit supérieur à la quinine. Le diagnostic doit guider la thérapeutique.

Il vous semblera encore très particulier que les médecins spécialisés dans les maladies des oreilles soient peu enthousiastes de la médication quinique et ne se louent qu'à demi des résultats qu'ils en obtiennent. Cela tient à des causes toutes personnelles, inhérentes pour ainsi dire à la fonction médicale. En présence d'un vertige labyrinthique lié à une affection de l'oreille moyenne ou de l'oreille interne, il est peu de médecins auristes qui ne songent aussitôt à intervenir opératoirement par des examens répétés, des insufflations, voire des opérations sur le tympan et les osselets. Or, je vous l'ai dit, ces pratiques ont le plus souvent pour résultat immédiat d'augmenter l'hyperexcitabilité labyrinthique. En désespoir de cause, lorsque les moyens mécaniques ont échoué, ils prescrivent le sulfate de quinine. Les patients déjà mal en point, qui voient leurs vertiges s'exagérer encore sous l'influence des premières prises, se rebutent, interrompent leur traitement et finalement restent vertigineux.

J'ai pour principe — et c'était là la pratique de M. Charcot — de ne pas commencer le traitement d'un vertige de Ménière sans avoir pris conseil d'un médecin spécialiste dûment qualifié. Je ne veux pas faire perdre à mes malades le bénéfice d'une guérison presque immédiate par l'extirpation d'un bouchon de cérumen ; mais lorsque celui-ci fait défaut ou qu'il n'existe pas une maladie aiguë de la caisse, je proscris toute intervention opératoire, insufflations ou autre, marchant de pair avec la médication quinique. Si les examens ont été répétés, je laisse reposer le malade en prescrivant quelques calmants, le bromure de potassium en particulier, pour permettre à l'hyperexcitabilité exagérée par les manœuvres de diminuer, et alors je procède comme je vous l'ai dit.

Enfin, vous trouverez cette opinion exprimée qu'il faut proscrire la quinine parce que son emploi conduit à la surdité. Les auteurs qui parlent ainsi ne nient pas les bons effets du sulfate dans le traitement du vertige, mais ce serait, suivant eux, au détriment des fonctions auditives. Charcot s'est attaché à combattre cette opinion. A son avis très autorisé, si l'ouïe baisse de plus en plus dans certains cas traités de cette façon, ce n'est pas au sulfate de quinine qu'il faut s'en prendre, mais bien à l'évolution normale de l'affection auriculaire. Le sulfate de quinine éteint l'hyperexcitabilité labyrinthique productrice directe du vertige, sur laquelle il a une action élective indéniable; mais son influence est nulle sur la sclérose de la caisse et l'ankylose des osselets. Mon maître a pu s'assurer sur nombre de malades guéris par la quinine que l'ouïe n'était pas plus mauvaise après le traitement qu'avant sa mise en œuvre, et je puis également vous présenter une femme chez laquelle, après disparition du vertige, l'ouïe est restée ce qu'elle était avant l'emploi du médicament. Elle prétend même entendre mieux, ce qui tient certainement à la disparition des bourdonnements, qui n'étaient pas faits, lorsqu'ils existaient, pour lui rendre l'oreille meilleure. L'argument tiré de l'abolition de la fonction de l'ouïe est donc, à mon avis, de nulle valeur.

Je ne reviendrai pas sur ce que je vous ai dit du traitement préconisé par M. P. Bonnier contre le vertige labyrinthique, qui, pour lui, est presque toujours lié aux accidents du brightisme, dépendance de l'artério-sclérose. Le régime lacté, les purgatifs sont assurément très utiles dans le vertige des artério-scléreux; mais lorsque chez ces sujets le syndrome de Ménière existe nettement caractérisé, le régime lacté reste impuissant. Je pourrais vous en convaincre en vous présentant un malade de cette catégorie :

c'est le sulfate de quinine qui encore une fois chez lui a fait disparaître l'hyperexcitabilité du labyrinthe, alors que le régime lacté n'avait produit aucun résultat. Administrée dans les conditions de technique que je vous ai exposées, par un médecin conscient de la valeur du médicament, chez un malade discipliné, la quinine réussira presque toujours là où les autres médications auront échoué.

HUITIÈME LEÇON

PATHOGÉNIE ET TRAITEMENT DES PIEDS BOTS

Le rapport de M. Forgue au Congrès de chirurgie sur la thérapeutique des pieds bots.

PATHOGÉNIE ET TRAITEMENT DES PIEDS BOTS. — Nécessité d'établir des divisions : *congénitaux, non congénitaux.* — Congénitaux *avec* ou *sans impotence; spasmodiques* ou *paralytiques.*

Le pied bot congénital est lié à une affection du système nerveux. — Considérations historiques. — *Faits avec autopsie.* — Interprétation des lésions dans les pieds bots avec ou sans impotence; spasmodiques ou paralytiques. — *La pathogénie est le meilleur guide pour le traitement.*

Les pieds bots non congénitaux : sont toujours liés à une affection du système nerveux central ou périphérique. — *Pieds bots spasmodiques :* dans l'hémiplégie infantile, doit être respecté; dans la contracture hystérique; dans les myélites spasmodiques. — *Pieds bots paralytiques :* dans la paralysie infantile, son traitement; *pieds bots des polynévrites;* pied plat valgus douloureux.

Je voudrais prendre texte de ce que le dernier Congrès français de chirurgie (1896) avait mis à son ordre du jour la *thérapeutique chirurgicale des bieds bots* pour étudier avec vous la pathogénie de ces difformités, et, m'appuyant autant que possible sur les données étiologiques, vous exposer les règles générales qui doivent présider à leur traitement. J'espère vous démontrer, afin de justifier mon intervention dans ce débat, qu'il n'est pas trop des efforts réunis de la médecine et de la chirurgie pour résoudre le problème.

Il vous semblera d'abord intéressant de connaître sous quels aspects la question est envisagée par la chirurgie contemporaine. Nous avons pour nous renseigner, outre les traités les plus récents, le rapport que le Congrès de chirurgie avait confié à M. le professeur Forgue (de Montpellier).

M. Forgue est convaincu que le traitement des pieds bots est parmi ceux dont la chirurgie doive le plus s'enorgueillir : « Le chapitre thérapeutique des pieds bots, dit-il, est un de ceux où se sont montrées avec le plus de netteté les tendances de la chirurgie moderne, basant ses plus sûres indications sur une *anatomie* et sur une *pathogénie* exactes... », et enfin grâce à l'*asepsie* intervenant jusqu'à correction totale dans le squelette du pied atteint de déformations irréductibles. « Toute l'évolution actuelle de la question, poursuit-il, tient en ce *triple* progrès. »

Sur deux points nous partageons l'opinion de M. Forgue : l'anatomie des pieds bots, sous l'influence, en particulier, des travaux de M. le professeur Farabeuf, atteint actuellement une précision qu'il semble bien difficile de dépasser. Elle a permis d'instituer un manuel opératoire des mieux ordonnés, auquel l'asepsie rigoureusement appliquée apporte l'aide la plus efficace. Pour ce qui est de la pathogénie, nous croyons, par contre, qu'elle ne réalise en aucune façon un des éléments de ce triple progrès dont a parlé M. Forgue, au moins si on la considère dans le sens très restrictif où il s'est placé : « Déplacements osseux d'abord, déformations ensuite : voilà, dit-il, comment il est prouvé maintenant que le pied bot évolue. »

I

A notre avis, cette pathogénie, qui, en somme — il sera facile de le démontrer — commande le traitement, doit être envisagée sous un aspect beaucoup moins limité que celui dans lequel la lésion anatomique prime toutes les autres considérations. Et il faut se demander si ce n'est pas justement parce que l'auteur sentait, au point de vue pathogénique, le terrain s'effondrer sous ses pas, que, dans un rapport consacré au traitement chirurgical des *pieds bots*, il a borné son exposition à la thérapeutique du seul pied bot congénital. Le pied bot de l'enfant et celui de l'adulte appartiendraient-ils donc à la seule médecine? Et pourquoi M. Forgue a-t-il oublié d'indiquer qu'il pouvait exister dans le pied bot congénital des espèces très dissemblables quant à leur origine et leur évolution, nécessitant par là même un traitement très différent?

Il faut d'ailleurs le dire immédiatement : la chirurgie moderne, tant en France qu'à l'étranger, en ce qui regarde la question des pieds bots, s'est presque exclusivement confinée dans l'étude des lésions squelettiques et du manuel opératoire à leur opposer. Elle considère uniquement la lésion, oubliant que celle-ci est secondaire, que le pied bot n'est pas une simple luxation du scaphoïde sur l'astragale, mais bien l'expression symptomatique d'une maladie, d'une altération plus haute qui lui a donné naissance. Le pied bot est une résultante, c'est un trouble trophique, — le mot étant pris dans son sens le plus général, — qui a son origine ailleurs que dans les os ou dans les muscles, et nous ne croyons pas trop nous avancer en disant tout de suite, quitte à le prouver plus tard, que *ce trouble trophique prend sa source dans le système nerveux*. C'est dans l'adultération nerveuse que réside la véritable pathogénie du pied bot, et non dans les déformations des surfaces articulaires, qui contribuent tout au plus à déterminer la forme anatomique du symptôme.

Qu'on ne se presse pas de conclure qu'en envisageant la question sous cet aspect nous restons dans le domaine de la théorie pure. Bien au contraire, nous espérons démontrer que la pratique a tout à gagner aux considérations que nous allons exposer.

*
* *

Quand un enfant naît les pieds tors, pour nous borner actuellement à la seule *variété congénitale,* il ne suffit pas de juger si le pied est en équin ou en varus, s'il existe ou non des déformations articulaires, des rétractions tendineuses qui mettront ou non obstacle à sa réduction ; il faut encore et surtout résoudre aussi vite que possible la question suivante : le pied bot corrigé, l'enfant pourra-t-il se servir de ses membres inférieurs ou restera-t-il paralysé et impotent ? Dans quelle limite cette impotence existera et persistera-t-elle? Or, la solution de ce problème est souvent plus ardue qu'on ne se l'imagine au premier abord. A la vérité, les pieds bots accompagnés d'une paralysie flasque des membres inférieurs sont d'un diagnostic facile, ils constituent d'ailleurs une espèce peu fréquente. Il n'en est pas de même, par contre, des pieds bots avec contracture persistant au moment de la naissance. Cette espèce n'est point rare, et nous verrons que la contracture n'est pas toujours tellement évidente qu'elle n'ait besoin d'être recherchée avec soin.

En réalité, on peut considérer qu'il existe deux grandes variétés cliniques de pieds bots congénitaux : les pieds bots *sans impotence,* les pieds bots *avec impotence* ou paralysie soit flasque, soit spasmodique, des membres inférieurs.

Qu'il y ait ou non impotence, que la maladie originelle ou mieux la lésion qu'elle a produite soit encore ou ne soit plus, au moment de la naissance, en pleine activité, nous croyons qu'une commune pathogénie réunit les deux grandes variétés de pieds bots que nous avons distinguées. Cette origine commune se trouve dans des lésions du système nerveux central ou périphérique : lui seul est capable de produire les altérations qui conduisent au pied bot. C'est la théorie soutenue en 1838 par Jules Guérin après Béclard et Delpech, adoptée par Charcot et Vulpian en 1870, par Little en 1881, au Congrès de Londres. A son appui, nous pouvons fournir des preuves de première importance.

A la vérité, les autopsies de pieds bots congénitaux ne sont pas nombreuses. De plus et surtout, les auteurs qui ont eu l'occasion d'en pratiquer se sont rarement astreints à examiner le système nerveux, portant presque toujours leur attention d'une manière exclusive sur les lésions locales osseuses ou articulaires. Il nous sera facile cependant de prouver que l'adultération du système nerveux existe et tient sous sa dépendance les déformations des extrémités inférieures.

*
* *

Pour les bieds bots avec impotence ou paralysie de la *variété spasmodique*, dont la majorité répond cliniquement au syndrome de Little, la démonstration est facile : il suffit de se reporter aux autopsies de rigidité spastique congénitale publiées dans ces dernières années. Les lésions révélées par l'examen nécroscopique sont variées ; elles siègent le plus souvent au niveau des circonvolutions motrices, sous forme de plaques scléreuses ou de porencéphalie. Peut-être, lorsque les altérations corticales ne sont pas très évidentes, peut-on incriminer un arrêt de développement du faisceau pyramidal, ainsi que l'a soutenu récemment van Gehuchten (1), après Gardié (2), Brissaud, P. Marie et M. le professeur Raymond. Dans d'autres cas, on peut penser que la moelle est primitivement touchée, ainsi que nous l'avons admis nous-même (3) en interprétant le cas d'un enfant atteint d'un double pied bot spasmodique congénital (4). La discussion, on le voit, importe

(1) Van Gehuchten, Contribution à l'étude du faisceau pyramidal. *Journ. de neurol. et d'hypnol.*, 1896, n°s 17 et 18.

(2) Gardié, Non-développement hérédo-syphilitique des cordons antérolatéraux de la moelle. *Thèse de Paris*, 1889.

(3) Gilles de la Tourette, La syphilis héréditaire de la moelle épinière. *Nouv. Iconogr. de la Salpêtrière*, 1896, n°s 2 et 3.

(4) Cette opinion s'est trouvée corroborée par un cas de M. Déjerine

peu, puisque tous les auteurs sont d'accord sur ce point que la rigidité spasmodique congénitale et le pied bot qui si souvent l'accompagne sont indubitablement sous la dépendance de lésions du système nerveux.

Dans le syndrome de Little, le pied bot congénital est double, avec ou sans prédominance d'un côté. D'autres fois, mais assez rarement, il est unilatéral. Dans un fait de ce genre, un auteur américain, Leale (1870), a trouvé un foyer d'apoplexie méningée : l'enfant était porteur d'un talus direct avec main bote palmaire. Nous verrons que le pied bot de l'hémiplégie spasmodique infantile reconnaît une semblable pathogénie corticale.

L'action du système nerveux n'est pas moins évidente dans la production des pieds bots congénitaux avec impotence ou paralysie de la *variété flasque*. Récemment nous observions dans le service de notre maître, M. le professeur Fournier, à l'hôpital Saint-Louis, une fillette de trois mois, hérédo-syphilitique, qui présentait un varus à droite, un valgus à gauche avec paralysie motrice et sensitive des membres inférieurs presque absolue. Il existait au niveau de la région dorso-lombaire un spina-bifida volumineux qui, dissociant la moelle, tenait sous sa dépendance la paralysie et les pieds bots. Nous pourrions multiplier les exemples de ce genre (1).

(*Soc. de biologie*, 13 mars 1897) : Syndrome de Little congénital avec équinisme; absence de lésions cérébrales; sclérose névroglique des cordons postérieurs dans toute leur hauteur envahissant par places les deux cornes postérieures.

(1) M. Courtillier, partisan de la théorie nerveuse du pied bot congénital, a rapporté trois cas dans lesquels il existait des lésions médullaires. Malheureusement il s'agit là de trouvailles d'autopsie, et il n'est pas fait mention s'il existait ou non de l'impotence pendant la vie, si les membres étaient flasques ou spasmodiques. — 1er *cas :* fillette de sept mois, double varus équin. Examen histologique par M. Durante : le maximum des lésions médullaires siège à l'union des régions dorsale et lombaire; à gauche, dans la substance grise, raréfaction du chevelu, diminution des cellules de la corne

Reste la catégorie des pieds bots congénitaux *sans impotence*, variété la plus fréquente et qui semble, seule ou à peu près, avoir attiré l'attention des chirurgiens. Là encore, en l'absence de paralysie actuelle, soit flasque, soit spasmodique, nous croyons le pied bot sous la dépendance d'une lésion du système nerveux. Les considérations qui vont suivre nous semblent en effet corroborer cette opinion.

MM. Coyne et Troisier (1) nous apprennent qu'en 1870, dans son cours professé à la Faculté de médecine de Paris, Vulpian « avait émis l'hypothèse que certains pieds bots de naissance et les luxations dites congénitales de la hanche devaient tenir à une lésion des cornes antérieures de la substance grise de la moelle épinière semblable à celle qu'on observe dans l'atrophie musculaire infantile ».

La même année, M. Michaud (2), interne de Charcot à la Salpêtrière, allait pour la première fois confirmer la réalité de cette hypothèse en ce qui regarde le pied bot sans paralysie flasque ou spasmodique qui nous intéresse actuellement. Une femme de soixante-dix ans, atteinte

antérieure et de la colonne de Clarke; dans la substance blanche, diminution des tubes nerveux, plutôt atrophiés que dégénérés, du faisceau pyramidal; raréfaction considérable des fibres des faisceaux cérébelleux des deux côtés. Région lombaire : substance grise normale, atrophie avec raréfaction des tubes dans le faisceau pyramidal gauche et le faisceau cérébelleux droit. — 2e et 3e *cas :* garçons de trois mois, dix-neuf jours. Examen histologique par M. Achard : dans l'un, petite plaque scléreuse dépourvue de myéline occupant la région du faisceau virgule de Schültze dans le cordon postérieur gauche et ne se retrouvant que sur une petite longueur; dans l'autre, sclérose assez prononcée des faisceaux pyramidaux dans la région lombaire. — Enfin dans deux autres cas de talus congénital léger l'examen également pratiqué par M. Achard ne put démontrer l'existence d'une lésion nerveuse. COURTILLIER, Contribut. à l'étude du pied bot congénital. *C. R. Société de biologie*, 5 déc. 1897; *Arch. gén. de médecine,* mai et juin 1897. — *Thèse de Paris,* 1897.

(1) COYNE et TROISIER, Pied bot varus congénital double; examen de la moelle épinière. *Arch. de physiol.,* 1871, IV, p. 655.

(2) MICHAUD, Note sur la pathogénie du pied bot congénital à propos d'un exemple d'une difformité de ce genre paraissant liée à une lésion congénitale de la moelle. *Arch. de physiol.,* 1870, III, p. 587.

d'un double pied bot varus équin congénital sans impotence, succomba dans le service. En dehors de cette déformation, rien n'avait permis de supposer pendant la vie l'existence d'une lésion du système nerveux central, cerveau ou moelle épinière. Or, l'examen microscopique révéla la présence d'altérations scléreuses, c'est-à-dire d'ancienne date, dans la région dorsale de la moelle, portant particulièrement sur le système des cornes antérieures.

Raisonnant par analogie, il nous sera permis, dans l'ordre d'idées où nous nous plaçons, d'invoquer aussi les recherches de M. Lannelongue sur la pathogénie de la luxation congénitale de la hanche, ce « pied bot de l'articulation coxo-fémorale », qu'on nous passe cette expression.

Peu satisfait des théories qui, comme pour le pied bot, d'ailleurs, n'avaient exclusivement en vue que les déformations articulaires et l'atrophie des muscles de voisinage, M. Lannelongue, reprenant les idées de Vulpian, avait à son tour, en 1895, devant le Congrès de Bordeaux, émis l'hypothèse que cette luxation devait avoir son origine dans le système nerveux central : « L'altération, disait-il, doit être minime, temporaire peut-être, mais suffisante en tout cas pour amener le résultat précédent. J'attribue principalement à une hydropisie des méninges, de l'encéphale ou de la moelle, à des épanchements séreux de l'épendyme, dus à l'irritation des cellules de ce canal, à des infiltrations médullaires ou à des altérations plus considérables des centres nerveux la cause du trouble de développement. »

L'occasion allait bientôt se présenter pour cet éminent chirurgien de vérifier son hypothèse. Une fillette de neuf ans, atteinte d'une double luxation congénitale de la hanche, ayant succombé dans son service, l'examen de la moelle revéla une véritable hydromyélie du renflement cervico-brachial avec atrophie des cordons blancs (1).

(1) LANNELONGUE, Sur la nature et la pathogénie des malformations de la hanche. *Semaine médicale*, 1895, p. 384, et 1896, p. 115.

Ainsi donc, pour en revenir aux déformations des extrémités inférieures, chez certains enfants porteurs d'un double pied bot congénital, la déformation peut rester le seul signe d'une lésion médullaire qui a évolué pendant la vie intra-utérine, et s'est éteinte au point que rien ne la révèle, si ce n'est le pied bot lui-même.

Le système nerveux du fœtus a peut-être des tolérances que ne possède pas celui de l'adulte ; des suppléances peuvent s'établir. Les faisceaux fondamentaux de la moelle ne se développant pas simultanément, on peut comprendre que des lésions, se produisant à un moment donné, n'atteignent pas, à même étendue, la totalité des éléments d'un même territoire, ainsi que cela se voit chez l'adulte.

Quelque interprétation que l'on admette, le fait de Michaud ne démontre pas moins qu'il peut exister pendant la vie intra-utérine des lésions médullaires qui se limitent, dont l'évolution s'arrête et qui se traduiront ultérieurement par l'existence d'un pied bot congénital sans impotence.

Enfin, pendant la vie intra-utérine, outre l'hypothèse de lésions cérébrales pathogénétiques plus aisément curables que les lésions médullaires, on peut penser aussi qu'il a existé, à un moment donné, des lésions intéressant particulièrement les nerfs périphériques. Or, celles-ci, d'après ce que l'on sait de la pathologie de l'adulte, sont susceptibles de guérir, étant donné la possibilité de la régénération de ces cordons nerveux. Le cas suivant nous permet d'entrevoir la réalité de cette supposition.

MM. F. Monod et Vanverts (1) ont récemment publié l'examen anatomique d'un fœtus de huit mois atteint d'un double pied bot équin. Ils ont, de même que Gross et Rochard, trouvé des lésions déjà très marquées des os du tarse, analogues à celles qu'on rencontre dans les pieds bots congénitaux examinés sur des cadavres d'adultes.

(1) F. Monod et J. Vanverts, Autopsie d'un double pied bot varus équin d'un fœtus de huit mois. *Gaz. hebd. de méd. et de chir.*, 18 oct. 1896, p. 1002.

Mais leur observation conduit à des résultats encore plus importants au point de vue pathogénique : « Sans avoir, disent-ils, la prétention de trancher la pathogénie du pied bot, il nous est permis de faire remarquer que cette déviation, qui n'est autre que celle du varus physiologique ayant dépassé les limites normales et devenu permanent avec addition d'équinisme, s'explique facilement en admettant que les jambiers, soit par leur contracture, soit par la paralysie de leurs antagonistes, ont pu exercer leur action d'une façon énergique et permanente sur le scaphoïde qu'ils ont ainsi progressivement luxé d'une façon définitive. C'est là la vieille théorie de Jules Guérin, d'autant plus plausible que dans notre cas la moelle présentait des lésions importantes. L'examen histologique des muscles n'a malheureusement pas été fait. »

Ces lésions qu'on ne peut entièrement qualifier de médullaires, je suis à même de vous les faire connaître, grâce à l'obligeance de mon ancien interne, M. Gasne (1), qui, entreprenant à mon instigation un important travail sur les localisations médullaires de la syphilis héréditaire, s'est astreint à examiner la moelle d'un certain nombre de fœtus qu'il soupçonnait atteints de cette affection.

Or, chez le fœtus à pieds bots décrit par MM. Monod et Vanverts, l'espace médullaire sous-arachnoïdien était constitué par une infiltration embryonnaire abondante, s'étendant depuis la région dorsale jusqu'à la partie terminale de la moelle. Cette infiltration prenait des proportions considérables au niveau de la queue de cheval ; le canal rachidien était presque entièrement rempli par l'infiltration embryonnaire, et nombre de racines avaient complètement disparu. Parmi celles qui restaient, il était facile de reconnaître l'infiltration dans l'intérieur des fascicules nerveux, et cette infiltration était surtout marquée autour des vaisseaux des fascicules.

Étant donné la localisation extra-médullaire du pro-

(1) GASNE, Localisations spinales de la syphilis héréditaire. *Thèse de Paris*, 1897, p. 51.

cessus et son accentuation au niveau des nerfs de la queue de cheval, ainsi que j'ai pu m'en assurer moi-même sur les préparations de M. Gasne, on peut parfaitement supposer que, si l'enfant avait vécu, la lésion nerveuse intra-utérine se fût atténuée, eût même pu disparaître dans les premiers mois de la vie. Mais elle eût laissé comme reliquat le double pied bot permanent qui ne pouvait s'effacer, puisque la paralysie des muscles pendant la vie intra-utérine où la contracture des antagonistes avait déjà déterminé les lésions osseuses indélébiles constatées par MM. Monod et Vanverts, mettant obstacle à toute réduction.

MM. Coyne et Troisier, je vous l'ai dit, ont fait l'examen de la moelle d'un sujet atteint d'un double pied bot congénital qui succomba à l'âge de quarante ans. Ils n'y ont rien trouvé d'anormal, mais ne pourrait-on admettre que la lésion avait siégé à un moment donné dans une région, comme celle de la queue de cheval, susceptible de régénération ? Faisons d'ailleurs remarquer que le cerveau ne fut pas examiné.

Cette hypothèse de l'atténuation ou de la disparition de la lésion nerveuse invoquée par M. le professeur Lannelongue au point de vue anatomique se trouve encore vérifiée dans le domaine clinique. Nous verrons en effet bientôt que dans toute une catégorie de pieds bots spasmodiques fréquemment observés, la contracture peut s'atténuer avec le temps au point de permettre la marche, la déformation du pied restant encore le signe le plus apparent de la lésion nerveuse qui l'a produite.

Enfin, dernier argument en fameur de la pathogénie nerveuse des pieds bots congénitaux, je vous démontrerai, je l'espère, que tous les pieds bots de l'enfant ou de l'adulte, à part certaines déformations d'origine rachitique ou cicatricielle, reconnaissent pour cause des maladies du système nerveux aujourd'hui bien catégorisées. Pourquoi en serait-il autrement chez le fœtus ?

Je ne voudrais pas terminer cette discussion pathogénique, dont vous comprendrez bientôt toute l'importance pratique, sans vous dire que dans certains cas on peut directement remonter à la cause qui a donné naissance à la lésion nerveuse elle-même. En 1895, dans un mémoire fait en collaboration avec M. le professeur Fournier (1), nous avons établi que l'hérédo-syphilis pouvait donner naissance au syndrome de Little qui produit si souvent le pied bot spasmodique congénital. L'un de nos malades était porteur d'un double pied bot varus équin qui détermina une heureuse intervention de la part de M. Beurnier, chirurgien des hôpitaux.

De nouveaux faits (2) sont venus corroborer cette opinion ; ils ont montré les avantages que certains enfants porteurs de ces déformations pouvaient retirer du traitement spécifique, ce qui prouve combien la thérapeutique générale des pieds bots peut bénéficier de l'interprétation pathogénique.

II

Reprenons maintenant, en nous plaçant surtout au point de vue thérapeutique, l'étude des deux grandes variétés cliniques de pieds bots que nous avons établies, à savoir : les pieds bots *sans impotence* ou *avec impotence* par paralysie soit spasmodique, soit flasque.

Dans la première variété, qui comprend certainement le plus grand nombre des pieds bots congénitaux, la lésion nerveuse semble s'être éteinte ou avoir disparu. L'enfant saisi sous les aisselles agite normalement ses membres inférieurs ; les réflexes rotuliens sont généralement normaux ; le seul phénomène apparent consiste dans la dé-

(1) A. Fournier et Gilles de la Tourette, La notion étiologique de l'hérédo-syphilis dans la maladie de Little. *Nouv. Iconogr. de la Salpêtrière*, 1895, n° 1, p. 23.

(2) Gilles de la Tourette, La syphilis héréditaire de la moelle. *Op. cit.*

formation permanente des pieds. Celle-ci est souvent bilatérale ; parfois cependant elle ne porte que d'un seul côté. Il peut exister un certain degré d'atrophie musculaire qui deviendra surtout appréciable à mesure que l'enfant avancera en âge.

La déformation, à elle seule, semble donc dans ces cas constituer toute la maladie, et l'on comprend facilement que ce soit contre elle qu'il faille intervenir. Les enfants qui en sont porteurs sont justiciables de la seule thérapeutique chirurgicale, et, sous ce rapport, je ne saurais mieux faire que de vous renvoyer aux considérations techniques exposées par M. Forgue. Une seule question pourrait être discutée. Faut-il intervenir opératoirement dès la naissance ou attendre quelques semaines, quelques mois, jusqu'à la fin de la première année ? Si nous considérons les cas récents de Gross, de Rochard, de Monod et Vanverts, qui ont péremptoirement démontré que, souvent, au moment de la naissance, les déformations osseuses s'étaient déjà produites, il sera bon, à mon avis. chez les sujets malingres ou souffreteux, d'attendre quelque peu. Il semble qu'il n'y ait pas péril en la demeure de temporiser jusqu'au moment où l'enfant essayera de faire ses premiers pas. Mais il convient, à cette époque, qu'il puisse poser ses pieds à plat sur le sol. En attendant, on pourra toujours, aussitôt qu'on l'aura constatée, intervenir sur l'atrophie musculaire par les courants galvaniques et quelques secousses faradiques suivant une technique que j'aurai l'occasion de vous exposer. Mais l'électrisation sera surtout fructueuse vers la deuxième ou la troisième année, alors que les besoins de la marche mettront bien en évidence l'impotence fonctionnelle de certains groupes musculaires par rapport à leurs antagonistes.

*
* *

Dans la deuxième catégorie, que je limite en ce moment aux seuls pieds bots avec *impotence spasmodique,* le tableau clinique est bien différent, pourvu qu'on apporte quelque attention à l'examen, ce qui, pratiquement, n'a pas toujours lieu, car les erreurs de diagnostic sont fréquentes. Le pied bot est bilatéral avec ou sans prédominance d'un côté; la déformation est en équin direct. La tendance au varus, type ordinaire de la première catégorie, ne s'accentuera qu'ultérieurement, lorsque, par exemple, l'enfant essayera de faire ses premiers pas. Ceux-ci seront d'ailleurs toujours très tardifs, ce qui différencie encore les deux catégories de pieds bots : dans la première, en effet, il n'existe pas d'impotence, rien n'empêche la marche si ce n'est la déformation, tandis que dans la seconde les membres inférieurs ne sont pas libres, étant le siège de phénomènes que nous allons analyser.

Les enfants que j'ai actuellement en vue présentent au moment de leur naissance un état de rigidité musculaire parfois généralisé qu'on pourrait attribuer au premier abord à de la paralysie vraie. La tête s'incline spontanément en avant, en arrière, ou latéralement, avec tendance à garder la position acquise : il faut un certain effort pour la ramener à l'état de rectitude qu'elle ne garde pas. Les bras restent collés le long du corps en extension, les doigts s'écartent spasmodiquement. Quant aux membres inférieurs, également en extension, ils demeurent eux aussi accolés l'un à l'autre; il est nécessaire de déployer quelque force pour les séparer; les pieds bots sont en équin direct, les orteils en extension forcée. Ces phénomènes, je vous l'ai dit, veulent être recherchés, car ils passent souvent inaperçus, et fréquemment c'est sur le compte d'une faiblesse générale, terme qui satisfait l'esprit, qu'on met les attitudes vicieuses de l'enfant dont les muscles du tronc participent eux aussi au processus. Vers le sixième ou le huitième mois, parfois plus tard, alors que les muscles ont pris un certain degré de développement, l'interprétation ne saurait plus être douteuse : c'est bien à une rigidité spasmodique congénitale qu'il faut attribuer les phénomènes observés. Cette rigidité peut d'emblée, dès la naissance, se localiser exclusivement aux membres inférieurs. Dans tous les cas, il faut faire cette remarque, capitale dans l'espèce au point de vue thérapeutique, que cette rigidité tend toujours à disparaître de haut en bas, c'est-à-dire que la nuque, les bras, le tronc auront repris leur souplesse normale au bout d'un temps plus ou moins long, alors que les membres inférieurs seront restés spasmodiques pour évoluer à leur tour dans un sens que nous allons préciser.

Vers le douzième ou quinzième mois, au moment où ces enfants devraient commencer à marcher seuls, les phénomènes spasmodiques dont les membres inférieurs sont le siège deviennent indéniables, le sujet ne peut détacher ses jambes l'une de l'autre pour progresser. C'est à cette époque, si l'on n'y a déjà mis obstacle, que l'équin aura de la tendance à se transformer en varus, que dans tous les cas il se produira de la rétraction du tendon d'Achille et de l'aponévrose plantaire, et parfois, quoique rarement, des déformations osseuses nécessitant une intervention chirurgicale, laquelle eût été évitée si l'on avait porté un diagnostic précis à un moment suffisamment rapproché de la naissance.

Je puis ajouter qu'en réalité nombre de pieds bots de cette catégorie ne sont pas considérés — tout à fait à tort d'ailleurs — comme congénitaux, soit parce que les enfants ont été insuffisamment examinés pendant les premiers mois, soit parce que, dans les cas où la rigidité spasmodique est localisée aux seuls membres inférieurs, les parents n'ont songé à demander conseil qu'en voyant les enfants incapables de marcher à l'âge où la locomotion commence d'habitude à s'effectuer. C'est aussi le moment, je vous l'ai dit, où les déformations en varus commencent à s'accentuer, et cette difformité attire singulièrement plus l'attention que l'équin direct.

L'examen de ces sujets est donc assez minutieux; mais si dès la naissance il est souvent difficile de porter un diagnostic précis, toute hésitation aura généralement cessé vers le huitième mois ou la fin de la première année. On constatera alors, en dehors de l'attitude des membres inférieurs en extension et des pieds en équin direct, que les réflexes rotuliens sont toujours très exagérés, que parfois il existe de la trépidation spinale. La sensibilité cutanée est presque constamment intacte, les sphincters non paralysés, en ce sens que ces enfants urinent à intervalles assez réguliers, au lieu de mouiller ou de souiller continuellement leurs couches.

A cet ensemble clinique, qui est celui du syndrome de Little envisagé dans son sens le plus général, se joignent fréquemment d'autres phénomènes à la vérité d'apparition souvent plus tardive qui traduisent les altérations variables dont le système nerveux est le siège : attaques épileptiques, faible développement intellectuel pouvant aller jusqu'à l'arriération mentale ou l'idiotie. Cependant, il est de ces enfants — nous avons publié des cas de cet ordre — chez lesquels la scène clinique se résume essentiellement dans la rigidité spasmodique des membres inférieurs et les pieds bots qui en sont le corollaire obligé.

Quelle est la thérapeutique à opposer à ces pieds bots spasmodiques, beaucoup plus fréquents en réalité qu'on ne le pense peut-être? Elle est toute médicale, au moins pendant les quinze premiers mois, sinon pendant les deux premières années de l'existence. Les rétractions fibro-tendineuses, les déformations permanentes ne s'effectuent qu'exceptionnellement avant cette époque, et, malgré l'état spasmodique des muscles des membres inférieurs, il est toujours possible de réduire, au moins temporairement, avec la main seule, le pied bot équin. Tous les jours donc, il faudra procéder à cette réduction, et si, pendant l'opération, on s'apercevait que le tendon d'Achille en particulier avait de la tendance à devenir trop court, il ne faudrait pas hésiter à placer momentanément le membre, pendant dix à quinze jours, dans un appareil plâtré, le pied faisant un angle droit avec la jambe. On éviterait ainsi la production des rétractions fibro-tendineuses qui, dans ces cas, sont dues surtout à l'immobilisation prolongée des extrémités inférieures dans une attitude vicieuse.

Mais, je le répète, l'état spasmodique n'est pas toujours reconnu dès son origine, c'est-à-dire dans les premiers mois qui suivent la naissance, pour les raisons que je vous ai exposées. Aussi arrive-t-il fréquemment que l'on est consulté pour des enfants porteurs de pieds bots varus équins avec impotence spasmodique, chez lesquels le tendon d'Achille est trop court de 2 centimètres, l'aponévrose plantaire rétractée. La tendance au varus s'accentue, et des déformations indélébiles sont imminentes si elles ne se sont pas déjà effectuées.

La conduite à tenir en pareille occurrence mérite de fixer votre attention, d'autant que vous en chercheriez en vain les règles importantes dans les plus récents traités de chirurgie ou dans le rapport de M. Forgue.

Dans les pieds bots sans impotence, non spasmodiques, si l'on intervient sur le tendon d'Achille, on peut prévoir d'avance l'écartement post-opératoire qui existera après redressement entre le bout supérieur et le bout inférieur du tendon sectionné. Il ne saurait en être de même s'il existe un état spasmodique des muscles. Sous l'influence de la contracture, le bout supérieur pourra être entraîné assez haut pour que la soudure n'ait pas lieu. Il serait donc désirable, pour que l'intervention opératoire sortit tous ses effets, que l'état spasmodique eût disparu.

Sommes-nous en possession de moyens susceptibles de réaliser sa disparition? Dans quelques cas nous pouvons certainement y aider. Nous avons en effet établi, avec M. le professeur Fournier, qu'un certain nombre d'enfants atteints de rigidité spasmodique congénitale étaient des hérédo-syphilitiques. Dans ces circonstances, il nous a été donné de voir, sous l'influence d'un traitement mercuriel combiné avec de faibles doses d'iodure, la rigidité s'atténuer, au moins si elle ne disparaissait pas complètement. Voilà un traitement qu'il ne faudra pas manquer de mettre en œuvre lorsque la syphilis héréditaire sera en cause. En dehors de ces faits, les ressources du traitement médicamenteux sont, hélas! bien limitées contre les affections qui produisent la rigidité spasmodique congénitale.

Heureusement on sait — sans pouvoir en donner une interprétation bien précise — qu'assez souvent, à mesure que l'enfant avance en âge, cette rigidité qui a disparu progressivement des muscles de la nuque, des bras et du tronc, pour se localiser sur les membres inférieurs, tend aussi à abandonner ces derniers au point que les enfants peuvent les écarter l'un de l'autre, se tenir debout et marcher, rarement, toutefois, d'une façon satisfaisante. C'est à ce moment qu'il faudra intervenir, car, sans avoir complètement cessé, la contracture est moins active, elle n'expose plus aux insuccès opératoires et à la reproduction du pied bot. Mais ces améliorations spontanées, quoique assez fréquentes, ne se montrent pas moins tardives, et ce n'est guère avant la fin de la troisième année, souvent beaucoup plus tard, qu'elles permettent la station debout, voire la marche; en outre, à cette époque, l'équin varus s'est fréquemment constitué, si l'on n'y a pris garde. Faut-il donc laisser les déformations s'accentuer encore? On le voit, la question est délicate; cependant il est facile de la résoudre, et c'est toute la thérapeutique du pied bot spasmodique que je vais résumer.

Si le diagnostic est porté de bonne heure, alors qu'il n'existe qu'un équin direct, des réductions manuelles et des massages journaliers suffiront à empêcher la productian des rétractions fibro-tendineuses : le traitement est purement prophylactique.

Si ces rétractions existent, mais sont de peu d'importance au moment tardif où l'on a été consulté, il faudra temporiser jusqu'au jour où la diminution spontanée et progressive de la rigidité spasmodique permettra la station debout et la locomotion. On interviendra alors chirurgicalement.

Si, à l'époque de l'examen, les altérations étaient irréductibles, très marquées, et qu'il y eût à craindre qu'elles ne s'accentuassent encore, l'état spasmodique n'étant pas en voie de décroissance, on pourra intervenir pour éviter cette accentuation et surtout la fixation en varus. Mais l'intervention devra être graduée pour ainsi dire. C'est ainsi qu'on se gardera bien, après la section du tendon d'Achille, partie capitale de l'opération, de redresser complètement le pied et de le mettre dans un appareil inamovible, fléchi à angle droit sur la jambe. On le fixera à angle aigu; au bout de huit jours, on enlèvera l'appareil et on le remplacera par un autre qui maintiendra le pied davantage redressé. L'on obtiendra ainsi la soudure d'un tendon dont les deux bouts trop écartés eussent bien pu ne pas se réunir par suite de la rétraction de l'extrémité supérieure due à l'état spasmodique avec lequel on a encore à compter. Les massages et la réduction manuelle journalière empêcheront ensuite les rétractions de se reproduire. Chez un enfant atteint de paralysie spasmodique, à la vérité non congénitale, qu'il nous a été donné d'observer récemment, l'intervention, pratiquée par un chirurgien très autorisé en la matière, donna des résultats assez peu satisfaisants sur un pied bot varus équin qu'on avait voulu réduire complètement en une seule séance, pour que toute idée d'opération dût être abandonnée sur l'autre pied porteur de la même déformation. Il convient de faire observer qu'on ne s'était préoccupé en aucune façon de la trépidation spinale, dont la présence dénotait cependant la persistance de l'activité spasmodique.

Par contre, la première observation de notre mémoire, en collaboration avec M. le professeur Fournier, constitue un exemple des bénéfices que l'on peut retirer de l'intervention chirurgicale conduite avec prudence dans les cas de cet ordre.

*
* *

A côté des pieds bots congénitaux spasmodiques, il faut placer ceux où l'impotence est due à une *paralysie flasque.*

A l'inverse des faits préccédents, où la déformation est constante, le pied étant maintenu en équin par prédominance d'action des muscles de la région postérieure de la jambe, ici la déviation ne devient réelle et surtout permanente que s'il se produit des rétractions fibro-tendineuses, des adhérences péri-articulaires par suite d'une immobilisation prolongée en situation vicieuse. Ces cas sont rares, faciles à diagnostiquer : les réflexes rotuliens sont absents; il existe presque toujours des troubles de la sensibilité et des sphincters. Le traitement prophylactique évitera facilement la production des rétractions.

Celles-ci peuvent cependant exister au moment de la naissance. En effet, la fillette hérédo-syphilitique du service de M. Fournier, dont je vous ai déjà parlé, qui est atteinte d'un spina-bifida avec paralysie flasque des membres inférieurs, avait un pied bot varus droit et valgus gauche irréductibles. Mais, dans ces cas, on pourra toujours de bonne heure intervenir avec fruit, puisque la contracture n'est plus là pour troubler les résultats opératoires. Toutefois, l'intervention n'est indiquée que si la paralysie est en voie de décroissance, si les membres tendent à recouvrer leurs mouvements. En effet, s'il est toujours désirable que les pieds puissent se poser à plat sur le sol, il est surtout utile que les muscles destinés à les mouvoir soient soumis à l'influence de la volonté. Nous aurons d'ailleurs suffisamment à parler de la thérapeutique à opposer aux pieds bots flasques de l'adulte pour n'avoir pas à nous appesantir davantage sur le traitement des déformations de même nature d'origine congénitale.

En résumé, prenant pour base l'état dans lequel se trouve la motilité des membres inférieurs, laquelle est sous la dépendance du système nerveux, on peut considérer qu'il existe deux grandes catégories cliniques de pieds bots congénitaux.

Dans la première, qui comprend les cas les plus nombreux, le pied est fréquemment en varus équin; il n'y a pas d'impotence, mais les lésions locales, osseuses et tendineuses, sont très marquées.

Dans la seconde, l'impotence, au moins partielle, existe par suite de la permanence de l'état spasmodique ou de l'état paralytique des muscles, ce dernier étant moins fréquent. Par contre, les lésions locales tendineuses ou osseuses sont beaucoup plus rares, non congénitales dans la majorité des cas. La forme en équin direct est la règle.

Les pieds bots varus ou varus équins sans impotence sont faciles à reconnaître et justiciables d'une thérapeutique précoce presque exclusivement chirurgicale d'emblée.

Les pieds bots équins avec impotence spasmodique passent souvent inaperçus à la naissance, par suite d'un examen insuffisant. Cette lacune du diagnostic est des plus regrettables, car avec l'âge l'équin se transforme en varus, il se produit des rétractions fibro-tendineuses bien plus que des lésions osseuses qui nécessiteront la correction chirurgicale du pied bot, alors qu'une prophylaxie bien entendue eût facilement évité une intervention opératoire. Celle-ci est subordonnée à des considérations d'opportunité parmi lesquelles la persistance ou l'atténuation de l'état spasmodique occupent la place prépondérante.

III

Le rapport de M. Forgue, je vous l'ai dit, est muet sur les *pieds bots non congénitaux,* dont la pathogénie et la thérapeutique méritent cependant d'être étudiées.

Le rôle du système nerveux central ou périphérique est capital dans leur production. A part certaines déformations rachitiques, traumatiques ou cicatricielles, quelques cas complexes dans lesquels des lésions articulaires ou synoviales jouent un rôle que nous essayerons de déterminer, on peut affirmer que toutes les autres variétés reconnaissent pour cause des adultérations soit organiques, soit dynamiques (hystérie) de ce système, assez bien connues aujourd'hui pour ne donner lieu qu'à de faibles erreurs d'interprétation.

Dans les pieds bots non congénitaux, l'impotence existe toujours ou a existé à un moment donné : elle est d'ordre spasmodique ou paralytique.

Dans la variété spasmodique se place le pied bot qui accompagne l'*hémiplégie spasmodique infantile,* laquelle prend son origine dans un foyer hémorragique, nécrobiotique ou scléreux des circonvolutions motrices. La lésion causale étant indélébile et s'accompagnant d'une dégénérescence descendante également incurable, la déformation qu'elle détermine n'a aucune tendance à la guérison, ce qui est important à considérer.

Pour que le pied bot se produise d'une façon très accentuée au cours d'une hémiplégie spasmodique, il ne faut pas que l'évolution du membre inférieur soit terminée. En effet, dans l'hémiplégie de l'adulte qui revêt le caractère spasmodique, il n'existe pas de pied bot à proprement parler : le pied ne se déforme pas sensiblement, il continue à reposer à plat sur le sol. Il n'en est pas de même chez l'enfant. Tout le côté frappé d'hémiplégie subit un arrêt de développement ou mieux ne se développe plus dans des proportions identiques à celles de son congénère du côté opposé. Il en résulte qu'au bout d'un certain temps, le membre inférieur paralysé, dont les muscles ne tardent pas à se contracturer, devient sensiblement trop court. Par prédominance d'action du triceps sural, le pied se porte en équin avec tendance au varus.

Ce pied bot mérite d'être respecté. D'abord, nous l'avons dit, et nous aurons encore l'occasion de le répéter, on ne doit pas intervenir chirurgicalement tant que la contracture est en activité, et, dans la circonstance, il n'y a aucune raison pour qu'elle s'atténue ou disparaisse. Ensuite, la déformation en équin sert à l'allongement du membre, elle lui permet de prendre un point d'appui sur le sol et rend ainsi la marche possible : il vaut mieux marcher sur l'avant-pied qu'à l'aide d'une béquille. On pourrait concevoir un redressement du pied par section du tendon d'Achille avec appareil orthopédique obviant au raccourcissement. Mais l'opération risquerait de ne pas réussir, la déformation pourrait se reproduire. Pour notre part, nous avons toujours déconseillé une opération chirurgicale dans de pareils cas.

Dans l'espèce que nous venons d'envisager, le pied bot, toujours unilatéral, était sous la dépendance d'une lésion cérébrale. Dans les cas que nous allons considérer maintenant, l'altération porte sur la moelle ou sur ses enveloppes; la paraplégie spasmodique qu'elle détermine donne lieu à un pied bot équin ou équin varus bilatéral.

Si l'affection médullaire débute dans l'enfance, comme dans certaines paraplégies familiales, la déformation manque rarement de se produire. C'est ce qui arriva chez deux malades dont M. le professeur Raymond et M. Souques ont récemment publié les observations et qui étaient atteintes de paraplégie spasmodique familiale avec double pied bot équin varus. L'aînée avait même été opérée d'un côté avant son entrée à la Salpêtrière, mais les résultats de cette opération faite en pleine période spasmodique furent assez peu satisfaisants — je vous l'ai dit en faisant allusion à ce cas — pour qu'on ne songeât pas à intervenir du côté opposé.

Chez l'adulte, au contraire, la déformation ne se produit que si la contracture est très intense, au point d'immobiliser pendant longtemps le malade au lit, ce qui ne se voit guère dans la sclérose en plaques, la myélite syphilitique commune, la syringomyélie, etc., affections qui comptent à leur actif le plus grand nombre des paraplégies spasmodiques. Lorsque l'impotence est incomplète et permet encore la marche dans de certaines limites, le pied bot ne se produit donc pas; quand elle est complète et de longue durée, la déformation, avons-nous dit, peut se montrer par suite de l'immobilisation prolongée en situation vicieuse. Mais alors, à quoi bon intervenir, puisque le pied bot une fois redressé sera frappé d'impotence?

Il est certains cas cependant où la contracture, après avoir été aussi forte que longtemps persistante, s'atténue au point de permettre la marche. Nous faisons allusion à la paraplégie spasmodique curable — au moins à un certain degré — du mal de Pott et de la pachyméningite cervicale hypertrophique dont Charcot a bien étudié l'évolution. Longtemps, ces malades ont été confinés au lit dans l'impossibité de soulever leurs membres inférieurs raidis en extension; les pieds se sont fixés d'une façon indélébile en équins varus. A un moment donné, la compression médullaire cesse d'être aussi accentuée, la trépidation spinale disparaît, les membres recouvrent leurs mouvements par suite de la diminution de la rigidité spasmodique; il devient nécessaire d'agir, pour rendre la marche possible, contre les déformations qu'ont subies les pieds. Charcot (*Bulletin méd.*, 1887, p. 109), et avec lui Terrillon (*Nouv. Icon. Salp.*, 1888), ont précisé les règles de l'intervention chirurgicale en de pareils cas; elles ne diffèrent pas de celles que nous avons exposées en traitant des pieds bots spasmodiques congénitaux opérés au moment de la décroissance de la contracture. Là encore, malgré la grande amélioration, il persiste et il persistera toujours un certain degré de rigidité spasmodique, et si les sections du tendon d'Achille, de l'aponévrose plantaire, du fléchisseur propre du gros orteil doivent être faites en un temps, le redressement du pied n'en doit pas moins être progressif, graduel, à l'aide de deux ou trois appareils plâtrés, afin de permettre en particulier la réunion des deux segments du tendon d'Achille sectionné. Les soins post-opératoires, malaxations, massages, demeurent aussi les mêmes.

Il va sans dire qu'une prophylaxie bien comprise eût également pu empêcher la production des adhérences et des rétractions fibro-tendineuses; mais dans ces cas encore on ne sera le plus souvent consulté que lorsque les déformations se seront irrémédiablement effectuées.

*
* *

Il est un pied bot spasmodique non congénital dont le traitement mérite une mention spéciale : nous voulons parler du *pied bot hystérique* déjà merveilleusement figuré en varus par Carré de Montjeron au dix-huitième siècle. Il est justiciable du traitement général à opposer aux contractures hystériques qui le tiennent d'ailleurs sous leur dépendance, mais la localisation du spasme prête ici à des considérations thérapeutiques toutes particulières.

Là encore, l'intervention sera différente si le pied bot est récent ou d'ancienne date, c'est-à-dire suivant qu'il existe ou non des rétractions et des adhérences mettant obstacle à la réduction, même alors que l'état spasmodique a disparu, que la contracture n'existe plus. Ces adhérences et ces rétractions sont rares d'ailleurs au cours des manifestations hystériques, se jugeant par des phénomènes spasmodiques ou paralytiques; elles se produisent néanmoins assez souvent, lorsque le membre a été longtemps immobilisé, pour qu'il y ait lieu de se préoccuper d'empêcher leur apparition ou de les détruire lorsqu'elles existent.

Suivons l'évolution de cette variété de pied bot, qui le plus souvent se constitue subitement ou en très peu de jours. Une fois constitué, comment faut-il agir? Le mieux, évidemment, est de s'adresser directement à l'élément nerveux et d'employer les diverses méthodes de traitement général des contractures que vous trouverez exposées dans mon *Traité de l'hystérie*. Je suppose ici que leur mise en œuvre a échoué. Dans ces conditions, faut-il, sous le sommeil chloroformique, réduire la contracture, redresser la position vicieuse et placer le pied dans un appareil plâtré qui le maintiendra d'une façon permanente en situation normale? M. Charcot condamnait ce procédé. Il faisait remarquer avec juste raison qu'en agissant ainsi, on fixait le pied dans une autre situation, moins mauvaise à la vérité, mais rien de plus. L'appareil enlevé, la déformation se reproduit constamment. De plus, étant donné l'état mental des hystériques, non seulement on fixe physiquement, mais encore psychiquement leur contracture, et l'on met ainsi obstacle à la guérison spontanée qui d'un moment à l'autre peut avoir lieu.

Cependant, il faut empêcher les adhérences et les rétractions fibro-tendineuses de se produire. Pour ce faire, point n'est besoin de recourir à l'immobilisation permanente dans un appareil plâtré. Si la contracture persiste un certain temps, on donnera tous les quinze jours ou tous les mois le chloroforme et l'on profitera du sommeil anesthésique pour réduire temporairement le pied bot, mobiliser les jointures qui, du reste, ne s'ankylosent jamais dans l'hystérie, et rompre les adhérences péri-articulaires s'il en existe. S'il y avait une tendance réelle au raccourcissement du tendon d'Achille, on pourrait encore immobiliser, mais temporairement, le pied fléchi à angle droit sur la jambe. Cette rétraction et ces adhérences ne se produisent d'ailleurs pas si l'on intervient prophylactiquement, comme nous venons de le dire. Il est à remarquer encore que ces mobilisations sous le chloroforme constituent un excellent traitement curatif du pied bot hystérique, et que fréquemment, après l'une d'elles, la contracture disparaît. On a donc tout intérêt à les utiliser lorsque la thérapeutique générale n'a pas donné de résultats.

Il est pourtant des cas où, par suite du défaut de surveillance, des rétractions se sont formées. La règle serait, comme dans les faits précédemment exposés, d'attendre la terminaison de l'élément spasmodique pour les détruire ; mais on doit craindre aussi qu'elles ne s'accentuent. Dans ces cas, on temporisera ou, mieux, l'on interviendra par des redressements graduels.

Enfin, il est d'autres circonstances où la contracture spasmodique a disparu, mais où le pied bot persiste, fixé par les rétractions fibro-tendineuses. Ici il ne saurait y avoir d'hésitation : l'intervention chirurgicale suivie d'un redressement immédiat sera toujours efficace.

Les paralysies congénitales flasques, productrices de pieds bots avec impotence de même nature, sont rares. Par contre, on observe très souvent ces paralysies chez l'enfant et chez l'adulte, et l'on peut dire qu'elles tiennent la majorité peut-être des pieds bots non congénitaux sous leur dépendance.

L'un de ces pieds bots mérite une mention toute particulière : je veux parler de celui qui est sous la dépendance de la poliomyélite antérieure aiguë ou *paralysie infantile*.

Après une courte période de fièvre, l'enfant présente une paralysie flasque totale, portant sur un ou plusieurs membres. Prenons que dans la circonstance l'un ou l'autre membre inférieur soit atteint. Au bout d'un certain temps les mouvements reviennent, mais toujours incomplets ou imparfaits. Certains groupes musculaires sont respectés, alors que d'autres restent paralysés ; la prédominance d'action d'un groupe sur un autre détermine l'apparition d'un pied bot généralement équin. Le pied est flasque, tombant très mobile ; la réduction ne présente aucune difficulté, mais la déformation se reproduit immédiatement. La chirurgie n'a guère à intervenir au début de semblables cas. Le traitement consistera uniquement en séances quotidiennes d'électricité galvanique, avec secousses terminales, d'autant que le mouvement ne revient pas d'un seul coup dans tous les muscles que la paralysie doit quitter. Six mois, huit mois après la période fébrile on peut voir, à intervalles séparés, le malade gagner encore certains mouvements : il faut savoir attendre et ne pas désespérer. Chez un enfant de douze ans, du service de M. Charcot, j'ai vu les mouvements de l'extenseur propre du gros orteil revenir quatorze mois après le début de la paralysie, mais ce fait peut être considéré comme exceptionnel.

Pendant les six à huit premiers mois tous les efforts devront donc tendre à obtenir, au moyen de l'électricité et du massage, la régénération des muscles dont les centres trophiques n'ont pas été complètement abolis par la lésion médullaire. Après — ou même avant — cette époque, c'est à un appareil orthopédique qu'il faudra avoir recours pour corriger la déformation du pied, s'il reste encore assez de muscles pour que cet organe puisse servir à la locomotion. Pour la confection de cet appareil, on tiendra non seulement compte des mouvements qui persistent, mais encore et surtout peut-être de l'âge du sujet. Il ne faut pas oublier, en effet, que l'altération trophique porte à la fois et sur les muscles et sur le squelette du membre. Si le malade est un enfant en bas âge, le développement du membre ne suivra pas celui de son congénère, et la situation du pied en équin qu'on devra corriger sera peu de chose comparativement au raccourcissement considérable qui mettra souvent obstacle à toute tentative de prothèse. Il n'en serait plus de même, on le comprend, si le sujet frappé était un adulte, car la poliomyélite antérieure aiguë, malgré son appellation de paralysie infantile, n'est pas l'apanage exclusif des jeunes enfants. Dans tous les cas, la règle sera de ne redresser le pied que si l'on pense pouvoir obtenir le contact avec le sol à l'aide d'une chaussure à haute semelle ou de tout autre appareil approprié, et si les muscles permettent la locomotion, le pied bot une fois rectifié.

La chirurgie, on le voit, n'a que peu à intervenir dans de semblables cas. Je ne saurais toutefois passer sous silence une méthode nouvelle de traitement qui pourra peut-être, dans certains cas, vous donner des résultats satisfaisants.

Après Nicoladoni, Drobnik (1) a essayé de suppléer à la fonction des muscles définitivement paralysés en s'adressant à d'autres groupes musculaires dont l'action n'est pas abolie. Il greffe une portion de muscle sain sur le tendon d'un autre muscle paralysé dont on a tout intérêt à voir se rétablir les mouvements. Voici comment il procède :

Considérant — au moins telle est son opinion — que l'examen électrique est presque insuffisant pour que le chirurgien puisse se rendre un compte exact de la fonction musculaire, il met à nu, par une incision longitudinale, les muscles à explorer sur les deux tiers de leur longueur. Les muscles normaux seraient d'un rouge foncé, les muscles paralysés auraient la couleur de la cire jaune, les muscles atteints d'atrophie par inactivité restant roses. Après avoir ainsi examiné l'état des différents muscles, on procède à la division de ceux qui sont sains et à leur transposition sur les muscles paralysés dont on désire rétablir la fonction. A cet effet, on choisit de préférence des muscles sains se composant de plusieurs faisceaux, par exemple le long extenseur du gros orteil ; on les divise soigneusement, en évitant de léser les nerfs qui se rendent aux différents faisceaux musculaires. Il est bon de ne pas se servir d'instruments tranchants pour exécuter ce temps de l'opération.

Ayant séparé de la sorte le muscle en deux portions depuis son insertion à l'os, on divise également le tendon, en commençant par son insertion musculaire, en deux cordons tendineux, de telle sorte que l'une des portions musculaires soit munie d'un bout de tendon libre d'une longueur

(1) Drobnik, *Traitement de la paralysie infantile par la division et la transposition de la fonction des muscles. Semaine médicale,* 1896, p. 412, et *Deutsche Zeitsch. f. Chir.*, XLIII, p. 4-5.

22

variable, suivant les cas, tandis que l'autre portion du muscle sera reliée à son insertion normale au moyen du second cordon tendineux. On passe alors le bout du tendon libre sous les tendons des muscles voisins, et on le fixe sur le tendon du muscle paralysé. Cette fixation se pratique au niveau de l'origine musculaire du tendon paralysé à l'aide de quelques points de suture à la soie après avivement préalable. Avant de procéder à la réunion des deux tendons, il est nécessaire d'exercer une forte traction sur le tendon du muscle paralysé et de tirer en même temps sur la portion du muscle sain pour l'amener au degré de relâchement normal. Enfin on suture la peau, et l'on applique un pansement qui corrige d'une façon exagérée la position vicieuse du membre.

M. Drobnik insiste sur l'importance du traitement post-opératoire. Les moyens principaux auxquels il a recours sont le massage, l'électricité et les mouvements actifs et passifs. Quant aux appareils orthopédiques, il est d'avis qu'on peut s'en passer le plus souvent. Il les remplace par un bandage au sparadrap, qui a pour but de venir en aide aux nouvelles fonctions musculaires créées par l'intervention. Ce bandage est confectionné de la façon suivante : on coud aux deux extrémités d'un morceau de tissu élastique des bandes de sparadrap, puis on entoure avec une de ces bandes le pied du petit malade, de façon que la bande quitte le pied au niveau du bord qui correspond au côté paralysé, et on fixe l'autre extrémité du sparadrap sur la jambe après avoir exercé une certaine traction. L'auteur conseille enfin de faire faire, pieds nus, les premiers exercices de marche, la sensation d'un sol dur produisant, d'après lui, des réflexes intenses et contribuant ainsi à rétablir plus rapidement l'équilibre musculaire.

Cette méthode pourra donner, croyons-nous, de bons résultats dans le traitement des pieds bots paralytiques, de quelque origine qu'ils soient, et c'est ce qui nous a engagé à entrer dans quelques développements à son sujet. Quant au pied bot de la paralysie infantile, nous le répétons, le raccourcissement par suite du défaut de développement du membre mettra malheureusement obstacle dans bien des cas aux bons effets qu'on pourrait attendre d'une thérapeutique aussi rationnelle que celle préconisée par M. Drobnik.

La poliomyélite antérieure aiguë n'est pas la seule affection qui, chez l'enfant et chez l'adulte, puisse produire des pieds bots flaccides. Toutes les myélites s'accompagnant de paraplégies flasques sont susceptibles d'amener de semblables résultats; mais comme elles sont dans la majorité des cas incurables, l'affection générale domine beaucoup plus la scène morbide que les pieds bots qui pourraient en être la conséquence. Si les membres inférieurs ne doivent en aucune façon recouvrer leurs mouvements, il est, en somme, assez indifférent que les pieds soient ou non déformés. Du reste, dans ces conditions, les déformations sont peu fréquentes, et si l'on intervient à temps, on pourra toujours, à l'aide des simples moyens prophylactiques dont nous allons parler, obvier aux déviations pathologiques consécutives aux rétractions fibro-tendineuses dues à l'immobilisation trop longtemps prolongée dans une position défectueuse.

*
* *

Avant d'aborder l'étude des pieds bots paralytiques de l'adulte justiciables d'une thérapeutique véritablement fructueuse, nous signalerons les déformations des pieds qui se produisent dans la maladie de Friedreich, dans l'hérédo-ataxie cérébelleuse. Dans l'ataxie locomotrice elles sont dues soit à l'atrophie musculaire, soit aux artropathies de l'avant-pied. Rien à tenter dans ces divers cas, le pied bot n'étant qu'un facteur peu important dans la gêne apportée à la locomotion.

Les pieds bots paralytiques, de beaucoup les plus importants à considérer au point de vue thérapeutique, sont ceux qui surviennent sous l'influence des *névrites pé-*

riphériques liées à l'action d'agents toxiques : alcool, arsenic, etc., ou relevant d'infections plus ou moins bien déterminées, névrites puerpérales en particulier.

Rarement, dans ces cas, la paralysie dont nous envisagerons la localisation particulière sur les membres inférieurs évolue avec rapidité et porte ses efforts d'égale façon sur tous les groupes musculaires : les muscles extenseurs sont toujours plus intéressés que les fléchisseurs, d'où la prédominance de l'équin avec ses diverses variétés. Si l'on est consulté à temps, on pourra toujours intervenir pour éviter la formation du pied bot. En effet, ce ne sont pas tant les altérations trophiques — toujours plus accentuées cependant dans les névrites périphériques que dans les myélites — qui déterminent ici la déformation que l'immobilisation dans une situation vicieuse et permanente des pieds.

Dans la paralysie alcoolique des membres supérieurs, par exemple, jamais il ne se produit d'adhérences ni de déformations, par ce fait que le malade se sert toujours quelque peu de ses mains et dans tous les cas ne les immobilise jamais dans la même position. Il n'en est pas de même en ce qui concerne les membres inférieurs : ceux-ci reposent inertes sur le plan du lit, les pieds sont tombants. Comme je vous l'ai dit, la paralysie prédominant toujours sur les extenseurs, le groupe musculaire postérieur entre en action, et il se produit un équin avec tendance au varus. Si l'immobilisation se prolonge, la déformation, parfaitement réductible manuellement pendant les premières semaines, se complique de raccourcissement du tendon d'Achille, d'adhérences péri-articulaires, de rétraction de l'aponévrose plantaire et du tendon du court fléchisseur du gros orteil : le pied bot devient irréductible en l'absence d'une intervention chirurgicale. Et ce résultat qu'on pourrait facilement éviter se produit malheureusement trop souvent, tant, je ne me lasse pas de le répéter, par l'incurie du malade que par défaut de surveillance de la part du médecin.

Le simple poids des draps et des couvertures suffisant à immobiliser les pieds en extension forcée, il conviendra, dès le début de la paralysie, de protéger les extrémités inférieures à l'aide d'un cerceau. Matin et soir on mobilisera les pieds et surtout on les maintiendra pendant la nuit à angle droit sur la jambe à l'aide de gouttières amovibles et de quelques tours de bande. De cette façon, j'ai toujours évité la production des pieds bots de cette nature.

Si, par suite de l'inobservation de ces règles prophylactiques, la déformation s'était effectuée, on interviendrait sous le chloroforme par des sections fibro-tendineuses et l'on immobiliserait le pied à angle droit en bonne situation dans un appareil plâtré, que l'on enlèverait au bout de dix-huit à vingt jours. Même dans les cas invétérés, jamais il ne nous a paru indispensable d'agir sur le squelette osseux; la section des tissus fibreux a toujours suffi pour redresser le pied et permettre la marche. Dans les déformations très accentuées, il peut être nécessaire d'intervenir en plusieurs séances.

Ces interventions, que l'on ne devrait pas avoir à pratiquer et qui, cependant, pour les raisons que nous venons d'énoncer, sont beaucoup trop souvent nécessaires, donnent les résultats les plus satisfaisants. Dans un cas récemment observé, où il existait un double équin varus, nous avons pu, après avoir fait redresser chirurgicalement les pieds, obtenir le rétablissement de la marche chez une dame atteinte d'une paralysie arsenicale presque absolue qui remontait à quatre ans.

Il va sans dire que, dans ces circonstances, l'opération chirurgicale n'est qu'un des éléments de la thérapeutique : elle permet de redonner au pied son assiette normale; reste la paralysie cause principale de la déformation. Aussitôt l'appareil enlevé, on interviendra par des mobilisations manuelles quotidiennes faites avec précaution au début et destinées à rendre au pied sa souplesse. Surtout on pratiquera le massage des muscles atrophiés et, matin et soir, on les soumettra à l'action d'un courant galvanique dont l'intensité se mesurera à la tolérance des sujets. Ces séances bi-quotidiennes ne devront pas durer moins d'une demi-heure matin et soir pour chaque jambe. Le pôle positif, sous forme d'une large plaque mouillée de 10 à 15 centimètres de diamètre, sera placé sur la région dorsale de la colonne vertébrale; le pôle négatif, représenté par une plaque de même largeur, sera promené sur la partie charnue des muscles dont on espère la régénération. On terminera la séance par quelques interruptions du courant ou un léger « pinceautage » ou tamponnement faradique destiné à faire contracter les fibres non dégénérées entièrement. En agissant ainsi avec persévérance, vous serez toujours récompensés de vos efforts.

Dans les premiers jours, voire les premières semaines qui suivent l'enlèvement de l'appareil, — cela dépend de l'intensité de la lésion nerveuse, — les pieds bots opérés qui reconnaissaient pour cause une névrite périphérique sont le siège d'un gonflement douloureux. Sous l'influence du traitement électrique, gonflement et douleur ne tardent pas à disparaître ; alors les exercices de marche courts et répétés sont indispensables : vous devrez les prescrire aussitôt que possible. Mieux encore que le massage et les mobilisations manuelles, ils rétablissent l'élasticité des tendons, élongent et font disparaître les adhérences fibreuses que le bistouri avait respectées.

Les règles que je viens d'exposer sont également applicables aux pieds bots qui sont parfois la conséquence des paralysies flasques d'origine hystérique longtemps prolongées et surtout abandonnées à elles-mêmes. Là encore on ne devrait jamais observer de rétractions fibro-tendineuses ni d'adhérences péri-articulaires ; l'immobilisation seule les produit dans la grande majorité des cas, car l'atrophie musculaire avec prédominance d'action de certains muscles entraînant des déformations, complique assez rarement ces paralysies. Une opération chirurgicale bien ordonnée remettra vite les pieds en position normale. Les soins consécutifs, massage et électricité, donneront des résultats très rapides par suite de l'absence habituelle de la réaction de dégénérescence. Il demeure bien entendu que l'intervention chirurgicale sera surtout tentée dans les pieds bots flasques d'origine hystérique lorsque l'élément paralytique aura disparu, et dans les névrites périphériques lorsque l'action toxique ou infectieuse aura cessé de se faire sentir

IV

En terminant cette étude, je désire vous dire quelques mots d'une variété de pieds bots dont la pathogénie et le traitement ne me semblent pas avoir été suffisamment mis en lumière. Je le ferai d'autant plus volontiers que la *déformation en valgus* dont je vais vous parler comprend, à mon avis, le plus grand nombre des *pieds plats douloureux* des adultes, sur la production desquels tant d'opinions divergentes ont été émises.

Depuis plusieurs années, mon attention a été attirée sur cette manifestation morbide, dont nous avions récemment encore deux cas dans le service : les malades qui en étaient porteurs sont sortis guéris, tout en conservant leur pied plat qui, je le dis dès maintenant, était congénital ; mais ils ne souffraient plus en marchant et pouvaient vaquer à leurs occupations habituelles. Je vais vous exposer les conclusions auxquelles mes recherches m'ont conduit : elles vous paraîtront peut-être discutables ; dans tous les cas elles sont basées sur l'observation directe et sur une interprétation pathogénique que je crois exacte dans la majorité des cas.

Presque toujours les malades que j'ai en vue sont congénitalement porteurs de pieds plats. Ils ne souffrent en aucune façon de la disposition anormale de leur voûte plantaire jusqu'au jour où ils contractent une blennorrhagie. Celle-ci produit de l'arthrite subaiguë et surtout de l'inflammation des bourses séreuses et des synoviales de l'avant-pied et du talon ; l'articulation tibio-tarsienne reste presque toujours indemne; d'ailleurs, je le répète, les lésions touchent surtout les tissus péri-articulaires, les bourses séreuses et les synoviales tendineuses.

Cette localisation de la blennorrhagie, qui intéresse simultanément le plus souvent, *et exclusivement* les deux pieds, outre qu'elle n'est pas chose très fréquente, ne se rencontre pas indifféremment chez tous les sujets. Il nous a semblé que deux éléments la favorisaient : la déformation congénitale du pied qui est plat et surtout la profession des malades nécessitant une station debout presque constante; plusieurs de nos patients étaient des perruquiers, des garçons de salle ; un autre s'adonnait avec passion à la bicyclette.

Ces inflammations locales donnent lieu à un gonflement qui, peu accentué au début, ne tarde pas à s'exagérer, de même que la douleur qu'il occasionne, par la station debout difficile à éviter en raison des habitudes professionnelles. Toutefois, l'évolution des phénomènes n'affecte jamais les allures assez solennelles de l'arthrite blennorrhagique, la marche de l'affection est plutôt subaiguë. Aussi le malade est-il rarement interrogé sur l'état de son urèthre, et c'est, en fin de compte, à la déformation congénitale du pied, jointe aux fatigues habituelles, qu'on attribue la douleur et le gonflement de l'avant-pied.

Bientôt intervient un élément de première importance, dont la valeur a été bien mise en lumière par M. Charcot (1); je veux parler des contractures. Mon regretté maître a, en effet, démontré que les synoviales tendineuses et les bourses séreuses jouaient, par rapport aux muscles de voisinage, le même rôle trophique que les articulations, lesquelles, d'ailleurs, dans les cas que nous

(1) CHARCOT, *Leçons du mardi à la Salvêtrière*, 1887, p. 506.

envisageons, peuvent être touchées à un certain degré. Sous l'influence de l'inflammation causée par le virus blennorrhagique, les muscles de la région antéro-externe de la jambe, en particulier, deviennent le siège de crampes douloureuses.

Il arrive un moment où ces crampes prennent naissance instantanément et d'une façon constante dès que le malade pose les pieds à terre; le repos au lit est indispensable.

Si, malgré la douleur et la déformation en valgus qui tend à se produire alors, le sujet veut continuer à marcher, on peut voir les réflexes rotuliens s'exagérer et la contracture gagner les muscles de la région postérieure de la jambe et les muscles de la cuisse; on se trouve alors en présence d'une véritable paraplégie spasmodique au début. A notre avis, qui était celui de M. Charcot, la très grande majorité des soi-disant myélites blennorrhagiques ne reconnaît pas d'autres causes que celles que nous venons de signaler.

Rarement, toutefois, les choses vont aussi loin; les crampes douloureuses restent limitées aux muscles de la jambe, mais il est fréquent, par contre, d'observer au bout d'un temps variable un certain degré d'atrophie des muscles primitivement frappés de contracture. Ce mélange de contracture et de paralysie (atrophique) avait déjà été invoqué par Duchenne (de Boulogne) pour interpréter la pathogénie du pied plat valgus douloureux.

Dans ces conditions, je le répète, qu'on examine le canal de l'urèthre avec soin, et l'on verra qu'il est très souvent le siège d'un écoulement récent ou plus fréquemment encore d'ancienne date. Il nous a semblé, en effet, que la blennorrhagie chronique favorisait particulièrement l'apparition de ces manifestations toujours insidieuses au moins au début. Ce qui confirme d'ailleurs l'interprétation pathogénique que nous proposons, c'est que chez plusieurs de nos malades le pied plat (congénital) valgus douloureux avait récidivé chaque fois qu'ils s'étaient exposés à contracter une nouvelle chaude-pisse, ou, mieux, que leur écoulement ancien s'était réchauffé. Tous, nous l'avons dit, exerçaient des professions qui les obligeaient à se tenir constamment debout.

La première indication thérapeutique sera donc de tarir l'écoulement par les moyens appropriés ; la seconde, de confiner strictement les malades au lit sans leur permettre de poser les pieds à terre. Sous l'influence du repos, le gonflement des pieds diminue, puis disparaît, les crampes cèdent ensuite, et, au bout d'un certain laps de temps, rarement supérieur à un mois, la marche redevient possible. Le pied reste plat comme devant ; quant à la déformation en valgus, elle s'atténue, sans toutefois disparaître complètement. Des massages légers, des frictions, des séances prolongées d'électricité galvanique de faible intensité, aideront singulièrement la cure. Mais les récidives sont à craindre, elles ne manqueront jamais de se produire si, comme je vous l'ai dit, le malade contracte un nouvel écoulement.

Les faits que je viens de vous exposer ont fait l'objet de la thèse inaugurale que M. Millet (1) a rédigée sous mon inspiration. Ils sont, je crois, de nature à jeter un jour nouveau sur la pathogénie encore obscure d'un certain nombre de pieds plats valgus douloureux.

Je vous ferai observer que dans la circonstance, de même que pour les autres pieds bots déjà étudiés, c'est encore le système nerveux qui se trouve réellement en cause. Les altérations synoviales ou articulaires productrices des contractures, des amyotrophies et des déformations qui les accompagnent, n'agissent véritablement que par l'intermédiaire de ce système. Longtemps, pour expliquer les atrophies d'origine articulaire, on a invoqué l'existence d'un réflexe spinal ; mais aujourd'hui on peut, je crois, préciser davantage. Les recherches de M. Klippel (Soc. anat., nov. 1887, janvier 1888) sem-

(1) G. Millet, *Du pied plat valgus douloureux d'origine blennorhagique. Thèse de Paris,* **1896**.

blent, en effet, démontrer que dans ces cas, il existe des lésions des grandes cellules des cornes antérieures.

Qu'elle s'appuie sur des lésions dynamiques ou organiques du système nerveux, la pathogénie que nous proposons du pied valgus douloureux congénitalement plat — arthrites ou synovites provoquant la contracture ou la paralysie atrophique de divers muscles — ne pourrait-elle pas également servir à l'interprétation de certains *pieds creux valgus* bien étudiés encore par Duchenne? La contracture du long péronier invoquée par cet auteur creuse évidemment la voûte plantaire; mais quelle est la cause de cette contracture elle-même? Il semble bien que Duchenne, observateur sagace, ait entrevu la vérité, c'est-à-dire l'origine articulaire de ces contractures, lorsqu'il dit (1) : « Dans deux cas j'ai observé qu'il existait des douleurs rhumatoïdes qui me paraissaient être la cause de la contracture. » Il est vrai qu'il ajoute aussitôt : « Certaines arthrites tarsiennes peuvent même être liées à cette espèce de contracture. » Si, à notre avis, pour les raisons que nous avons données, c'est la première interprétation qu'il faut admettre, — arthrites, puis contractures, et non arthrites secondaires, — il n'en reste pas moins que Duchenne avait noté la fréquence des inflammations articulaires au cours du pied creux valgus qu'il décrivait.

La thérapeutique aura tout à gagner à cette précision étiologique, puisqu'en vous adressant directement à la cause, c'est-à-dire à l'arthrite, — quelle qu'en soit d'ailleurs l'origine,— vous aurez bien plus de chances de contribuer à la guérison qu'en portant tous vos efforts sur la contracture, phénomène en somme secondaire que l'arthrite tient sous sa dépendance par l'intermédiaire, il est vrai, du système nerveux.

(1) DUCHENNE, *De l'électrisation localisée,* 3e édit., 1892, p. 1012.

NEUVIÈME LEÇON

FORMES CLINIQUES ET TRAITEMENT DES MYÉLITES SYPHILITIQUES

Considérations générales.

FORMES CLINIQUES DES MYÉLITES SYPHILITIQUES. — SYPHILIS ACQUISE. — Mal de Pott syphilitique. — Gommes intra-vertébrales. — *Considérations anatomiques sur les myélites syphilitiques.* — Syphilis maligne précoce du système nerveux. — *Myélites aiguës :* considérations anatomiques : description clinique. — *Myélites chroniques :* considérations anatomiques. — *La paraplégie syphilitique commune.* — Myélites à *formes irrégulières :* atrophie musculaire. — *Polynévrites syphilitiques.*

LA SYPHILIS HÉRÉDITAIRE DE LA MOELLE. — Considérations historiques. — La syphilis frappe la moelle pendant la vie intra-utérine : pendant les premières années; pendant l'adolescence et l'âge mûr. — Description clinique de la syphilis héréditaire *congénitale; précoce; tardive.* — Considérations anatomiques sur l'évolution générale du processus.

TRAITEMENT DES MYÉLITES SYPHILITIQUES. — *Indications générales.* — *Mercure.* — *Iodure de potassium.* — Modes d'application du traitement; durée du traitement; traitement d'urgence; *médication chez les enfants.*

Je désire vous entretenir aujourd'hui des formes cliniques que revêtent les myélites syphilitiques, et du traitement que vous devrez opposer aux localisations de la syphilis sur l'axe spinal. C'est une question pratique au premier chef, car je reste certainement au-dessous de la vérité en affirmant que, sur dix affections médullaires que vous rencontrerez, plus de la moitié reconnaîtra la vérole pour cause immédiate. Notez bien que je ne comprends pas dans ce nombre le tabes qui augmenterait singulièrement la proportion, que je laisse momentanément de côté la syphilis héréditaire, dont le rôle me paraît avoir été beaucoup trop négligé dans l'étiologie d'un certain nombre de myélites de cause ignorée.

Je veux envisager uniquement les affections médullaires nées sous l'influence directe, indéniable, de la syphilis acquise, et j'ajouterai, immédiatement justiciables, à l'envers du tabes, par exemple, du traitement antisyphilitique. Nous allons donc nous trouver en présence du seul groupe peut-être de maladies de la moelle sur lequel les moyens thérapeutiques dont nous disposons possèdent une réelle efficacité. Or, je le répète, comme ce groupe comprend à lui seul plus de la moitié des affections de l'axe spinal, j'insiste à nouveau sur l'intérêt pratique du sujet que je vais étudier avec vous. Lorsque j'aurai ajouté que le traitement ne se montrera efficace qu'à la condition expresse d'être institué de bonne heure, les détails dans lesquels j'entrerai ne vous paraîtront pas oiseux, nécessaires qu'ils sont pour fixer rapidement le diagnostic positif de ces déterminations morbides.

I

Les *formes cliniques* de la syphilis médullaire sont nombreuses. Cela tient beaucoup plus à la variabilité des localisations topographiques du processus anatomique qu'à sa nature elle-même. Les travaux les plus récents nous conduisent, en effet, à admettre que les lésions constatées à l'autopsie sont toujours d'origine vasculaire. Mais il n'est pas moins certain, cependant, qu'au point de vue clinique l'artérite d'un gros vaisseau déterminant l'apparition d'une paraplégie subite n'est pas à mettre sur le même plan que l'artério et la phlébo-sclérose, de même essence syphilitique, à marche insidieuse, productrices des paraplégies à évolution lente, de toutes, les plus fréquentes.

Je reviendrai sur ces données anatomo-pathologiques. Toutefois, ce qu'il faut bien que vous sachiez encore pour comprendre la difficulté qu'il y a à établir des types cliniques suffisamment tranchés pour être décrits, c'est que, outre les localisations aux divers étages de l'axe spinal dont je viens de vous parler et qui multiplient les symptômes, la syphilis ne fait pas dans la moelle des lésions systématisées, autant du moins que nous puissions en juger dans l'état actuel de la science. Elle n'agit pas d'une façon élective tantôt sur le manteau blanc, tantôt sur la substance grise. A la vérité, les dégérescences secondaires qui se produisent dans les divers cordons suivent les lois ordinaires de la pathologie générale de la moelle, mais il ne saurait être question dans la syphilis spinale de lésions limitées au système des cordons postérieurs comme dans l'ataxie locomotrice, au système pyramidal comme dans la sclérose latérale amyotrophique, aux cornes antérieures comme dans les poliomyélites aiguës ou chroniques.

La syphilis frappe la moelle épinière d'une façon beaucoup plus irrégulière. Elle peut envahir à la fois tous les systèmes, les méninges y compris, à différentes hauteurs, de telle sorte que, même dans les groupes cliniques les mieux établis qui ressortissent à son action, si les cas qui appartiennent à ces groupes présentent entre eux un air de famille qui permet de les reconnaître et aussi de les différencier, il n'est pas moins vrai que deux cas de même ordre sont rarement superposables, exactement assimilables l'un à l'autre quant à leur expression symptomatique.

J'ajouterai encore que si la syphilis reste souvent limitée à la moelle, il est fréquent aussi de la voir affecter concurremment l'axe spinal, le cerveau, la protubérance, le bulbe et les nerfs craniens. Si je vous dis enfin que, même dans ces derniers cas, les nerfs périphériques ne sont pas toujours indemnes, vous pourrez juger une fois de plus des difficultés que je vous signalais. Étant donnée cette dissémination fréquente du processus, vous aurez donc toujours présent à l'esprit que la vérole, maladie générale, touche fréquemment le système nerveux dans son ensemble.

De ce fait, il ne faudra pas vous étonner de rencontrer, en étudiant les affections en apparence les mieux localisées à la moelle épinière, des phénomènes qui, au premier abord, vous sembleront disparates, alors qu'en réalité ils ne feront que trahir la généralisation plus ou moins grande d'emblée du processus anatomique.

J'estime encore que l'étude à laquelle nous sommes accoutumés des maladies systématiques de la moelle a créé une certaine habitude d'observer, une manière spéciale de raisonner dont l'esprit se défait difficilement, et je ne serais pas étonné, pour ma part, que cette éducation particulière ait nui jusqu'à présent dans une certaine mesure aux descriptions, à l'établissement des types cliniques de la syphilis médullaire. Aussi serais-je très embarrassé pour vous indiquer, parmi les nombreux et importants travaux qui ont vu le jour dans ces dernières années sur la syphilis médullaire, un ouvrage où vous puissiez puiser des renseignements complets autant qu'on le pourrait souhaiter sur le sujet qui va nous occuper.

Si l'anatomie pathologique de la syphilis spinale est actuellement très avancée, il n'en est assurément pas de même, loin de là, de la clinique. J'essayerai, chemin faisant, de me baser sur ces données anatomiques pour justifier et interpréter les types qui me paraissent les plus fréquemment observés et que vous avez tout intérêt à bien connaître. Vous ne vous étonnerez pas toutefois outre mesure si je suis parfois infidèle à cette méthode.

*
* *

Les premières connaissances relativement précises que nous possédons sur la syphilis médullaire datent de la fin du siècle dernier, du mémoire de Portal (1797), auquel on doit la notion du *mal de Pott syphilitique*.

L'affection est extra-spinale, étant liée à l'hyperostose gommeuse des vertèbres. On comprend que le gonflement local que celle-ci entraîne avec elle, la scoliose qui en est la conséquence, manifestations essentiellement objectives et d'une facile appréciation, devaient, davantage que les localisations primitivement médullaires, attirer l'attention des observateurs. Le phénomène dominant, en dehors de la lésion appréciable à l'œil nu, est une paralysie des quatre membres si la détermination morbide siège dans la région cervicale, où des membres inférieurs si elle se localise à la région dorsale ou dorso-lombaire. Comme dans le mal de Pott tuberculeux, la paraplégie, avec ou sans participation des sphincters, reste rarement flasque; si elle l'était au début, elle revêt le plus souvent et vite le caractère spasmodique; elle peut guérir si l'on intervient à temps par un traitement approprié.

Je crois inutile d'insister longuement sur cette forme clinique de la syphilis spinale qui n'offre pas, en réalité, de grosses difficultés de diagnostic et, à l'inverse peut-être de ce que l'on pourrait croire, n'est que rarement observée. Je craindrais d'avoir à répéter ce que vous savez tous, après les travaux de Charcot sur la compression de la moelle épinière.

A ce propos, il est une modalité clinique sur laquelle je désire appeler votre attention. Des travaux récents nous ont appris que la syphilis réclamait, pour elle, nombre de cas présentant l'ensemble symptomatique de la *pachyméningite cervicale hypertrophique,* avec ses douleurs de la nuque et du cou irradiées dans les membres supérieurs, ses paralysies accompagnées d'atrophie musculaire dans le domaine des nerfs cervicaux, voire même intéressant la onzième paire cranienne (1), ou produisant l'hémiatrophie de la langue comme dans les cas de Leudet (2), lors-

(1) Remak, *Deutsche med. Woch.*, n° 27, 1887.
(2) Leudet, *Ann. des maladies de l'oreille*, 1887.

que les méninges de la base du crâne sont intéressées concurremment, ce qui n'est pas rare. Or, il faut savoir qu'une ostéite gommeuse avec carie des vertèbres cervicales peut produire également cette virole méningée qui enserre la moelle, et déterminer l'apparition du syndrome dont je viens de vous parler. Le cas de M. Darier (1), relatif à une malade que j'ai pu moi-même observer dans le service de mon maître, M. le professeur Fournier, est à ce sujet des plus démonstratifs.

Je ne saurais également mieux faire que de rapprocher cliniquement des hyperostoses syphilitiques les *gommes intra-vertébrales*, productrices elles aussi, dans la majorité des cas, de lésions limitées. Ces tumeurs siègent beaucoup plus souvent dans les méninges que dans la moelle elle-même, où elles peuvent cependant envoyer des prolongements. Ou ces néoformations, toujours rares, sont disséminées sous forme miliaire (2), et alors elles se jugent par l'un des types de myélite plus ou moins diffuse ou généralisée que je vais vous décrire, ou elles se limitent sous forme d'un ou plusieurs amas. Dans ce dernier cas, vous vous trouverez en présence de la symptomatologie des tumeurs de la moelle exposée à souhait dans vos livres classiques. La notion étiologique est seule importante dans l'espèce, car elle commande le traitement; vous ne manquerez jamais de faire tous vos efforts pour la préciser.

J'ai hâte d'en arriver à l'étude clinique des myélites proprement dites. Anatomiquement, je vous l'ai dit, la lésion vasculaire qui préside à l'évolution du processus, à l'inverse de ce qui existe le plus souvent dans les affections systématiques de la moelle épinière, touche primitivement à la fois les méninges et le tissu nerveux, de telle

(1) Darier, *Bull. de la Soc. anat.*, 1893, p. 22.

(2) Cas de Oster, *Journ. of nerv. and mental diseases.* New-York, 1889, p. 449.

sorte que l'on se trouve presque toujours en présence d'une méningo-myélite. A la vérité, ainsi que l'a montré M. Sottas (Thèse Paris, 1894), les artères parenchymateuses peuvent être seules et primitivement envahies, la lésion restera nerveuse proprement dite ; mais, je le répète, ces cas sont l'exception, comparativement à ceux où l'artério et la phlébo-sclérose influencent concurremment la moelle et ses enveloppes. Retenez en outre ce fait, démontré par les recherches histologiques, à savoir que si l'examen à l'œil nu nous montre des lésions en apparence parfaitement limitées à la région lombaire, par exemple, sous forme d'un ramollissement ou d'une induration scléreuse, le microscope nous révèlera, dans la généralité des cas, une infiltration embryonnaire qui pourra s'étendre à l'axe spinal tout entier. Ceci vous permet déjà de prévoir la richesse de symptômes que l'on observe dans les myélites syphilitiques et partant la variété de leurs formes cliniques.

*
* *

Il importe encore, à un autre point de vue, que vous sachiez — car cette notion est indispensable pour la surveillance éclairée des syphilitiques de votre clientèle — que les méningo-myélites ne sont pas, ainsi qu'on l'a cru longtemps, des accidents tardifs de la vérole. Bien au contraire, elles constituent, en général, des manifestations relativement précoces. Sur 74 cas de cet ordre que Savard a réunis (Thèse Paris, 1882), 26 fois l'affection médullaire avait débuté entre six et huit mois après l'apparition du chancre, 9 fois entre la première et la deuxième année ; les 39 autres cas s'étageaient entre deux et vingt-cinq ans. Les recherches de Gilbert et Lion (*Arch. de méd.*, 1889) confirment l'impression qui se dégage de ces faits et l'accentuent encore. Enfin, sur 18 cas observés par Goldflam (*Wien. Klinik,* 1893, p. 41), une seule fois la myélite avait débuté après la première année consécutive à l'infection.

Étant donné, je ne cesserai de le répéter au cours de cette leçon, qu'on a le plus grand intérêt à dépister l'affection médullaire dès son apparition pour que le traitement sorte tous ses effets, vous voyez que la surveillance devra surtout être active pendant les deux ou trois premières années qui suivront l'accident primitif.

*
* *

Dans la première forme clinique que je désire étudier avec vous, la localisation médullaire et ses conséquences ne sont, pour ainsi dire, qu'un épisode au milieu des déterminations de l'infection syphilitique dont le système nerveux tout entier est le siège. Ces cas ressortissent à ceux que j'ai proposé en 1892 de dénommer *syphilis maligne précoce du système nerveux*, et je ne saurais mieux faire, pour illustrer ma démonstration, que de vous présenter le malade que j'étudiais à ce propos devant la Société de dermatologie et de syphiligraphie (9 juin 1892). Par un heureux hasard, il se trouve aujourd'hui dans nos salles.

C'est un homme de quarante ans qui, de bonne santé habituelle, contracta, en 1890, un chancre de l'amygdale. Le 7 novembre de cette même année, il présentait déjà une paralysie faciale droite d'origine périphérique, l'orbiculaire de la paupière étant paralysé. Vers le mois de février 1891, apparaissent, malgré un traitement assez régulièrement suivi, des maux de tête terribles à caractère nocturne, empêchant tout sommeil; en avril 1891, il tombe dans le coma, d'où il sort avec une hémiplégie droite. Il entre alors à l'hôpital Saint-Louis, dans le service de M. le professeur Fournier, où une médication énergique améliore la paralysie : toutefois la *restitutio ad integrum* n'est pas complète, et, s'il se sert bien du bras droit, vous voyez qu'il traîne encore le membre inférieur du même côté dont le réflexe rotulien reste très exagéré.

Il sort de l'hôpital et néglige un peu son traitement, il

y revient en août 1891 ; depuis deux mois environ, il ressent des douleurs très vives dans la région lombaire, présentant, de même que la céphalée syphilitique, ce caractère nocturne sur lequel insistait M. Charcot. La marche est très difficile ; les membres inférieurs lourds sont le siège de sensations variées de fourmillement et d'engourdissement, les réflexes rotuliens du côté gauche, comme ceux du côté droit frappé antérieurement de paralysie, sont très forts. Enfin, phénomènes particuliers qui ne laissent aucun doute sur la participation de la moelle au processus, il existe une constipation opiniâtre, et, avec la perte de l'appétit sexuel, coïncide une rétention d'urine qui alterne avec de l'incontinence. Il est atteint, en un mot, de cette paraplégie syphilitique commune que je vous décrirai bientôt. Depuis, l'affection médullaire s'est améliorée, elle semble aujourd'hui enrayée, mais j'ai bien peur que la marche ne redevienne jamais ce qu'elle était auparavant.

Ces faits de syphilis généralisée à tout le système nerveux, dans lesquels vous constaterez la participation de la moelle au processus, sont plus fréquents que vous ne l'imaginez peut-être. Cette généralisation est presque la règle dans la syphilis héréditaire, mais je ne veux pas empiéter sur ce domaine.

Je préfère analyser encore le cas que j'ai observé avec MM. les professeurs Charcot et Fournier, et que M. Lamy a consigné dans sa thèse (Paris, 1893, p. 62) d'après des notes que je lui avais remises. Si je prends cette observation pour exemple, c'est que cette fois le bulbe participe au processus. Cette localisation n'est d'ailleurs pas rare, la syphilis étant certainement, de toutes les affections susceptibles d'influencer le système nerveux, celle qui produit le plus souvent la méningite de la base du crâne.

Il s'agit d'une jeune femme de vingt ans à laquelle son mari communiqua la syphilis dans les premiers jours du mariage, qui eut lieu en janvier 1890. Dès le mois de juin de la même année, elle ressent de violentes douleurs de tête à prédominance nocturne et à caractère névralgique qui, pendant deux mois, empêchent le sommeil. Ces crises névralgiques s'apaisent, mais ne disparaissent pas complètement. Entre temps (août 1890), elle accouche avant terme d'un enfant mort. En mai 1891, à la suite d'une nouvelle crise douloureuse, chute de la paupière supérieure gauche avec diplopie sans déviation apparente du globe oculaire. En août, elle fait pour la première fois un traitement antisyphilitique : la vision normale se rétablit, le ptosis disparaît.

Le 1er septembre, à la suite d'un voyage fatigant, douleurs intenses au niveau de la nuque, s'étendant les jours suivants à toute la colonne vertébrale, particulièrement à la région lombaire. Ces douleurs irradiaient en ceinture dans le thorax, surtout à gauche, vers les cinquième et sixième côtes. Un matin, sans ictus préalable, elle se réveille paralysée du membre supérieur et inférieur du côté gauche : elle était atteinte d'une forme de paralysie assez rare, l'*hémiplégie spinale.* Quinze jours plus tard, réapparition des phénomènes oculaires : ptosis, myosis, diplopie.

Ce qui montre bien que la paralysie était d'origine médullaire, au moins en grande partie, c'est que bientôt il existait une constipation opiniâtre accompagnée de besoins impérieux d'uriner et d'une légère incontinence.

La paralysie du bras gauche guérit en quinze jours sous l'influence du traitement. En novembre 1891, le membre inférieur du même côté recouvre à son tour ses mouvements.

Mais, vers la même époque, le membre inférieur *droit* se paralyse à son tour. De plus, au moment où survient cette paralysie, le membre inférieur, la région abdominale du côté *gauche,* deviennent insensibles à la piqûre. Par contre, la sensibilité est exagérée au niveau du membre inférieur *droit* paralysé. L'affection réalise ainsi le syndrome de Brown-Séquard, l'*hémiparaplégie spinale avec anesthésie croisée,* dont nous avions récemment un bel exemple, que mon interne, M. Jorand, a publié (1). J'y insiste pour que vous vous souveniez que la syphilis médullaire réalise assez fréquemment cette modalité clinique. A partir du mois de juillet 1892, la malade est perdue de vue.

Vous vous ferez une excellente idée de ce que sont ces cas de syphilis généralysée en lisant la belle observation publiée par MM. Charcot et A. Gombault en 1873 (*Arch. de physiol.*), à une époque où la syphilis des centres nerveux était loin d'être connue comme elle l'est de nos jours. Là encore il existait une paralysie faciale droite complète, une paralysie du moteur oculaire externe gauche s'associant avec une paralysie incomplète du membre inférieur gauche à laquelle se superposait de l'hypoesthésie. Comme on notait de l'anesthésie symétrique du côté opposé, le syndrome de Brown-Séquard se trouvait une fois de plus réalisé. Joignez à cela de la névrite optique et une paralysie de la sixième paire droite avec douleurs dans la sphère du trijumeau, et vous aurez une idée de la complexité que peut affecter la forme clinique que nous étudions en ce moment.

La malade succomba dans le marasme, l'autopsie montra que le cerveau et le cervelet étaient sains. Par contre, on notait une dégénérescence partielle des bandelettes et des nerfs optiques, et l'on apercevait de petites plaques indurées, gris rosé à la périphérie, jaunâtres au centre sur le milieu du pédoncule cérébral gauche, sur la partie interne et inférieure du pédoncule droit, au niveau de l'émergence du nerf moteur oculaire commun droit qui était dégénéré. Deux plaques semblables existaient sur la protubérance, l'une au niveau du plancher du quatrième ventricule, l'autre sur le faisceau latéral de l'isthme à gauche.

Les parois osseuses du canal vertébral et la dure-mère spinale étaient intactes; par contre, il existait une plaque

(1) Jorand, *Nouvelle Iconographie de la Salpêtrière*, 1894, p. 113.

de lepto-méningite d'un centimètre de longueur au niveau de la troisième paire dorsale du côté gauche. L'arachnoïde épaissie englobait les racines correspondantes qui étaient atrophiées. En ce point, sclérose du parenchyme médullaire intéressant le cordon latéral correspondant, la substance grise et les cordons postérieurs. L'examen microscopique révéla une infiltration embryonnaire avec dégénérescence granulo-graisseuse des éléments au centre des plaques ; les parois vasculaires étaient altérées au voisinage des nodules gommeux ainsi formés.

Si j'ai insisté aussi longuement sur cette observation, c'est, je vous l'ai dit, que je la considère comme très propre à fixer dans votre esprit la façon dont procède anatomiquement la syphilis pour constituer le type clinique que je viens d'envisager.

En présence de faits analogues, M. Charcot, rappelant ce cas fondamental, avait coutume de dire qu'il s'agissait de *syphilis tigrée* du système nerveux, et cette qualification me paraît des plus heureuses. Devant des lésions aussi irrégulièrement disséminées, vous comprendrez combien l'expression symptomatique des seules localisations médullaires doit être variée : de fait, elle comprend aussi bien le syndrome de Brown-Séquard que les phénomènes qui se rapportent à la pachyméningite cervicale hypertrophique, laquelle n'est pas rare dans cette forme. Cependant, si les faits de syphilis disséminée du système nerveux avec participation de la moelle affectent tous un certain air de famille, peuvent être rapprochés les uns des autres, il ne s'ensuit pas moins que chacun d'eux, vous le comprenez, renferme en lui-même son propre enseignement, et que vouloir en donner une description minutieuse et particulière serait s'exposer à obscurcir le type général qui se dégage de l'ensemble que vous connaissez maintenant.

Il résulte encore des notions anatomiques que l'évolution, ou mieux le pronostic de l'ensemble clinique ainsi créé, variera avec la localisation des lésions et leur plus ou moins d'étendue. Dans le cas de Charcot-Gombault, la mort survint dans le marasme au bout de deux ans environ. Nul doute que si le bulbe avait été touché, au niveau des origines des pneumogastriques par exemple, la survie eût été de moins longue durée.

*
* *

Cette forme clinique de la syphilis des centres nerveux, dont les expressions symptomatiques sont si variées, peut d'ailleurs affecter une *marche aiguë*, surtout lorsque le bulbe est primitivement touché. J'ai eu l'occasion d'en observer deux cas où l'évolution eût été certainement des plus rapides, si le traitement spécifique n'était pas promptement intervenu.

Le premier se rapporte à un homme de cinquante-cinq ans qui, trente ans auparavant, avait contracté la syphilis. Après avoir ressenti pendant quelques jours une vague douleur à siège plus particulièrement occipital qui ne l'inquiéta pas au point de consulter, il se réveilla un matin avec une chute de la paupière supérieure gauche ; le soir, le bras gauche était paralysé ; le lendemain, le malade était dans un demi-coma d'où l'on ne parvenait à le tirer qu'avec peine, le sphincter vésical laissait échapper l'urine, le pouls battait à 110 en dehors de toute élévation thermique. Des cicatrices étalées siégeant sur les membres inférieurs plus encore que l'étude difficile des antécédents me firent penser à la syphilis. J'instituai un traitement énergique à l'aide d'injections de peptonate de mercure, en même temps que l'iodure de potassium était absorbé à la dose quotidienne de 6 grammes. Quinze jours plus tard, les accidents paralytiques avaient disparu.

Dans le second cas, il s'agissait d'un homme de trente-cinq ans qui, sans phénomènes prémonitoires, avait vu survenir une paralysie du moteur oculaire externe du côté droit ; le lendemain, le bras gauche était presque inerte ;

deux jours plus tard, les membres inférieurs étaient incapables de tout mouvement. Le médecin traitant avait diagnostiqué une paralysie ascendante aiguë : descendante eût mieux qualifié la paralysie dans l'espèce; là encore, la fièvre faisait défaut. Je n'hésitai pas, pour ma part, malgré l'obscurité des antécédents, à attribuer ces accidents à la syphilis. Je fis entrer le malade dans mon service d'hôpital : un mois plus tard, il était complètement guéri. Je tiens pour certain que, dans ces deux cas, la terminaison fatale fût rapidement survenue en l'absence du traitement spécifique.

De ces deux observations, n'allez pas tirer cette conclusion, que cette forme de la syphilis bulbaire ou bulbo-spinale comporte un pronostic bénin ; bien au contraire, car je l'ai vue tuer en trois jours un malade trop tardivement traité. Retenez-en seulement qu'à l'instar de toutes les manifestations aiguës de la vérole, elle peut être curable et complètement curable si l'on intervient à temps. N'oubliez pas aussi surtout qu'elle est très sujette aux récidives.

Chez le premier de nos deux malades, au bout de trois ans, l'affection a récidivé, entraînant de la diplopie et une parésie du bras droit qu'un traitement rapidement conduit permit encore de faire disparaître.

Chez certains sujets, elle revêt un caractère de ténacité — de malignité, aurait-on dit dans l'ancienne médecine — réellement désespérant. Un accident n'est pas plutôt effacé qu'il en vient souvent un autre. Il faut que le médecin soit sans cesse sur la brèche, qu'il surveille constamment son malade, prêt à parer à de nouvelles éventualités toujours à redouter.

Depuis six ans je soigne, avec M. le professeur Fournier, une dame de cinquante-quatre ans, chez laquelle les accidents généralisés, à la fois cérébraux, bulbaires et médullaires, ont débuté d'une façon très précoce, huit mois après l'infection. Chez elle, le traitement doit être presque incessant et de plus très actif. S'il se relâche un peu, — l'on est bien forcé d'accorder quelque repos à des malades qui doivent prendre pendant des années le mercure et l'iodure à hautes doses, — on voit réapparaître la paraplégie avec troubles des sphincters, symptôme fondamental dans ce cas, à laquelle s'ajoutent parfois du strabisme, parfois des vertiges, voire de l'aphasie avec engourdissement du bras droit.

Ce sont là, je le répète, des formes graves, tenaces, difficilement curables au moins en totalité, à moins d'intervention très rapide, et, si le médecin peut beaucoup pour empêcher la terminaison fatale, toujours à craindre cependant, il n'est pas moins vrai qu'il assiste souvent, malgré ses efforts, à l'établissement de paralysies définitives, de lésions indélébiles tant dans le domaine du cerveau ou du bulbe que dans celui de la moelle épinière.

*
* *

Les cas que nous venons d'étudier se jugent cliniquement par un grand luxe de symptômes; leur caractéristique, en dehors de la ténacité de l'évolution et de la variabilité symptomatique, est que le système cérébro-bulbaire participe, concurremment avec la moelle, au processus. Dans les faits que je veux maintenant envisager, la syphilis se limite exclusivement à l'axe spinal, ou, du moins, si quelquefois on voit survenir des paralysies des nerfs craniens, par exemple, il reste évident que l'effort le plus considérable porte sur la moelle épinière.

De toutes les myélites syphilitiques, celles que je vais étudier sont certainement de beaucoup les plus fréquentes. La classification des différentes formes, vu la variété qu'elles affectent, n'est pas très facile à établir; j'essayerai cependant de le faire, en prenant toujours des malades que je vous présenterai, ou des observations déjà publiées que j'analyserai, pour base de ma description.

Cliniquement, c'est la paraplégie qui domine la scène morbide, car sur 44 cas de myélite analysés par MM. Gilbert et Lyon, quatre fois seulement il existait une paralysie des quatre membres, et les monoplégies spinales sont au moins aussi rares. La localisation dorsale, ou mieux dorso-lombaire du processus, est donc de beaucoup la plus observée. Aussi je négligerai à dessein les *quadriplégies,* qui, en somme, appartiennent surtout aux formes cliniques généralisées que nous avons appris à connaître, pour vous entretenir tout particulièrement des *paraplégies* syphilitiques.

J'estime qu'au point de vue clinique nous devons, pour apporter quelque ordre dans leur description, nous baser principalement sur l'évolution aiguë ou chronique du processus : dans une première catégorie nous aurons les myélites ou paraplégies aiguës, dans l'autre les myélites chroniques ou paraplégies à évolution chronique d'origine syphilitique.

*
* *

Les *myélites aiguës* au cours de la vérole sont aujourd'hui bien connues. En 1888, alors que j'avais l'honneur d'être chef de clinique du professeur Charcot, une jeune femme de dix-huit ans fut conduite dans le service, et la personne qui l'accompagnait nous rapporta l'histoire suivante.

La malade, six mois auparavant, avait contracté une syphilis d'allure bénigne. Trois jours seulement avant son entrée, alors qu'elle semblait en parfaite santé, elle avait ressenti subitement des douleurs extrêmement vives dans la région dorsale inférieure de la colonne vertébrale. Le deuxième jour au matin, les membres inférieurs étaient complètement paralysés : les réflexes rotuliens étaient abolis, l'urine devait être retirée à la sonde. Toutefois les troubles de la sensibilité du segment inférieur du tronc et des membres inférieurs étaient peu accentués. Un traitement énergique fut immédiatement institué, et malgré une rougeur de mauvais augure du sacrum, indice d'une escarre qui ne se produisit pas, d'ailleurs, dix jours plus tard la malade pouvait se tenir sur ses jambes, les mouvements revenaient de plus en plus satisfaisants, les troubles de la sensibilité disparaissaient complètement, et, au bout d'un mois, elle quittait la Salpêtrière complètement guérie. Ceci, je vous l'ai dit, se passait en 1888; j'ai eu l'occasion de la revoir en 1893, l'affection n'avait pas récidivé.

Je dois avouer que les choses n'iront malheureusement pas toujours ainsi, car la myélite aiguë syphilitique dont je viens d'esquisser les traits devant vous affecte rarement une évolution aussi bénigne. J'ajouterai cependant, et cela n'enlève rien dans mon esprit à la gravité générale du pronostic, que, s'il est une myélite complètement curable, c'est encore celle qui affecte cette marche aiguë, comparativement, par exemple, aux formes à évolution chronique où le danger immédiat est, à la vérité, beaucoup moindre, mais dans lesquelles la terminaison par la *restitutio ad integrum* est tout à fait exceptionnelle. C'est là une loi de pathologie générale qui régit les manifestations de la syphilis des centres nerveux, quel que soit le siège de ses manifestations.

Je ne veux, pour preuves de cette gravité, que les cas suivants, dont le premier appartient à Goldflam (*Wiener Klinik*, février-mars, 1893).

Un homme de vingt-deux ans contracte la syphilis au mois de mai 1890 et se traite par les frictions mercurielles et l'iodure de potassium. Au mois de septembre de la même année, céphalalgie, puis rachialgie intenses empêchant le sommeil. Quelques jours plus tard, la jambe droite, puis la jambe gauche se paralysent. Anesthésie de tout le segment inférieur du tronc et des membres inférieurs, les sphincters sont paralysés. Bientôt se montre une escarre sacrée à tendance extensive; d'autres taches escarrotiques surviennent au niveau des trochanters, s'accompagnant d'œdème des téguments. La fièvre s'allume, le malade se cachectise et meurt le trente-deuxième jour de sa maladie, cinq mois après le début de l'infection syphilitique.

La mort peut être encore plus rapide. Sottas (thèse, p. 261) rapporte l'observation d'un homme de trente-deux ans, infecté deux années auparavant, qui, depuis un mois environ, ressentait des douleurs lombaires. La marche, néanmoins, s'effectuait encore bien quand, subitement, il fut frappé de paraplégie : soixante heures plus tard, il succombait. La période prémonitoire de la paralysie avait été, à la vérité, un peu plus longue que dans le cas précédent; mais vous pouvez juger avec quelle rapidité survint la terminaison fatale.

Chez un homme de cinquante ans (Lamy, p. 10) qui, un an auparavant, avait contracté un chancre induré, la paraplégie survint brusquement en pleine rue sans phénomènes douleureux antérieurs; dix-neuf jours plus tard, il était mort.

Ces trois faits permettront de vous faire une idée générale de la symptomatologie de la forme de paraplégie syphilitique aiguë grave que nous étudions en ce moment.

Elle se montre chez des sujets dont la syphilis est rarement vieille en date. La période prémonitoire de la paraplégie peut manquer : elle est dans tous les cas toujours courte, et, lorsqu'elle existe, se juge par des phénomènes douloureux du rachis très importants dans l'espèce. La paraplégie s'installe donc rapidement : si les deux membres inférieurs ne sont pas envahis simultanément, en deux ou trois jours l'affection s'est complétée. Presque toujours la sensibilité des téguments cutanés du segment inférieur du corps est altérée suivant ses divers modes, en totalité ou en partie; les sphincters sont paralysés. Des escarres se montrent au sacrum, au niveau des trochanters; la fièvre s'allume, et le malade succombe dans le marasme, quand la mort très rapide n'est pas l'effet direct de la désorganisation médullaire.

Le tableau clinique, vous le voyez, est des plus nets,

des plus simples : c'est celui de la myélite aiguë dorso-lombaire qu'on observe, par exemple, au cours d'une fracture de la colonne vertébrale, avec dilacération du tissu nerveux par les fragments osseux.

Examinons maintenant les lésions que l'on trouve à l'autopsie lorsque la syphilis est en cause.

Dans le cas de Sottas, elles étaient très localisées. De plus, à l'inverse de ce qui existe dans le plus grand nombre des myélites syphilitiques, quelle que soit la forme clinique qu'elles revêtent, les méninges ne présentaient aucune altération, la moelle était seule touchée par le processus. Dans la partie supérieure de la région dorsale, la consistance de l'axe spinal était très diminuée : sur une coupe transversale, le tissu médullaire faisait hernie, se montrait presque diffluent. La substance grise ne se distinguait plus de la substance blanche ; il existait un piqueté hémorragique, surtout marqué dans la région centrale. Il s'agissait en somme d'un foyer de ramollissement aigu avec déformation de la substance grise. L'examen microscopique révéla l'existence d'une véritable nécrose du tissu nerveux, sous la dépendance de lésions très marquées des artères et des veines.

Dans le cas de Goldflam, il existait aussi un foyer de ramollissement au niveau de la région dorsale moyenne ; mais l'affection, sous forme d'infiltration diffuse embryonnaire, s'étendait à toute la hauteur de la moelle ; les méninges molles participaient au processus.

Ces lésions méningées, si fréquemment associées aux lésions nerveuses, étaient encore plus marquées dans le cas de Lamy où l'arachnite et la lepto-méningite revêtaient un caractère gommeux. La moelle était également touchée dans toute sa hauteur avec un foyer très net dans la région dorsale supérieure.

*
* *

Vous le voyez, dans tous ces cas, le processus reste

identique avec lui-même; d'essence vasculaire, affectant aussi bien les veines que les artères, il produit des lésions de méningite et de myélite associées s'étendant généralement à toute la hauteur de l'axe spinal. C'est la localisation à évolution rapide et très accentuée en un point qui donne naissance au type clinique que nous avons étudié. La prédominance des lésions méningées au niveau des racines postérieures, lorsqu'elle existe, s'accompagne de phénomènes douloureux qui peuvent manquer dans les autres cas.

J'ajouterai encore, ainsi que je vous l'ai déjà fait pressentir, que dans les formes aiguës comme dans les formes chroniques d'emblée que je vais vous décrire, le processus anatomique demeure sensiblement analogue. Dans les formes aiguës, où il est très actif, l'infiltrat embryonnaire arrive rapidement à oblitérer de gros rameaux artériels et veineux, la circulation se trouve interrompue dans un territoire limité, la nécrobiose s'ensuit, et souvent avec elle la mort. Dans les formes à évolution lente, l'artérite et la phlébite aiguës sont remplacées par l'artério et la phlébo-sclérose; mais, entre ces types extrêmes, il n'est pas difficile de trouver des formes intermédiaires que la clinique met d'ailleurs en pleine évidence. Anatomiquement, dans les cas à évolution aiguë, si le sujet ne succombe pas rapidement ou si le traitement n'amène pas une prompte guérison, les lésions se transforment, et la myélite chronique est constituée.

En effet, si les myélites aiguës affectent généralement une très grande gravité, il ne faudrait pas croire cependant qu'elles condamnent toujours le sujet à la terminaison fatale.

Dans le premier cas que je vous ai rapporté, la guérison eut lieu sous l'influence du traitement, qui se montra inefficace devant l'intensité et la rapidité du processus chez les trois autres malades dont j'ai analysé les observations. Je vous ai même dit que cette guérison fut définitive, et que cinq ans après l'affection n'avait pas encore récidivé. Mais ce retour à la santé parfaite est exceptionnel, et, une fois frappé, le malade a bien des chances de rester paraplégique. La paralysie, qui avait été flasque au début, devient spasmodique par dégénérescence secondaire.

Les faits de cet ordre, dont l'évolution varie d'ailleurs dans de certaines limites, mais qui, en réalité, se ressemblent tous plus ou moins, ne sont pas rares dans la littérature médicale. M. Lamy rapporte l'observation d'un homme de vingt-six ans qui, le 7 octobre 1889, un an après l'apparition du chancre, devient paraplégique en sept jours. La paralysie est flasque, les sphincters sont paralysés, l'anesthésie est complète. Au mois de novembre, escarre coccygienne s'accompagnant d'un érysipèle qui guérit.

En novembre, de flasque, la paraplégie devient spasmodique, la sensibilité reparait, mais il existe de vives douleurs irradiant de l'escarre dans les membres inférieurs. Malgré une amélioration assez marquée sous l'influence du traitement spécifique, l'escarre fait de nombreux progrès, et le malade succombe à un nouvel érysipèle de la région sacro-coccygienne, un an et demi après le début de la myélite. L'autopsie montre l'existence d'une lepto-méningite scléreuse, surtout marquée à la région dorsale, mais s'étendant, en réalité, à toute la moelle.

Il est fort probable que s'il n'était pas survenu un érysipèle, l'affection médullaire restant stationnaire, l'état chronique se fût définitivement constitué comme dans le cas suivant que j'emprunte encore à M. Sottas.

Un homme de vingt ans contracte la syphilis et se soigne insuffisamment. Six ans plus tard, il éprouve dans les membres inférieurs une sensation de faiblesse accompagnée d'élancements douloureux. Au bout de quelques jours, la faiblesse augmente, et en vingt-quatre heures une paraplégie complète et flasque s'établit. Transporté à l'hôpital Lariboisière, il garde le lit pendant huit mois. Au bout de ce temps, il peut se lever et faire quelques pas; mais dès lors l'affection reste stationnaire, la paraplégie, suivant la règle, est devenue spasmodique. Vingt ans plus tard, la tuberculose pulmonaire emporte le malade : l'autopsie révèle une bande de sclérose transversale de 3 centimètres de hauteur siégeant dans la partie moyenne de la région dorsale. Il existait une dégénération ascendante et descendante des faisceaux blancs.

Cette dégénérescence descendante est très importante dans l'espèce. Un foyer limité intéressant la moelle peut lui donner naissance, de même qu'une compression extra-médullaire par une gomme, une plaque de méningite gommeuse. Même dans les cas où la lésion primitive s'améliore, s'il reste encore une épine scléreuse, la dégénérescence descendante du système pyramidal se produit secondairement, et la paraplégie spasmodique en est l'aboutissant commun et indélébile. Comment agir, en effet, sur des lésions cicatricielles et des altérations secondaires?

Ceci vous explique que la paraplégie spasmodique, dans les myélites d'une certaine durée, — que le début ait été aigu ou que la myélite soit chronique d'emblée, — est de beaucoup la forme la plus souvent observée, au point, nous allons le voir, qu'elle domine presque complètement la symptomatologie des localisations de la syphilis sur la moelle épinière. La paraplégie flasque avec abolition des réflexes rotuliens est l'exception : on ne l'observe guère que dans les formes aiguës que nous avons étudiées, et lorsque celles-ci ne se terminent pas par la mort ou par la guérison, la rigidité spasmodique ne tarde pas à survenir sous l'influence des dégénérations secondaires que je viens de vous signaler.

Je veux aussi insister sur un fait d'ordre général dans la symptomatologie des paraplégies syphilitiques, à savoir qu'à part certains cas de myélite aiguë à début très rapide, les deux membres inférieurs sont rarement d'emblée affectés au même degré. Si la paralysie est flasque, le membre droit, par exemple, est inerte, alors que le membre gauche conserve encore quelques mouvements. Si la paralysie est spasmodique, le membre droit présente de la trépidation épileptoïde, est raide et peu mobile, alors que le membre inférieur gauche ou inversement a ses réflexes rotuliens exagérés et jouit de fonctions motrices plus accentuées que son congénère du côté opposé. Vous comprenez sans peine qu'il en soit souvent ainsi, étant donné, je vous l'ai dit, que les lésions de la syphilis médullaire ne sont pas systématisées, mais diffuses, irrégulières, et que la dégénérescence secondaire qui accompagne la lésion irrégulièrement limitée doive être plus accentuée dans une moitié de la moelle que dans l'autre.

*
* *

Je crois avoir assez insisté sur la forme aiguë de la myélite syphilitique et sur les considérations qui découlent de son étude pour que nous abordions l'exposé des *myélites chroniques d'emblée*, de toutes, certainement, le plus fréquemment observées.

Dans ce groupe, se place un type clinique que vous rencontrerez très souvent, et dont les trois malades que je vous présente sont une vivante démonstration.

La forme de myélite à laquelle je fais allusion est connue aujourd'hui sous le nom de *paraplégie spinale spasmodique syphilitique d'Erb*, du nom de l'auteur allemand qui, en 1892 (*Neur. Centr.*, n° 6), en a donné une bonne description. Je dois ajouter cependant qu'il n'a fait que préciser les notions accumulées par ses devanciers. Vous la retrouverez dans les œuvres de Vulpian, et, bien avant 1892, M. Charcot la montrait à ses élèves, sous la désignation de *myélite transverse syphilitique*. J'ai proposé moi-même, quelque temps après le travail de M. Erb (*Nouv. Icon. de la Salpêtrière*, janvier 1893), dans un article où je traçais une esquisse des formes cliniques des myélites syphilitiques, de lui donner le nom de *paraplégie syphilitique com-*

mune, indiquant ainsi combien sa fréquence était grande par rapport aux autres formes de myélopathies imputables à la vérole.

Dans le mémoire auquel je viens de faire allusion, Erb établit qu'il survient fréquemment, chez des syphilitiques plus ou moins vieux dans leur maladie, car cette détermination morbide est assez rarement précoce, surtout si on la compare à la myélite aiguë, des sensations douloureuses dans la région dorso-lombaire. Les douleurs vives, à proprement parler, sont rares ; il s'agit bien plutôt d'une gêne s'accompagnant de phénomènes d'engourdissement, de fourmillements passagers, au moins au début, dans les membres inférieurs. Les malades, disait Charcot, accusent le long des cuisses ou des jambes des sensations analogues à celles qu'on éprouverait en faisant glisser sur les téguments, alternativement, des courants d'eau chaude et d'eau froide. Je dois ajouter, pour ma part, que ces sensations anormales se limitent assez fréquemment aux pieds, alternativement à l'un et à l'autre, plus rarement aux deux à la fois. Tantôt il semble au malade que son pied, droit ou gauche, soit gonflé, trop gros pour la chaussure qui le renferme ; tantôt, au contraire, et chez le même sujet, la chaussure paraît trop large. Pendant la durée, fugace au début, de ces phénomènes, la sensation du sol est moins distincte qu'à l'état normal. La marche, néanmoins, n'est pas encore troublée, les malades continuent à vaquer à leurs occupations habituelles. Souvent, dès cette période, dont la durée variable est néanmoins presque toujours longue, comprenant parfois des années, surviennent des troubles qui indiquent la participation de la vessie et du rectum au processus. Une nuit, le sujet se réveille mouillé ; les mictions sont impérieuses, et si le besoin n'est pas immédiatement satisfait, il s'écoule quelques gouttes d'urine. Parfois, au contraire, le malade doit pousser, il vide incomplètement sa vessie ; à la suite d'une fatigue ou d'un coït, par exemple, la rétention d'urine nécessite l'usage de la sonde. La constipation manque rarement. La puissance sexuelle est parfois abolie dès cette époque.

Il est possible que les choses en restent à ce point : Erb a établi, en effet, que cette forme de myélite avait une certaine tendance à l'amélioration spontanée.

Mais plus souvent encore, surtout si le malade est négligent, ce qui arrive souvent, ou si l'affection n'est pas reconnue, ce qui est fréquent aussi, en un mot si le traitement n'intervient pas à temps, tous les phénomènes s'aggravent.

Les membres inférieurs sont le siège, surtout pendant la nuit ou le soir au coucher, de crampes douloureuses ; ils ont de la tendance à devenir raides : un beau jour, le malade, qui marchait encore assez facilement et faisait de longues courses sans trop de fatigue, s'aperçoit subitement, à l'occasion par exemple d'un omnibus qui passe, qu'il ne peut plus courir : au moment de s'élancer pour monter dans la voiture, de se garer rapidement d'un danger qui le menace, il constate avec stupéfaction que ses membres inférieurs lui refusent leur service et restent cloués au sol. Bien qu'ayant conservé leur force musculaire, ils ont perdu leur agilité habituelle. Veut-il se lever du siège sur lequel il est resté assis depuis quelque temps, ou marcher à nouveau lorsqu'il s'est arrêté, le départ est difficile, et ce n'est que lorsque les jambes se sont « échauffées », suivant une expression souvent employée par ces malades, que la marche redevient à peu près normale. Assis sur ce même siège, si les pieds viennent à toucher le sol par la pointe, surtout si le repos a eu lieu après une marche prolongée, il se produit spontanément dans les membres inférieurs un tremblement qui n'est autre chose que de la trépidation spinale épileptoïde.

C'est qu'en effet, chez de tels sujets, toujours, dès le début de l'affection, les réflexes rotuliens sont exagérés plus particulièrement d'un côté, le gauche ou le droit, par rapport à l'autre. De même, le membre inférieur dont les réflexes sont le plus exagérés ou qui présente de la trépidation spinale, est le siège d'une impotence plus marquée. Rarement, en un mot, la parésie, mieux que la paraplégie, est exactement, au même degré, bilatérale.

Si maintenant vous examinez les membres inférieurs, vous constaterez que les masses musculaires ont conservé leur volume normal, et, à l'aide de diverses expériences appropriées, il vous sera facile d'établir que leur force n'est pas diminuée. Cette puissance musculaire contraste, c'est un fait signalé par Erb, avec l'impotence motrice relative. Aussi semble-t-il singulier, au premier abord, que de pareils membres ne puissent exécuter avec satisfaction les fonctions qui leur sont dévolues, que la marche soit gênée, la course impossible. C'est que la tonicité musculaire y est toujours, même au repos, exagérée; que les mouvements ne font que l'augmenter encore, au point qu'à l'occasion d'un mouvement brusque, tel que celui de sauter ou de courir, cette tonicité exaltée se transforme en une raideur ou contracture généralisée susceptible, momentanément, d'empêcher le malade de se tenir debout. Les chutes peuvent, en effet, se produire, non que la coordination des mouvements soit réellement défectueuse — il n'existe pas de signe de Romberg — mais parce que les membres inférieurs sont transformés, momentanément au moins, en bâtons rigides, ce qui, on en conviendra, est peu favorable à la progression normale.

Je vous ai parlé des sensations d'engourdissement et de fourmillement, des crampes qui existent souvent dès le début de l'affection, dans les membres inférieurs. L'examen direct vous révélera parfois que ces troubles de sensibilité ne restent pas toujours purement subjectifs; en effet, vous rencontrerez sur la peau du segment inférieur du tronc, des cuisses ou des jambes, disséminées, le plus souvent sans ordre, des plaques d'anesthésie, voire d'hyperesthésie que, par une analyse minutieuse, vous pourrez attribuer à la suppression ou à l'exaltation fonctionnelle de tel ou tel tronc ou rameau nerveux. A leur niveau, les diverses sensations sont perverties, la piqûre est ressentie comme une brûlure, par exemple, et le retard de la perception sensitive est fréquemment très manifeste. Mais, à part certains cas rares, on n'observe pas ces gros troubles de la sensibilité objective ou subjective qui sont si fréquents, vous le savez, dans les myélites aiguës. Sous le rapport de la distribution topographique de ces troubles sensitifs, les faits sont peu comparables entre eux, ce qui tient, évidemment, aux localisations variées des lésions médullaires et surtout méningées, par rapport, en particulier, aux racines postérieures envahies par le processus ou englobées dans les adhérences.

Mais cette irrégularité du siège anatomique ne porte que sur la prédominance des lésions sur tel ou tel département de la moelle, car, dans le type clinique établi par Erb, la localisation de la syphilis resterait toujours dorso-lombaire. Suivant cet auteur, le segment supérieur du tronc serait constamment respecté, la paralysie n'atteindrait jamais les bras; de même l'intelligence demeurerait intacte, les nerfs craniens ne participeraient jamais au processus.

Je crois, pour ma part, que cette règle souffre des exceptions, qu'expliquera, d'ailleurs, le peu de précision des notions anatomo-pathologiques à l'époque (1892) où écrivait le médecin d'Heidelberg. Dans plusieurs cas attribuables cliniquement à la forme qu'il a décrite, j'ai observé des engourdissements passagers, voire même tenaces dans les membres supérieurs, s'accompagnant, en outre, d'une impotence assez marquée. Ces cas, à la rigueur, eussent pu être rangés dans la catégorie des quadriplégies, qui, nous l'avons vu, d'ailleurs, sont des plus rares; mais, je le répète, l'ensemble symptomatique était bien celui de la paraplégie syphilitique commune.

J'ajouterai, de plus, qu'à l'inverse de l'opinion émise par M. Erb, les troubles pupillaires sont assez fréquemment observés. Dans un cas récemment soumis à mon examen, il existait, à gauche, du ptosis avec dilatation de la pupille; l'affection avait envahi les noyaux de la quatrième paire.

Mais, bien plus souvent, vous observerez, sans paralysie de la musculature externe, du myosis fréquemment unilatéral joint à un certain degré de rétrécissement de la fente palpébrale et à un peu d'enfoncement du globe de l'œil. Il ne sera pas nécessaire, pour interpréter ces phénomènes, qui peuvent se réduire à la simple constriction permanente de la pupille, d'invoquer, comme dans les cas où il existe du ptosis ou de la mydriase, l'envahissement du bulbe. Il vous suffira de vous rappeler que le premier rameau communicant dorsal, qui va de l'axe spinal au sympathique, préside à l'innervation du dilatateur de l'iris, et que sa participation au processus syphilitique de la moelle suffit pour expliquer le myosis, l'action constrictive de la quatrième paire n'étant plus contre-balancée lorsque les fonctions du dilatateur sont annihilées par la paralysie.

Il vous semblera peut-être que cette localisation sur la première paire dorsale est située bien haut pour une myélite que je vous ai dit être le plus souvent dorso-lombaire. Il ne faut pas que vous ignoriez cependant que si, en effet, les lésions de méningo-myélite scléreuse trouvées à l'autopsie sont surtout marquées dans cette région inférieure de la moelle, l'examen microscopique ne révèle pas moins que celles-ci s'étendent presque toujours à toute l'étendue de l'axe spinal. C'est la localisation plus accentuée dans un point, dans la région dorso-lombaire, en particulier, qui, jointe à l'évolution chronique d'emblée, donne sa caractéristique au type clinique que nous étudions, et rien de plus. En dehors de cela, la généralisation relative est la règle, comme dans toutes les myélites syphilitiques, qui, surtout lorsqu'elles affectent une allure chronique, sont toujours plus ou moins diffuses.

L'évolution de la paraplégie syphilitique commune est essentiellement chronique : l'impotence succède à la faiblesse des membres inférieurs ; mais la paralysie spasmodique est rarement assez complète pour rendre la marche tout à fait impossible et confiner le malade dans le décubitus horizontal.

Ce qui atténue encore le pronostic dans une certaine mesure, c'est que la maladie est susceptible de s'arrêter dans son évolution, elle peut même rétrocéder; mais il est très rare que, en dehors de l'influence du traitement, cette rétrocession soit équivalente à une guérison définitive. En un mot, même dans les cas les plus favorables, la *restitutio ad integrum* est beaucoup plus apparente que réelle. La marche, qui était devenue difficile, a pu s'améliorer, le sujet est redevenu presque capable de vaquer à ses occupations, mais il ne conserve pas moins des marques évidentes de son ancienne affection. Interrogez les tendons rotuliens aux diverses étapes de la myélite qui prend d'elle-même une semblable tournure, la trépidation spinale, qui à un moment donné avait fait son apparition, a disparu, mais les réflexes sont restés très exagérés ; de même, l'incontinence ou la rétention d'urine n'existent plus, mais il reste d'impérieux besoins d'uriner. Certains de ces malades chez lesquels l'affection s'est arrêtée ou a rétrocédé spontanément ont pu reprendre leur vie ordinaire ; mais le plus grand nombre, même en l'absence de récidives, de retours agressifs toujours à craindre, s'ajoutent à ceux qui ont continué à évoluer vers la rigidité spasmodique pour peupler les salles de nos hospices d'incurables! Et les choses vont ainsi pendant de longues années; on ne peut dire que leur myélite les conduise à la mort, car presque toujours l'anatomie pathologique ne s'exerce dans ces cas qu'à l'occasion d'une maladie fatale intercurrente.

*
* *

A côté de ces arrêts, de ces améliorations parfois spontanées, mais auxquelles le traitement, une fois la maladie reconnue, prend la plus large part, vous observerez aussi certains épisodes subaigus, des retours agressifs qui viendront troubler la régularité d'évolution de ce type clinique.

Voici, par exemple, un malade âgé de quarante-quatre

ans. En 1892, quatorze ans après l'apparition du chancre, il ressent des crampes dans les membres inférieurs, des douleurs dans la région lombaire, auxquelles il n'attache d'abord que peu d'importance. Puis la paraplégie s'installe peu à peu ; sans être complète, elle le met néanmoins dans l'impossibilité de faire des marches un peu prolongées ; en 1893, il est presque impotent; le sphincter vésical est paralysé. A partir de cette époque, et sans qu'on puisse mettre cela à l'actif d'un traitement qu'il n'a jamais suivi, il se produit une amélioration assez marquée pour qu'il puisse reprendre tant bien que mal son travail de terrassier.

En mai 1895, il ressent à nouveau des douleurs lombaires à caractère surtout nocturne, une grande fatigue dans les jambes. L'incontinence d'urine qui avait disparu se montre derechef; aussi est-il forcé de se faire hospitaliser, et il vient réclamer nos soins. Vous voyez comme il marche difficilement, combien ses membres inférieurs sont raides, surtout au départ : suivant son expression, il a besoin de s'échauffer pour marcher. Les réflexes rotuliens sont très exagérés des deux côtés ; il existe même une légère trépidation épileptoïde du membre inférieur droit. Celui-ci, en effet, d'après une règle constante, est beaucoup plus touché que son congénère du côté opposé : le contraire eût pu avoir lieu. L'affection, qui chez cet homme semblait vouloir disparaître, ne faisait donc en réalité que sommeiller, et son réveil paraît avoir eu lieu sous l'influence de fatigues exagérées.

Chez ce malade il n'existe pas de symptômes oculaires : il n'en est pas de même de son voisin, âgé de quarante-deux ans, qui, à trente et un ans, contracta la syphilis, dont il ne se soigna pas, et vit la paralysie spasmodique envahir ses membres inférieurs à trente-huit ans. Chez lui l'évolution du mal fut assez rapide, car il semble bien qu'en trois mois seulement l'affection en soit arrivée au degré que vous constatez aujourd'hui. Je vous fais remarquer seulement que la pupille droite est en myosis permanent, et aussi que le membre inférieur droit est singulièrement plus rigide que le gauche.

Je n'insisterai pas davantage sur cette forme de myélite syphilitique dont vous retiendrez l'évolution chronique, la tendance, dans quelques cas, à l'amélioration spontanée et au point de vue anatomique la limitation fréquente au segment dorso-lombaire de la moelle. Vous vous souviendrez, point sur lequel Erb a beaucoup insisté, qu'il s'agit bien plus de rigidité spasmodique que de paralysie à proprement parler, les membres inférieurs conservant presque normale leur puissance musculaire.

Cette tendance à l'amélioration spontanée, ou mieux à l'arrêt de l'affection, rend, je vous l'ai dit, le pronostic moins sombre; mais vous vous rappellerez aussi que la *restitutio ad integrum* dans ces cas n'est presque jamais complète. Ce n'est pas sur les améliorations spontanées assez rares et souvent insuffisantes qu'il vous faudra compter, mais bien sur celles beaucoup plus satisfaisantes que vous pourrez obtenir vous-même à l'aide d'un traitement sévère et surtout institué de bonne heure. De ce fait, en exposant la thérapeutique des myélites syphilitiques, j'aurai l'occasion de vous parler encore de la paraplégie spasmodique que nous venons d'étudier et que j'ai proposé, vu sa fréquence, de dénommer *paraplégie syphilitique commune*.

*
* *

A côté de la forme clinique que je viens de vous décrire s'en place une autre qui s'en rapproche par certains côtés, mais dont l'ensemble symptomatique est assez particulier pour lui mériter une place à part dans le cadre des myélites syphilitiques. J'en ai pour la première fois affirmé l'existence au mois de janvier 1893 (*Nouv. Icon.*, janvier 1893). Mon élève M. A. Schwanhard, qui lui a consacré sa thèse inaugurale (1), n'en a pas trouvé de cas concluants

(1) A. Schwanhard, Contrib. à l'étude de la forme pseudo-tabétique de la myélite syphilitique. *Thèse de Paris*, 1897.

dans la littérature avant cette époque. Vous allez voir que son individualité est des plus nettes, et vous jugerez bientôt combien il importe de la connaître si l'on veut éviter une erreur de diagnostic très préjudiciable dans l'espèce.

Un malade vient réclamer vos soins pour une impotence plus ou moins marquée des membres inférieurs. Il se plaint en même temps de douleurs vives, parfois à caractère fulgurant, tant dans le tronc que dans les membres menacés par la paralysie. Les sphincters sont pris. L'examen des yeux vous révèle de l'inégalité pupillaire; parfois il a existé ou il existe encore de la diplopie. Quelquefois vous notez le signe de Romberg : le malade oscille sur sa base lorsque, les pieds étant joints, les yeux sont fermés. Vous pensez immédiatement à l'ataxie locomotrice.

Pénétré de ce diagnostic, vous interrogez les réflexes rotuliens, et, à votre grande surprise, vous constatez que non seulement ils sont exagérés, mais que parfois encore leur exaltation coïncide avec de la trépidation spinale. Évidemment vous vous êtes trompé, car si au début du tabes les réflexes sont parfois conservés, jamais ils ne sont exagérés.

Quand vous vous trouverez en présence d'un cas de ce genre, vous pourrez d'emblée, en dehors de tout interrogatoire, affirmer nettement l'existence d'une syphilis antérieure. Je connais depuis longtemps ce type morbide, et, chaque fois que je l'ai rencontré, j'ai toujours pu, sans me tromper, lui attribuer une origine syphilitique. Si j'osais, je dirais que c'est là le vrai tabes syphilitique, car, à l'inverse du tabes ataxique qui peut d'ailleurs naître en dehors de la syphilis, il est justiciable du traitement spécifique, qui reste sans influence très appréciable sur la maladie de Duchenne.

Je vous présente deux hommes affectés de cette forme particulière de la myélite spécifique. Le premier est âgé de quarante-quatre ans. En 1889, il contracta la vérole, qui fut mal soignée. Quatre ans plus tard, en 1893, surviennent dans le rachis, dans les membres inférieurs, des douleurs à caractère nettement fulgurant; les jambes sont lourdes, il existe une constipation opiniâtre, les urines ne sont émises qu'après de longs efforts. Il entre une première fois dans le service en 1894, je le traite énergiquement, les douleurs disparaissent, la marche s'améliore, il sort au bout de trois mois presque complètement guéri. Une fois sorti, il néglige tout traitement; aussi au mois de mai 1895 la maladie fait-elle un retour agressif : les douleurs fulgurantes reparaissent, et avec elles les troubles de la marche et des sphincters. Il vacille dans la station debout, les pieds joints et les yeux fermés, il présente le signe de Romberg.

Eh bien, j'examine devant vous les réflexes, vous voyez comme ils sont exagérés : vous observez même-que le membre inférieur droit, beaucoup plus touché que le gauche par la paralysie, présente de la trépidation spinale. C'est un tabes spasmodique, avec douleurs fulgurantes. Je dis tabes spasmodique, car la marche n'est pas incoordonnée comme dans le tabes vrai, le malade ne jette pas ses jambes en avant, il les détache difficilement, péniblement du sol à l'instar des sujets atteints de la paraplégie syphilitique commune. Anatomiquement, d'ailleurs, ces deux formes cliniques se confondent; seulement dans celle que je vous décris il y a prédominance du processus méningé sur les racines postérieures, englobées, comprimées par l'exsudat.

Ces troubles de la sensibilité subjective, dont nous connaissons ainsi l'origine réelle, s'objectivent chez notre malade par de larges plaques d'anesthésie disséminées sur les membres inférieurs. J'ajouterai, et l'interprétation est facile à donner, qu'à part les myélites aiguës qui s'accompagnent si souvent, et pour cause, d'une anesthésie très étendue du segment inférieur du tronc, il n'est pas de forme de la myélite syphilitique qui donne lieu aussi fréquemment à des troubles objectifs de la sensibilité.

J'en excepte, bien entendu, les cas rares de tumeur gommeuse de la moelle ou les lésions localisées susceptibles de produire, par exemple, le syndrome de Brown-Séquard.

Notre deuxième malade est âgé de vingt-six ans. A dix-huit ans, il contracta la syphilis. En 1889, il ressentit de violentes douleurs en ceinture irradiant dans les membres inférieures, où elles revêtaient le caractère fulgurant : les fonctions de la vessie et du rectum s'effectuaient mal. Il entre alors à Necker, où il est traité énergiquement par les frictions mercurielles et l'iodure de potassium. Une grande amélioration se produit, le malade sort de l'hôpital et reprend ses occupations ; malheureusement, ainsi qu'il arrive presque toujours, il néglige de se soigner. A partir de 1891, l'affection se constitue définitivement. Aujourd'hui, c'est un paraplégique spasmodique, définitif, je le crains, chez lequel les téguments des membres inférieurs présentent des troubles d'anesthésie et d'hyperesthésie. De temps en temps surviennent des épisodes douloureux.

Je ne m'étendrai pas plus longuement sur cette variété de la myélite syphilitique, dont, vous le voyez, le diagnostic est facile. Son évolution se rapproche beaucoup de celle de la paraplégie syphilitique commune : elle est lente et susceptible de présenter les améliorations spontanées, les temps d'arrêt que vous connaissez chez cette dernière. En réalité, je crois que ces deux formes ne diffèrent pas essentiellement l'une de l'autre, et que la prédominance de la lésion méningée sur les racines postérieures entraine seule les particularités cliniques que je viens de vous signaler. J'insiste seulement encore sur ce fait que le traitement a toujours une très heureuse influence sur ces cas particuliers, et que, prise dès le début, cette forme moins insidieuse que les précédentes, à cause des douleurs fulgurantes qui la dénoncent, est susceptible, je le crois, non seulement de rétrograder, mais encore de guérir complètement. Et j'exprime cette opinion personnelle que les rares faits de tabes guéris par un traitement mercuriel et ioduré devaient être des tabes à réflexes exagérés, c'est-à-dire de véritables méningo-myélites d'origine syphilitique, du même ordre que celle que nous venons d'étudier.

*
* *

Les diverses formes cliniques que nous avons passées en revue sont, parmi les myélites syphilitiques, les plus fréquemment observées ; elles ont des caractères spéciaux qui permettent de les reconnaître entre elles et de les différencier aussi des myélites systématisées.

Mais à côté de ces formes suffisamment tranchées pour mériter une description particulière, il en est d'autres qui vous surprendront par l'irrégularité de leurs symptômes. La syphilis, je vous l'ai dit, peut faire des lésions, au moins en apparence, très localisées de l'axe spinal et dans n'importe quelle région : tantôt elle provoque une paralysie des quatre membres si elle affecte la région cervicale, tantôt elle limite ses effets à la queue de cheval, ainsi qu'Eisenlohr (*Neur. cent.*, 1884, p. 73) en a apporté une observation typique. Le diagnostic, dans tous ces cas, devra être surtout étiologique.

Mais il est des faits cependant que la constance d'un même et important symptôme semblerait devoir faire entrer dans un cadre clinique bien défini. Je veux parler de ceux où chez des syphilitiques avérés il existe de l'*atrophie musculaire*. Et pourtant si j'analyse les observations publiées, il me semble que ces cas sont peut-être de tous les plus rebelles à une classification. C'est qu'en effet l'atrophie musculaire n'est le plus souvent, dans la circonstance, qu'un phénomène surajouté au tableau morbide.

Tantôt l'atrophie porte sur les muscles des bras ou des avant-bras, ou plus particulièrement sur les éminences thénar et hypothénar comme dans un cas de Lamy ; mais alors l'ensemble clinique est celui de la pachyméningite cervicale hypertrophique que vous connaissez déjà.

D'autres fois, l'atrophie se limite à l'un des membres inférieurs, s'accompagnant de douleurs lancinantes, comme dans une observation d'Osler (1) où l'on trouva des tumeurs gommeuses disséminées dans toute l'étendue de la moelle et des méninges rachidiennes.

Cependant je dois ajouter que vous rencontrerez des cas dans lesquels l'atrophie musculaire, portant sur un très grand nombre de muscles, tant des membres supérieurs et inférieurs que du tronc, prime la scène clinique au point qu'on est porté immédiatement, par exemple, à croire au type Aran-Duchenne. Tel le fait très intéressant publié par mon maître, M. le professeur Raymond (2), ou celui de Cesare Minerbi (3).

Dans ces conditions, pourquoi, me direz-vous, ne pas conclure nettement au diagnostic d'atrophie musculaire type Aran-Duchenne, ou, si les réflexes sont exagérés, ne pas penser à la sclérose latérale amyotrophique ? A cela je répondrai que la notion étiologique de la syphilis chez un sujet ne doit pas forcément primer toutes les autres, et que ce n'est pas parce qu'on note la vérole dans les antécédents, qu'on soit forcément dans l'obligation de lui attribuer la genèse des myélites les mieux systématisées évoluant d'habitude en dehors de son influence. La syphilis est une infection acquise qui ne détruit pas les prédispositions morbides antérieures, l'hérédité nerveuse en particulier. Pour ma part, j'ai observé trois fois la sclérose latérale amyotrophique la plus légitime chez des syphilitiques, sans penser à la mettre à l'actif de la vérole. Je n'y étais pas autorisé dans l'état actuel de la science ; j'ajouterai encore que le traitement spécifique le plus régulièrement suivi resta complètement inefficace.

D'ailleurs, tenez pour certain que dans ces cas où il existe de l'atrophie musculaire, si votre examen est minutieux et complet, vous arriverez assez vite à un diagnostic

(1) Osler, *Journ. of nerv. and mental diseases*, 1889, p. 445.
(2) Raymond, *Soc. méd. des hôp.*, 9 février 1893.
(3) Cesare Minerbi, *Acad. des sc. méd. de Ferrare*, 14 juillet 1895.

précis. L'amyotrophie est, je vous l'ai dit, dans la circonstance, un phénomène surajouté, ou mieux elle s'accompagne d'autres symptômes qui vous permettront de trancher la question en litige. Ce qui fit, par exemple, que le professeur Raymond pensa à la syphilis chez son malade, qui semblait réaliser, à première vue, le type Aran-Duchenne, c'est qu'il existait des troubles de la sensibilité objective et subjective que l'on notait également dans le cas de Cesare Minerbi. De même, lorsque la syphilis est en cause, l'atrophie musculaire s'accompagne souvent de paralysies vraies, ce qui n'est pas le fait dans l'atrophie progressive. Vous noterez concurrement de la diplopie, des vertiges, de l'incontinence ou de la rétention d'urine, et la vérole est seule capable de produire des lésions assez disséminées pour réaliser un pareil luxe de symptômes.

Les troubles de la sensibilité, la paralysie des sphincters, les phénomènes oculaires ne sont pas l'apanage ordinaire des trois grands groupes d'amyotrophie que nous connaissons : poliomyélite antérieure, sclérose latérale amyotrophique, myopathie atrophique progressive; soyez assurés que ces phénomènes feront rarement défaut dans les atrophies musculaires liées à la syphilis. Et si vous avez pu éliminer la syringomyélie, votre diagnostic se trouvera parfois corroboré par le traitement dont l'action, pour être souvent limitée, sera toutefois singulièrement plus marquée que dans les myélites systématisées ou les amyotrophies protopathiques dans lesquelles la thérapeutique, quelle qu'elle soit, reste presque toujours impuissante. Inspirez-vous des circonstances pour résoudre un problème souvent difficile, les symptômes accessoires ont ici une importance que vous saurez utiliser.

*
* *

Enfin, vous devez savoir que la syphilis est capable, quoique rarement, de produire des *paralysies amyotrophi-*

ques, non plus relevant, comme dans le cas de M. Raymond, de la méningo-myélite diffuse constatée à l'autopsie, mais bien de *névrites périphériques* généralisées.

J'observe en ce moment, avec M. le professeur Fournier, une malade de vingt-deux ans qui fut contaminée, il y a quinze mois environ, par son mari. Trois mois à peine après l'accident initial, se développait un affaiblissement progressiste des quatre membres, surtout marqué aux extrémités inférieures, qui la conduisait bientôt à la paraplégie complète.

Or les pieds étaient tombants, froids, et se couvraient de sueurs visqueuses; la peau violacée; les muscles des jambes, surtout les extenseurs, étaient notablement atrophiés et donnaient la réaction de dégénérescence. Les sphincters n'étaient pas intéressés. Bien qu'il n'existât que peu de phénomènes douloureux objectifs et subjectifs, sauf quelques douleurs lancinantes, on se fût cru en présence d'une paralysie alcoolique, diagnostic qu'il fallait éliminer. Celui de névrite périphérique ne s'en imposait pas moins.

Mais une autre question surgissait aussitôt. La malade, dès le jour où la syphilis s'était révélée, avait été traitée énergiquement par le mercure. Et alors étant donné, dans ces conditions, l'apparition précoce des accidents paralytiques, on pouvait se demander si l'on ne se trouvait pas en présence de ces polynévrites mercurielles dont MM. Spillmann et Étienne ont rapporté des exemples (1). Je sais bien que celles-ci sont fort rares, surtout lorsque l'agent toxique agit à dose médicamenteuse, et notre malade n'avait présenté aucune trace d'intoxication; mais enfin il fallait penser à cette éventualité. Le doute étant permis, nous fîmes porter l'effort thérapeutique sur l'emploi de l'iodure de potasssium et sur les applications d'électricité galvanique. Cette médication produisit d'heureux résultats, puisque aujourd'hui la parésie des bras a

(1) Spillmann et Étienne, *Congrès neurolog. de Bordeaux*, août 1895.

disparu, que la réaction de dégénérescence n'existe plus dans les muscles des jambes, et que la marche, jusqu'à ces derniers temps impossible, fait de constants progrès qui ne tarderont pas, je l'espère, à constituer une guérison définitive.

II

Après avoir passé en revue avec vous les formes cliniques que revêt la syphilis acquise de la moelle épinière, je dois maintenant vous entretenir des déterminations spinales de la syphilis héréditaire. Celles-ci sont des plus intéressantes; leur connaissance vous conduira à porter un diagnostic étiologique qui souvent aura échappé à des confrères moins prévenus. C'est qu'à l'inverse de la syphilis acquise, la syphilis héréditaire ne s'impose généralement pas, qu'il faut ne pas manquer d'y songer et bien savoir rechercher ses stigmates pour pouvoir lui attribuer une lésion médullaire dont la thérapeutique, en dehors de ces données, resterait forcément infructueuse.

La notion de la syphilis héréditaire de la moelle est de date récente. Dans ses leçons sur la *syphilis héréditaire tardive* publiées en 1886, M. le professeur Fournier s'exprimait ainsi : « Autant les documents relatifs au sujet dont nous poursuivons l'étude sont nombreux et précis en ce qui concerne les affections du cerveau, autant ils deviennent rares et vagues relativement à celles de la moelle qui doivent nous occuper actuellement. »

Et cette opinion s'appliquait aussi bien aux cas de syphilis héréditaire, congénitale ou précoce, qu'aux cas tardifs que mon maître envisageait plus particulièrement alors.

En effet, à part quelques faits écourtés d'Hutchinson, de H. Jackson et de Bartlett, on peut dire qu'en 1886 la question de la syphilis médullaire héréditaire était à peine posée.

Dans certaines observations, analogues par exemple à celles de Laschewitz et de Fournier, il existait bien des troubles de la motilité, indépendants de lésions cérébrales, mais ceux-ci se rapportaient à des phénomènes de compression spinale en relation avec l'*hyperostose gommeuse des vertèbres* sur laquelle je crois inutile de revenir après ce que je vous en ai déjà dit. On pourrait remarquer à ce propos que nos premières connaissances sur les paralysies spinales dans la syphilis acquise se rattachent également aux ostéites vertébrales gommeuses. Tel le *mal de Pott syphilitique* de Portal.

En 1889, Siemerling écrivait encore que si les notions que nous possédions alors sur la syphilis acquise des centres nerveux commençaient à être satisfaisantes, on continuait à compter les cas où le cerveau et la moelle avaient été héréditairement touchés par la vérole. Bien plus, il n'avait pas été publié, suivant lui, une seule observation où la moelle fût uniquement en cause, la syphilis héréditaire paraissant toujours envahir l'axe cérébro-spinal dans son entier, lorsque le cerveau n'était pas seul touché.

A dater de 1889, quelques travaux virent le jour sur cette question; mais malgré l'esquisse générale que Volpert (Thèse, Nancy, 1894) avait tentée, les faits publiés étaient restés isolés, sans liens entre eux, lorsque en 1896, dans un mémoire que M. le professeur Fournier voulut bien présenter à l'Académie de médecine, nous avons essayé de fixer la symptomatologie de la syphilis héréditaire de la moelle épinière. Nous apportions pour ce faire des observations inédites que nous avions recueillies tant à l'hôpital Saint-Louis que dans notre service ou notre clientèle particulière (1).

L'année suivante, notre interne M. Gasne consacrait

(1) Gilles de la Tourette, *La syphilis héréditaire de la moelle épinière.* (*Nouv. Icon. de la Salpêtrière*, nos 2 et 3, 1896.)

sous notre inspiration sa thèse inaugurale (1897) à l'étude de cette question, fournissant une sérieuse contribution anatomo-pathologique et des observations nouvelles à cet intéressant sujet de pathologie nerveuse.

Les faits de cet ordre sont d'ailleurs ou paraissent relativement rares, soit que l'attention des observateurs n'ait été encore que peu sollicitée de ce côté, soit qu'en réalité ils soient peu fréquents. Il faut considérer en effet, et cela résulte des recherches de M. Gasne, que nombre de fœtus ou d'enfants mort-nés hérédo-syphilitiques présentent des lésions spinales qui eussent évolué et se fussent révélées cliniquement si la vérole elle-même ne les avait pas tués dans le sein maternel.

*
* *

On peut considérer que la syphilis héréditaire frappe la moelle épinière à trois périodes de l'existence : pendant la vie intra-utérine, pendant les premières années jusqu'à l'adolescence, pendant l'adolescence et l'âge mûr. Les accidents par lesquels elle se manifeste seront donc dits *congénitaux, précoces* ou *tardifs*.

Les cas congénitaux se divisent en deux catégories, utiles, pour les besoins de la description, à séparer l'une de l'autre.

La première comprend les enfants mort-nés avant terme ou à terme, ou ceux qui, nés dans les mêmes conditions, n'ont vécu que quelques jours ou quelques semaines. La clinique n'a presque rien à voir avec ces faits, qui comportent seulement des investigations anatomo-pathologiques.

Dans la seconde catégorie, il s'agit d'enfants vivants, nés à terme ou avant terme, présentant les manifestations cliniques d'une syphilis congénitale de la moelle épinière.

Les cas *précoces* sont ceux où la détermination médullaire semble ne s'être effectuée qu'un certain laps de temps après la naissance, c'est-à-dire pendant l'enfance.

Pour les cas *tardifs,* il n'est pas besoin d'interprétation.

*
* *

Je crois inutile, dans cette leçon purement clinique, d'insister sur la première catégorie que j'ai établie et qui comprend les enfants mort-nés avant terme ou à terme affectés de syphilis héréditaire de la moelle.

Ces cas, je vous l'ai dit, sont surtout intéressants au point de vue anatomo-pathologigue. Le processus peut être et est souvent généralisé, affectant le cerveau et la moelle, et aussi les autres viscères de l'économie. Les méninges et les vaisseaux sont surtout frappés, la moelle subit le contre-coup des lésions méningées et surtout celui des lésions vasculaires. Elle peut cependant être envahie pour son propre compte, soit que le processus syphilitique ait pris naissance dans sa substance même, sans doute dans les septa conjonctifs que la pie-mère lui envoie ou dans les vaisseaux qu'ils supportent, soit que la néoplasie ait irradié de la méninge voisine.

Dans tous les cas, le processus paraît bien être celui d'une *méningo-myélite embryonnaire.* Si donc nous faisons abstraction des arrêts de développement du côté du système nerveux dont la syphilis héréditaire est d'ailleurs coutumière vis-à-vis d'autres organes (dents en particulier), il viendra immédiatement à l'esprit de rapprocher au point de vue anatomo-pathologique cette méningo-myélite des lésions viscérales, en particulier de l'*hépatite interstitielle* diffuse que l'on rencontre si souvent chez les fœtus ou les enfants qui ont succombé à la syphilis congénitale. Ce sont là, dans des organes différents, les effets d'un processus de même ordre, très simple dans son essence, reconnaissant une même origine vasculaire.

Cette origine vasculaire, nous la retrouverons d'ailleurs à toutes les périodes de la vie où se manifeste la syphilis héréditaire de la moelle; en réalité, les lésions ne diffèrent pas de celles que nous avons appris à connaître en traitant de la syphilis acquise, ce qui m'épargnera de m'étendre sur leur description.

*
* *

Les faits de la deuxième catégorie se rapportent à des enfants vivants, nés avant terme ou à terme, et présentant des manifestations se rapportant à la syphilis congénitale de la moelle épinière.

Ces cas comportent une description clinique. Au point de vue anatomo-pathologique, ils ne diffèrent pas singulièrement des précédents, car la *sclérose*, qui imprime sa caractéristique aux lésions observées, n'est en somme que l'évolution plus avancée en âge du processus diffus embryonnaire.

L'affection médullaire a encore débuté pendant la vie intra-utérine : elle doit de persister à ce fait que, pour des raisons qui échappent à notre appréciation, le sujet n'a pas succombé avant ou dès sa naissance, soit à la localisation cérébro-médullaire, soit plus souvent encore peut-être aux manifestations viscérales de la syphilis héréditaire, associées si fréquemment aux lésions nerveuses. Si je parle de localisation cérébro-médullaire, c'est que, dans ce groupe, je connais à peine une observation où la localisation ait été exclusivement spinale. Dans tous les autres cas publiés par Moncorvo, Dickinson, H. Jackson, etc., le cerveau, pour la majorité des symptômes observés, prenait part au processus.

L'observation à laquelle je viens de faire allusion est la première d'un mémoire publié en 1895, en collaboration avec M. le professeur Fournier (1), dans lequel nous montrions la part étiologique qui revient à la syphilis héréditaire dans la maladie de Little ou rigidité spasmo-

(1) A. Fournier et Gilles de la Tourette, *La notion étiologique de l'hérédo-syphilis dans la maladie de Little. (Nouv. Icon. de la Salpêtrière*, n° 1, p. 22, 1895.)

dique congénitale. Ici les lésions congénitales prédominaient nettement sur la moelle épinière.

En effet, chez cet enfant né de parents syphilitiques — au moins le père — à la paralysie apparente des premiers mois de la naissance, portant sur presque tous les muscles des membres et du tronc, succède, ainsi qu'il est de règle en pareils cas, une rigidité spasmodique qui va en s'atténuant de plus en plus aux membres supérieurs, de telle sorte qu'à l'âge de quatre ans ceux-ci peuvent être considérés comme à peu près indemnes désormais de tout phénomène spasmo-paralytique. Par contre, la rigidité spasmodique persiste, très accentuée, aux membres inférieurs, qui présentent de la trépidation spinale. Jamais il n'a existé de troubles cérébraux, l'intelligence est remarquablement développée; pas d'accès épileptique, pas de strabisme ni de nystagmus.

J'ajouterai même que depuis 1895 un traitement mixte régulièrement suivi a amené une notable amélioration de la paraplégie, de telle sorte que le sujet, complètement impotent à cette époque, peut aujourd'hui se tenir debout et détacher du sol ses membres rendus rigides par la paralysie.

En somme, actuellement, l'aspect clinique est celui d'une paraplégie spasmodique sans participitation des sphincters, incontestablement congénitale, mais ne différant guère de la paraplégie commune de la syphilis acquise.

Je pense donc, en m'appuyant sur ce cas, encore isolé à la vérité, que l'hérédo-syphilis peut, congénitalement, porter sur la moelle sinon tous ses efforts, au moins son action la plus importante et presque exclusive comparativement au cerveau.

Et ce qui tendrait encore mieux que toute discussion à le démontrer, c'est le malade que je vous présente, chez lequel on voit l'hérédo-syphilis s'essayer pour ainsi dire dès la naissance sur la moelle, pour produire en dernière analyse et dans l'âge adulte une paraplégie spasmodique à laquelle il ne manque rien pour qu'on lui attribue, en dehors du ptosis, une origine purement médullaire.

*
* *

J'arrive maintenant, suivant la classification que j'ai adoptée, aux cas dans lesquels la syphilis héréditaire affecte la moelle non plus congénitalement, mais dans les premiers mois ou les premières années qui suivent la naissance. Là encore, le cerveau et la moelle sont souvent conjointement envahis, mais la dissociation devient de plus en plus fréquente. La variété des symptômes cliniques augmente d'autant et rend difficiles les groupements nosographiques : l'anatomie pathologique nous donne d'ailleurs la clef de cette variété même.

Dans les cas congénitaux, en effet, il semble que les lésions anatomiques soient presque toujours sensiblement les mêmes : un processus d'infiltration embryonnaire, avec son aboutissant, la sclérose, si la survie est suffisante.

A mesure que le sujet avance en âge, les tissus se différencient de plus en plus, prennent une individualité fonctionnelle plus marquée ; la moelle, les méninges, les vaisseaux semblent agir, être frappés davantage chacun pour son propre compte. L'infiltration embryonnaire, base du processus, se collecte elle aussi volontiers davantage pour aboutir au dépôt gommeux proprement dit, soit interstitiel, soit périvasculaire, soit méningé. De plus, il se joint probablement (surtout dans la syphilis héréditaire tardive) à l'artérite gommeuse proprement dite, l'artério- et la phlébo-sclérose si difficile à différencier anatomiquement des scléroses des vaisseaux observées dans les infections autres que la syphilis. Le cycle anatomique est alors complet. Le champ clinique s'en élargit davantage, et, sous ce rapport, il nous semble qu'à part sa grande tendance à rester encéphalo-médullaire, indice de la généralisation initiale du processus, la syphilis héréditaire précoce et surtout tardive de la moelle épinière ne diffère pas sensiblement dans ses formes cliniques des expressions si variées de la syphilis acquise. C'est ainsi qu'on retrouve des formes aiguës et d'autres chroniques d'emblée ; des formes bulbo-spinales et d'autres exclusivement médullaires Il n'est pas jusqu'à la variété amyotrophique, signalée par lui dans la syphilis acquise, que M. Raymond ait retrouvée dans la syphilis héréditaire (*Thèse Gasne*, p. 111). Les modalités cliniques, toutefois, prêtent à des classifications moins précises, vu le petit nombre de cas qui ont été publiés.

Je crois donc inutile de m'arrêter à la description de ces diverses formes de la syphilis héréditaire, précoce ou tardive de la moelle épinière, après le tableau clinique que je vous ai tracé de la syphilis acquise. Il me semble plus utile d'insister sur les moyens par lesquels on peut arriver à préciser la notion étiologique, laquelle, croyez-m'en, n'est pas toujours facile à obtenir. Le difficile, je le répète, n'est donc pas de faire le diagnostic de la lésion médullaire, mais bien de rattacher la forme nerveuse observée à la syphilis héréditaire, s'il y a lieu.

En ce qui regarde les cas précoces, c'est-à-dire ceux dans lesquels l'affection a débuté dans les premières années qui ont suivi la naissance, en présence d'un enfant porteur d'une lésion médullaire, lorsque aucune étiologie ne satisfait l'esprit, il est des signes qui devront vous faire penser à la syphilis héréditaire. C'est d'ailleurs presque toujours dans le même sens que devront porter vos investigations.

Il est rare, en effet, au moins à cet âge, que la manifestation médullaire soit restée isolée. Bien souvent il existe, ou il a récemment existé, des manifestations de même ordre du côté d'autres organes. Vous devrez examiner particulièrement les yeux, les oreilles, le nez et les dents, la kératite interstitielle et les lésions dentaires restant les lésions les plus importantes parmi les stigmates de l'hérédo-syphilis que je ne puis ici tous passer en revue. Au sujet des lésions dentaires, vous n'oublierez pas toutefois que la première dentition reste souvent indemne des tares de la syphilis héréditaire, comparativement à la seconde, et que l'encoche des deux incisives médianes supérieures est seule véritablement pathognomonique. Chez les très jeunes enfants vous rechercherez les lésions cutanées, et, en particulier, celles qui, ultérieurement, laisseront les cicatrices fessières bien décrites par Parrot et qui ont une grande importance dans l'espèce. Vous noterez les stigmates dystrophiques (1) : nanisme, déformations craniennes, tibia en lame de sabre; interrogeant les parents, vous apprendrez souvent qu'il a existé une ou plusieurs fausses couches antérieures, faits importants, si la syphilis des ascendants reste douteuse, ce qui est fréquemment le cas.

De cette façon vous arriverez à la notion étiologique que vous recherchez : instituez alors le traitement spécifique, et souvent les résultats que vous obtiendrez viendront corroborer vos présomptions.

Pour ce qui est des adultes — et ici nous rentrons dans la syphilis héréditaire tardive, c'est-à-dire celle qui affecte les sujets à dater de l'adolescence chez lesquels la recherche des stigmates, en particulier des lésions dentaires, garde la même importance — vous aurez à éliminer, bien entendu, la notion d'une syphilis acquise.

Pour bien vous montrer toutefois avec quelles difficultés vous serez parfois aux prises et par quelles péripéties passera votre diagnostic, je vais résumer devant vous l'histoire clinique de deux cas qui me sont personnels.

Je puis d'ailleurs vous présenter le sujet de la première observation (2). Il ressortit à cette forme bulbo-spinale

(1) Edmond Fournier, *Les stigmates dystrophiques de l'hérédo-syphilis. Thèse de Paris*, 1898.

(2) Gilles de la Tourette, *Note sur un cas de syphilis héréditaire tardive bulbo-médullaire*.. (*Ann. de dermat. et de syphiligr.*, 1892, p. 845.)

de la syphilis acquise dont je vous ai déjà tracé la symptomatologie. De ce fait, je n'insisterai que sur les difficultés que j'eus à surmonter pour arriver au diagnostic étiologique.

Au mois de février 1892, je rencontrai pour la première fois ce malade, alors âgé de dix-neuf ans et demi, chez un de mes amis, électricien distingué. Il lui avait été adressé par le médecin ordinaire, fort embarrassé pour porter un diagnostic précis au sujet d'une série de troubles paralytiques, en particulier d'une impotence manifeste du bras droit, qui empêchait son client de remplir ses fonctions de comptable à sa complète satisfaction. Je fus prié d'examiner ce jeune homme, dont, je le répète, le diagnostic n'avait pu être précisé.

Il me raconta que, vers le 17 juillet de l'année 1891, bien portant jusqu'alors, il avait éprouvé une forte sensation de fatigue dans les membres inférieurs, particulièrement à droite, qui devinrent bientôt le siège d'une impotence progressive ; le 24, il ne pouvait ni marcher ni se tenir debout les yeux fermés ; la paraplégie était flasque, non spasmodique.

Le 25, on le transporte dans un service d'hôpital ; la paralysie flasque persiste ; grands vertiges lorsqu'il essaye de se tenir debout ; *diplopie* pendant trois semaines ; troubles de l'articulation des mots, les *p* sont prononcés comme des *b*, et *vice versa ;* les liquides ne sont pas rejetés par le nez. Vers le 10 août, il urine à deux reprises dans son lit sans s'en apercevoir. Cinq jours plus tard surviennent des fourmillements dans le bout des doigts de la main droite ; crampe de cette main qui l'empêche de tenir son couteau ou sa fourchette, très légers fourmillements dans le bras gauche. Cet état reste stationnaire jusqu'au 10 octobre.

Jusqu'alors le malade avait été traité par les douches froides, le valérianate d'ammoniaque, le bromure de potassium. Ce dernier ayant occasionné quelques inconvénients (langue saburrale, inappétence), le malade s'en plaignit un soir à l'interne, au moment de la contre-visite. Celui-ci le remplaça par l'iodure de potassium, à la dose de 2 grammes par jour régulièrement administrée.

Au bout de huit jours apparaît un mieux considérable. Les vertiges commencent à disparaître, les jambes sont plus solides. Vers le 2 octobre, le malade peut marcher sans canne; la vue, qui était trouble, redevient peu à peu normale. Il sort de l'hôpital très amélioré, mais conservant toujours une certaine faiblesse des jambes, et continue à prendre l'iodure. Le 1er février 1892, il essaye de reprendre ses fonctions de comptable; mais son bras droit, toujours envahi par des crampes, ne lui permet pas de bien écrire. Il se décide à consulter à nouveau, et le médecin de sa famille l'envoie chez un confrère électricien, qui, à son tour, me demande mon avis.

L'état général est satisfaisant. Il existe encore un certain degré de faiblesse des membres inférieurs, avec besoins impérieux d'uriner.

Quand le malade fléchit fortement la tête sur le thorax, il ressent immédiatement une sensation marquée d'engourdissement dans les membres inférieurs. Le réflexe rotulien est normal à gauche, un peu diminué à droite; les réflexes olécraniens sont normaux; crampes et fourmillements dans le bras droit; pas de troubles pupillaires.

En présence de ces phénomènes et en tenant compte du passé, quel diagnostic porter chez ce malade? J'avoue que la première fois que je le vis, je fus fort embarrassé : il n'était pas douteux qu'il existât une lésion bulbaire, mais quelle en était la nature? Je pensai d'abord à une paralysie diphtérique, étant donné la paralysie partielle du voile du palais, la diplopie et surtout l'amélioration progressive qui s'était montrée. Mais ce diagnostic ne me satisfaisait pas, il avait contre lui l'incontinence d'*urine*, sans compter l'absence de toute angine antérieure.

Je demandai à revoir une deuxième fois le sujet, et au cours de mon examen, en passant en revue les diverses médications qui avaient été prescrites, mon attention fut attirée par ce fait que la seule qui se fût montrée efficace n'était autre que la médication iodurée. Je pensai alors à la syphilis : interrogé dans ce sens, le malade me répondit qu'il n'avait jamais eu qu'un rapport sexuel, lequel n'avait été suivi d'aucun accident vénérien.

Je cherchai alors la syphilis héréditaire. Les renseignements que me fournit ce jeune garçon de dix-neuf ans, assez mal préparé pour me répondre, furent alors les suivants. La première grossesse de sa mère fut suivie d'une fausse couche ; elle eut trois autres fausses couches qui survinrent après les trois ou quatre premiers enfants, qui sont au nombre de sept, bien portants, le malade étant le troisième. Il avait marché à treize mois, et, à cette époque, avait eu des crises convulsives qui, se prolongeant pendant trois jours, auraient constitué une sorte d'état de mal : jamais d'éruptions cutanées, d'affections oculaires ou auriculaires, ayant au moins laissé des traces appréciables.

Mais il existait des lésions dentaires que M. le professeur Fournier, auquel je présentai ce malade, n'hésita pas à attribuer à la syphilis héréditaire. A la mâchoire supérieure, on note un sillon profond transversal des deux molaires moyennes des deux côtés, avec atrophie de la moitié inférieure de la dent : atrophie cuspidienne des deux canines supérieures. En bas, les trois premières molaires et les deux incisives du côté gauche sont le siège d'atrophie, de sclérose et d'érosions.

La lésion bulbo-spinale devait donc être attribuée à la syphilis héréditaire; l'amélioration si considérable obtenue à l'aide de l'iodure de potassium corroborait cette interprétation.

Aussi le malade fut-il soumis immédiatement à un traitement spécifique énergique, qui ne tarda pas à faire disparaître tous les accidents (juin 1892).

Mais sachez, si je ne vous l'ai déjà dit, que la syphilis

héréditaire, au moins lorsqu'elle porte ses coups du côté de la moelle épinière, est encore plus souvent coutumière des récidives que la syphilis acquise. Jusqu'au mois de juillet 1894, le sujet suivit régulièrement des traitements espacés et resta bien portant. Au mois d'août, il se considérait comme guéri, lorsqu'il ressentit de nouveau, assez soudainement, une grande faiblesse dans ses membres inférieurs, qui le força à garder le lit pendant huit jours; il avait des fourmillements dans les pieds, surtout lorsqu'il fléchissait la tête avec force; il s'y joignait d'impérieux besoins d'uriner. Sous l'influence du traitement, au bout d'un mois, il pouvait reprendre ses occupations.

Depuis six ans que je soigne ce malade, j'ai déjà noté trois récidives de son mal, toutes les trois rétrocédant sous l'influence du mercure et de l'iodure de potassium; la troisième, toute récente, a été traînante, la guérison s'est fait attendre. Il a, de plus, présenté de l'albumine, qui a disparu aussi de par la médication spécifique. Je note, en passant, avoir plusieurs fois observé la coïncidence de la néphrite spécifique chez les malades atteints de syphilis héréditaire de la moelle suivis pendant plusieurs années. Enfin, entre temps, j'ai pu voir un de ses frères, qui a été atteint d'une névrite rétro-bulbaire, diagnostiquée syphilitique et traitée comme telle par un oculiste distingué. Ce frère, moins âgé que lui, n'a aucun des stigmates dystrophiques de l'hérédo-syphilis; chez lui, en particulier, les dents sont remarquablement saines.

Vous voyez par quelles péripéties a passé le diagnostic chez ce malade, qui, en somme, doit au mercure et à l'iodure de ne pas être impotent des quatre membres. Évidemment il n'y avait qu'à chercher pour trouver; mais, je le répète, en ce qui regarde la syphilis héréditaire de la moelle, nous sommes encore, aujourd'hui, à une période de son histoire où sa notion s'impose si peu qu'on passe bien souvent à côté d'elle sans même penser à la découvrir.

Le deuxième cas que je désire vous exposer est au

moins aussi intéressant que le précédent : la syphilis se manifesta à trente-cinq ans, ce qui constitue une date d'apparition très tardive dans l'espèce. Enfin, elle affecta la queue de cheval, localisation très rare, même dans la syphilis acquise. De ce fait, le traitement permit la guérison complète des accidents nerveux, ce qui s'observe rarement dans la syphilis de la moelle proprement dite, les lésions de la queue de cheval se comportant comme celles des nerfs périphériques, c'est-à-dire étant susceptibles d'une entière régénération. J'insisterai surtout encore sur les difficultés que rencontra le diagnostic.

Au mois de mai 1895, j'étais mandé en consultation près d'une dame de trente-cinq ans, assez grande et bien constituée, qui se plaignait d'une difficulté très marquée de la marche. Elle me raconta qu'au mois de janvier de la même année ses membres inférieurs étaient devenus le siège de phénomènes inusités. Il lui semblait que ses pieds s'enfonçaient dans le sol, ou mieux qu'un tapis moelleux s'interposait entre le sol et ses pieds. Ceux-ci étaient engourdis, moins sensibles que d'ordinaire à la piqûre. En même temps se montraient des douleurs sourdes dans la région lombo-sacrée. Elle avait d'ailleurs ressenti déjà ces douleurs au mois d'août 1894, étant aux bains de mer; mais elle n'y avait pas attaché d'importance, celles-ci ayant rapidement disparu. Du reste, tous les phénomènes qu'elle éprouva pour la seconde fois, en janvier 1895, ne durèrent pas plus de huit jours.

Le 11 mars 1895, les douleurs de la région lombo-sacrée revinrent plus vives, et avec elles l'engourdissement des pieds se montra plus accentué; il lui semblait qu'en marchant elle posait les pieds dans le vide, ce qui rendait la locomotion hésitante et difficile.

A partir de cette époque, l'état morbide s'aggrava rapidement : toutefois, les douleurs de la région lombo-sacrée s'amoindrirent sous l'influence de douches chaudes et de l'application de pointes de feu.

Lorsque je vis cette dame pour la première fois, en consultation avec son médecin habituel, M. le Dr B..., au mois de mai 1895, je constatai l'état suivant : Mme X... se plaint d'une grande difficulté pour marcher; depuis plusieurs mois déjà, non seulement la course est devenue impossible, mais la malade doit encore s'observer lorsqu'elle veut faire quelques pas. Dans la station debout, elle garde avec peine l'équilibre, car ses pieds sentent mal le sol; il lui est impossible, dit-elle, de faire un pas plus vite l'un que l'autre.

Les sensations d'engourdissement qu'elle éprouve dans les membres inférieurs sont encore plus marquées du côté des fesses. Si elle se place sur une chaise, elle n'a pour ainsi dire pas la sensation d'être assise. Dans cette situation, si elle ferme les yeux, elle manque d'équilibre et se renverse en arrière; il lui semble, dit-elle, être assise sur un ballon gonflé. Elle ne sait pas, en outre, où elle place ses jambes quand elle les remue.

Cet engourdissement devient de l'insensibilité presque complète au pourtour de l'anus, du périnée et au niveau des parties génitales externes. Elle ne sent pas la canule d'un irrigateur ou d'un injecteur vaginal; il lui semble que ces objets pénètrent dans un canal feutré, insensible, elle ne peut en apprécier les dimensions; les sensations voluptueuses ont disparu.

Elle a perdu toute notion d'aller à la garde-robe; lorsqu'elle se place sur le vase, elle est obligée de vérifier, *de visu,* si la défécation a eu lieu; elle est obligée de prendre de grandes précautions pour ne pas avoir des selles involontaires. De même, elle n'a pas conscience du passage de l'urine, bien que parfois les besoins soient impérieux et nécessitent une satisfaction immédiate.

En dehors de cette bande d'anesthésie presque absolue, qui englobe les organes génitaux externes, le périnée et le pourtour de l'anus, et de l'hypoesthésie des fesses, de la sensation moins marquée d'engourdissement des membres inférieurs, on constate que les muscles des cuisses et des jambes ont conservé leur volume normal.

Les réflexes rotuliens sont très forts, surtout à gauche, où il existe un léger degré de trépidation spinale ; signe de Romberg, les pieds joints, les yeux fermés. Rien du côté des membres supérieurs, les pupilles sont normales.

En présence de la localisation si exacte de l'anesthésie, il n'était pas difficile de diagnostiquer une lésion des racines inférieures de la moelle ou du cône terminal ; les *nerfs de la queue de cheval* étaient presque exclusivement intéressés par le processus.

Mais quelle était la nature de la lésion? Il fallait éliminer une affection traumatique, la malade n'ayant pas fait de chute sur le siège ; le canal vertébral osseux semblait sain, car la palpation et la percussion des vertèbres lombo-sacrées ne décelaient l'existence d'aucun point douloureux, ne révélaient aucune déformation locale.

L'hypothèse de la syphilis se présenta alors à notre esprit, et, comme le mari de Mme X... avait autrefois pris de l'iodure de potassium, nous pensâmes qu'il avait pu contagionner sa femme, bien que celle-ci n'eût pas fait de fausses couches, qu'elle eût un fils de treize ans bien portant, qu'elle niât avoir jamais eu d'accidents spécifiques. En conséquence, nous prescrivîmes le traitement spécifique, comportant, par jour, deux pilules de Dupuytren et 4 grammes d'iodure de potassium.

Je me souviens encore qu'en quittant cette malade ma conviction était loin d'être faite, et que je ne comptais guère sur l'efficacité du traitement que nous avions prescrit.

Aussi, quand je revins chez elle pour la seconde fois, à la fin du mois de juin 1895, je fus fort surpris de voir mon confrère m'accueillir avec le sourire avant-coureur des heureuses nouvelles. Je constatai avec lui que les phénomènes que je vous ai exposés s'étaient considérablement améliorés ; non seulement la marche était redevenue possible, mais encore la malade était capable de courir après un omnibus. La sensation pénible d'anesthésie, comparée par elle à la gêne déterminée par la garniture chez une femme qui a ses règles, avait beaucoup diminué; désormais elle avait la possibilité de contrôler, sans le secours de la vue, l'émission des urines et des matières fécales; le réflexe rotulien était normal à droite, toujours un peu fort à gauche, mais la trépidation spinale avait disparu. La malade se considérait comme presque entièrement guérie; d'impotente qu'elle était, elle pouvait désormais presque complètement vaquer à toutes ses occupations.

Toutefois, notre diagnostic de syphilis devait subir un nouvel assaut. Son mari, quoique enchanté du résultat obtenu, tenait à se laver du soupçon de syphilis qu'il ne méritait pas, disait-il. Il avait recherché ses anciennes ordonnances et nous prouva que, s'il avait autrefois absorbé de l'iodure de potassium, c'était à petites doses et pour remédier à des accidents cardio-pulmonaires qui n'avaient rien à voir avec la vérole. Et pourtant celle-ci était bien en cause, puisque le traitement spécifique avait si merveilleusement agi.

Nous en étions là de nos recherches, un peu déçus dans notre espoir d'avoir trouvé la cause réelle de ces accidents. C'est alors que nous pensâmes à la syphilis héréditaire. La mère de la malade, interrogée, nous dit qu'elle avait toujours été bien portante. Jamais de fausses couches; elle n'a eu qu'un enfant — notre cliente — après cinq ans de mariage. Son mari est mort à cinquante-quatre ans, d'une affection chronique des voies respiratoires; sa santé avait toujours été chancelante.

Les signes de présomption en faveur de la syphilis héréditaire faisaient donc presque complètement défaut. Il n'en était pas de même, toutefois, de certains signes constituant une presque certitude: L'examen des dents, par lequel nous aurions dû commencer nos investigations, était des plus probants dans l'espèce. Les incisives latérales supérieures et inférieures sont striées, déformées; leur bord libre est érodé; les deux incisives médianes supérieures présentent l'échancrure d'Hutchinson, les canines sont atrophiées; de même, la première grosse molaire supérieure des deux côtés présente de l'atrophie cuspidienne.

Le doute n'était plus possible, le traitement fut activement poussé. Toutefois, ce n'est qu'après l'avoir renouvelé à plusieurs reprises que la maladie put être considérée, au mois de décembre 1895, comme définitivement enrayée, sinon guérie.

Depuis 1895, notre malade ayant négligé de se soigner, son affection récidiva à deux reprises, mais d'une façon peu sévère : aux deux fois, le traitement spécifique mit obstacle à l'évolution des accidents. J'ai pu la voir récemment, la marche est tout à fait satisfaisante; j'espère qu'elle saura, par un traitement préventif, éviter de nouvelles récidives.

Vous avez pu voir, par ces deux exemples, les hésitations par lesquelles le médecin peut passer lorsqu'il est assez heureux pour porter justement le diagnostic de syphilis héréditaire de la moelle ; je dis assez heureux, car, pour ma part, je suis persuadé que nombre de ces cas sont méconnus, non pas que l'affection ne soit facilement rattachée à l'axe spinal, étant donné la physionomie si spéciale des myélites, mais bien parce qu'en présence d'une dénégation du sujet, en ce qui regarde la syphilis acquise, on ne songe que rarement à incriminer la syphilis héréditaire. N'oubliez donc pas de chercher de ce côté, et même, dans les cas douteux, n'hésitez pas à prescrire le traitement spécifique.

III

Ces dernières considérations me conduisent tout naturellement à vous exposer la *thérapeutique* commune aux myélites syphilitiques, tant acquises qu'héréditaires, et, pour ce faire, je crois utile de m'écarter un peu du plan que j'ai suivi dans la description clinique de ces affections.

J'envisagerai d'abord le type de beaucoup le plus souvent observé, la paraplégie syphilitique commune, accompagnée ou non des troubles de la sensibilité subjective et objective, qui appartiennent particulièrement au tabes spasmodique douloureux sur lequel j'ai appelé particulièrement votre attention. Dans ces deux formes, le traitement reste le même.

Les malades qui en sont affectés, et que vous rencontrerez si fréquemment dans les hôpitaux ou à la ville, ont presque toujours été traités, et pourtant il semble que leur maladie n'ait pas cessé d'évoluer vers la rigidité spasmodique qui les rendra définitivement impotents. Bien que l'influence de la syphilis soit hors de doute dans la genèse de l'affection, est-ce que le traitement serait impuissant à en conjurer les progrès? Je ne le crois pas, pour ma part, et j'estime que si tant de paraplégiques syphilitiques incurables peuplent les hospices, c'est qu'ils ont été insuffisamment traités, et surtout que la thérapeutique n'a pas été mise en œuvre en temps utile. Que voulez-vous, en effet, que fassent le mercure et l'iodure contre une cicatrice scléreuse, contre les dégénérescences descendantes secondaires que celle-ci tient sous sa dépendance?

Mon impression, très sincère, basée sur des faits personnels suivis pendant des années, est qu'il en serait tout autrement si le traitement était institué dès le début, dès l'apparition des accidents médullaires.

Malheureusement, dans la grande majorité des cas, il n'en est pas ainsi, et cela tient à deux causes, pour ce qui est de la paraplégie syphilitique en particulier; je les ai déjà esquissés devant vous, mais je n'hésite pas à vous les signaler à nouveau, tant j'estime qu'elles sont importantes à connaître.

En premier lieu, la période prémonitoire de cette forme clinique est presque toujours insidieuse, et les malades négligents ne viennent guère consulter que lorsqu'un symptôme alarmant, l'incontinence nocturne d'urine, par exemple, les a légitimement effrayés. Comme la marche n'est que peu entravée au début, c'est uniquement lorsqu'ils sentent les membres inférieurs très lourds et presque impotents qu'ils songent à réclamer des soins médicaux. Or, à cette epoque, il existe très souvent déjà de la trépidation spinale, et les dégénérescences secondaires ont eu le temps de s'effectuer.

Ou bien encore, il faut le dire, et c'est la deuxième cause que j'invoquais, les malades se sont rendus chez le médecin ; mais celui-ci, peu au courant des manifestations discrètes au début de la syphilis médullaire, n'a pas pris garde à ces sensations d'engourdissement, de fourmillements éprouvés par des malades qui se plaignent d'une certaine difficulté de la marche, alors que la force musculaire, conservée dans les membres inférieurs, semble rendre leurs allégations au moins problématiques.

Croyez-m'en, si vous avez des syphilitiques dans votre clientèle, lorsqu'ils viendront de temps en temps vous consulter et vous demander s'il ne serait pas bon de reprendre le traitement, ne vous bornez pas, ainsi qu'on le fait très généralement, à inspecter leur gorge ou leur tégument cutané, pour voir s'il ne s'y trouve pas quelque lésion en activité. Percutez leurs réflexes rotuliens, il vous arrivera plus souvent que vous ne pourriez le croire de les trouver exagérés; demandez alors s'il n'existe pas une sensation anormale de lassitude après une station debout un peu prolongée, si la course n'est pas difficile, si la miction ne nécessite pas des efforts.

Et si vous relevez quelques-uns de ces symptômes dont le malade oubliait même de vous parler, intervenez activement, vous ferez de bonne et utile besogne, vous couperez en herbe des myélites qui allaient évoluer dans le sens spasmodique.

J'ai conscience, pour ma part, d'avoir de cette façon, au moins chez trois malades, évité le développement d'une paraplégie : chez l'un d'eux, il existait déjà de la tendance à la trépidation épileptoïde, qui disparut à la suite d'un traitement rigoureux. Je les soigne depuis cinq et six ans : depuis deux ans déjà j'ai pu leur affirmer que leur affection spinale était définitivement enrayée. Je ne puis supposer qu'il s'est agi, dans ces cas, de ces améliorations spontanées qui ne sont pas exceptionnelles, d'ailleurs, au cours de la paraplégie syphilitique commune; l'évolution de la paraplégie s'est trop brusquement arrêtée sous l'influence du traitement spécifique pour que je ne fasse pas à celui-ci tous les honneurs de la guérison.

*
* *

Quel sera donc le traitement?

Étant donné qu'il devra toujours être prolongé, vous aurez, autant que possible, recours, pour le mercure, aux moyens d'administration externe. Outre que l'absorption par la voie cutanée est, je le crois, plus régulière, plus complète, partant plus efficace que par la voie buccale, elle sauvegarde l'intégrité des fonctions digestives, que vous devrez conserver aussi satisfaisantes que possible pour l'administration de l'iodure de potassium. Car qui dit syphilis du système nerveux dit traitement mixte, et le mercure, dans ces cas, devra toujours être employé, quelle que soit la date de l'infection, concurremment avec l'iodure. C'est le principe expressément formulé par M. le professeur Fournier; son application doit régler votre ligne de conduite.

Deux procédés d'administration du traitement externe sont à votre disposition : les frictions et les injections sous-cutanées. Auquel des deux donnerez-vous la préférence?

Ici, il faut distinguer. Dans les manifestations médullaires que vous jugerez devoir nécessiter un traitement prolongé, dans lesquelles l'urgence n'est pas absolue comme dans les paraplégies aiguës, sur lesquelles je reviendrai d'ailleurs, donnez la préférence aux frictions, surtout si la maladie est à son début, s'il n'y a pas un intérêt capital à intervenir très rapidement en présence d'un symptôme alarmant. C'est le caractère d'urgence immédiate qui doit vous décider à adopter l'un ou l'autre des procédés.

Faites exécuter, en règle générale, une série quotidienne de vingt frictions d'onguent mercuriel double à la dose de 4 grammes pour un adulte, et indiquez bien au malade quelle technique il devra suivre. J'évite, pour ma part, de faire les frictions au pli de l'aine, sous les aisselles, l'absorption trop rapide produisant assez souvent une stomatite qui force à interrompre le traitement. D'autre part, il est difficile de débarrasser les poils de l'onguent qui s'y est attaché, et on risque de déterminer ainsi des érythèmes par irritation cutanée.

Je préfère de beaucoup la friction au niveau d'un pli articulaire, pli du coude ou creux du jarret. Un jour au jarret droit; le lendemain au jarret gauche; le troisième jour à la saignée droite; le quatrième jour à la saignée gauche. Le cinquième jour, vous pourrez faire de nouveau la friction au jarret droit, en suivant ultérieurement la même route et en observant quelques règles de propreté que je vais vous indiquer.

Pour exécuter la friction, faites placer une certaine quantité de la dose de 4 grammes d'onguent double que vous avez prescrite sur un carré de drap suffisant pour envelopper, une fois la friction terminée, la région sur laquelle celle-ci aura porté. On frictionnera assez fortement la peau, en reprenant de temps en temps une petite dose d'onguent, de façon à ne pas se borner à enduire les téguments, mais à frotter presque « à siccité », suivant l'expression de M. le professeur Fournier. La durée de l'opération, pour 4 grammes d'onguent napolitain, sera de huit à dix minutes environ.

Une fois la friction terminée, le carré de drap sera maintenu en place recouvert d'une couche d'ouate par une serviette, un mouchoir ou une bande roulée autour du membre. La friction sera faite le soir au coucher, et le malade dormira toute la nuit avec cet appareil rudimentaire. J'estime, empiriquement peut-être, que la sudation locale, qui ne manque pas de se produire dans ces conditions, favorise l'absorption plus complète du mercure. Le lendemain matin, en faisant sa toilette, le malade enlèvera le pansement et fera localement une lotion savonneuse tiède; de cette façon, il ne restera rien de la pommade, et il évitera l'irritation cutanée; il poudrera légèrement s'il est nécessaire. Les jours suivants, il recommencera dans une autre région, de la même manière, en ayant soin, de temps en temps, de changer le linge de laine qui retient une certaine quantité d'onguent, dont l'altération pourrait être la source d'érythèmes locaux.

Après les vingt frictions, huit à dix jours de repos, puis vingt frictions nouvelles s'il n'y a pas de tendance à la stomatite. Celle-ci est rare dans ces conditions ; pour ma part, je n'emploie jamais, dans le but de la prévenir, le chlorate de potasse; à l'intérieur, c'est un débilitant; localement je lui préfère des soins minutieux de propreté de la bouche, deux ou trois rinçages par jour des gencives avec l'eau boriquée additionnée de quelques gouttes d'eau dentifrice aromatique.

Quant à l'iodure de potassium, M. le professeur Fournier, dont je suis la pratique, l'administre concurremment avec le mercure, mais sans en cesser l'emploi pendant les huit jours de repos, c'est-à-dire pendant cinquante jours environ. Ne croyez pas que les doses massives soient ici indispensables. Évidemment, il faut tenir compte des idiosyncrasies : tel malade est intoxiqué avec 1 gramme, chez tel autre 4 et 5 grammes ne produisent pas le moindre inconvénient. D'une façon générale, donnez 3 à 4 grammes par jour pendant dix jours, soit trois à quatre cuillerées à soupe d'une solution de 30 grammes d'iodure dans 500 grammes d'eau distillée; le dixième jour, portez à 4 ou 5 grammes pendant dix jours encore; puis à 5 ou 6 grammes pendant le reste du traitement, si ces doses sont tolérées.

*
* *

Après cinquante jours d'une thérapeutique ainsi poursuivie, laissez, quoi qu'il existe, reposer votre malade pendant un mois; s'il y a urgence, limitez le repos à quinze jours : recommencez alors un nouveau traitement de quarante ou cinquante jours sur les mêmes bases.

Guidez-vous ensuite sur la rétrocession ou la persistance des manifestations nerveuses et aussi sur l'état général du sujet. Si la tolérance est suffisante, dans la paraplégie syphilitique commune, faites faire quatre ou cinq traitements de cet ordre la première année, trois la deuxième, sinon quatre, de même pour la troisième année. Il est difficile, vous le comprenez, de mettre cette pratique en formules invariables, mais ayez toujours présent à l'esprit qu'aux affections syphilitiques de la moelle, quelles qu'elles soient, il faut opposer des traitements énergiques et longtemps prolongés.

Dans l'intervalle des périodes actives de traitement, tonifiez le malade par le fer et les amers, prescrivez l'hydrothérapie froide, la douche en jet brisé de courte durée (huit à dix secondes), en évitant de percuter avec force les membres inférieurs, par crainte de déterminer de la contracture. Les bains d'eau de mer chaude en baignoire et, d'une façon générale, toutes les eaux chlorurées sodiques seront des adjuvants favorables. Mais rappelez-vous aussi qu'une saison dans une station thermale n'est pas indispensable, que le déplacement qu'elle occasionne peut être une cause de fatigue grave pour votre malade. Un long trajet en chemin de fer augmente la rétention d'urine et exalte la tonicité musculaire déjà beaucoup trop exagérée. Dans le même ordre d'idées, proscrivez la station debout, les marches trop longtemps prolongées. Rappelez-vous que les massages des membres inférieurs sont nuisibles, la malaxation des muscles provoquant la trépidation spinale.

Vous vous êtes étonnés déjà, peut-être, que je n'aie pas préconisé une cure dans ces stations sulfureuses où l'on ferait, dit-on, supporter aux malades des doses extraordinairement élevées de mercure. Je crois qu'aux eaux sulfureuses, pas plus qu'ailleurs, on ne peut faire absorber une dose d'hydrargyre incompatible avec la tolérance de l'organisme. M. Cathelineau me semble, en effet, avoir démontré par des expériences précises (1) que, si dans les stations sulfureuses les malades supportent impunément 10 à 15 grammes d'onguent double en frictions quotidiennes, c'est que l'hydrogène sulfuré qui se dégage des eaux transforme le mercure métallique incorporé à la vaseline ou à l'axonge étendue sur la peau en sulfure noir d'hydrargyre parfaitement inabsorbable. Point n'est besoin d'aller à Aix-la-Chapelle, où l'on affaiblit, en outre, les malades, par des sudations répétées, pour obtenir de tels résultats. Tenez-vous-en donc aux doses moyennes de 4 grammes et faites faire à domicile un traitement que vous surveillerez vous-même. Votre grande préoccupation, vous le savez, en dehors de l'application régulière du traitement spécifique, est d'éviter à vos malades les fatigues intempestives; ils ne sauraient être mieux que chez eux ou dans une maison de santé où vous pourrez surveiller l'exécution rigoureuse de vos prescriptions.

La thérapeutique que je viens de formuler devant vous est surtout indiquée, je vous l'ai dit, dans les myélites à évolution chronique d'emblée; j'estime que, bien appliquée, elle produira toujours de bons résultats, surtout si vous avez pu intervenir au début de l'affection médullaire. Le traitement que je vais vous faire connaître maintenant

(1) *Arch. de méd.*, 1894.

s'adresse particulièrement aux syphilis malignes précoces cérébro-spinales, aux formes aiguës de la paraplégie syphylitique, aux épisodes parfois aigus des myélites chroniques : en un mot, c'est un traitement d'urgence qui diffère surtout du précédent en ce sens qu'aux frictions vous substituerez, d'une façon générale, les injections sous-cutanées de sels mercuriels.

Parmi tous les procédés d'administration du mercure, les injections sous-cutanées possèdent, certainement, l'action la plus prompte, la plus sûre, la plus énergique, et j'ajoute la plus régulière. Si on ne les emploie pas plus souvent, c'est qu'à mon avis elles présentent des inconvénients que vous prévoyez déjà et sur lesquels je vais bientôt revenir.

Quels sels mercuriels injectables conseillerez-vous? Lesquels faudra-t-il rejeter? Pour ma part, je proscris l'emploi des injections sous-cutanées de calomel, aujourd'hui très en vogue, à la dose de 5 centigrammes pour 1 centimètre cube de vaseline. Ces injections jouiraient d'une action puissante; de plus, elles ont cet avantage qu'il ne faut les renouveler qu'assez rarement, tous les quatre ou cinq jours. Je n'ai jamais remarqué, quant à moi, qu'elles fussent particulièrement efficaces dans le traitement des myélites syphilitiques; par contre, je les ai toujours vues très douloureuses. J'estime, il est vrai, et c'est là un fait d'expérience, que dans les paraplégies syphilitiques les injections faites au lieu d'élection, c'est-à-dire dans l'espace rétro-trochantérien, sont toujours plus difficilement supportées que lorsqu'il s'agit de syphilis à déterminations cutanées, par exemple. Cela tient-il à ce que les filets nerveux des tissus réagissent plus douloureusement que d'ordinaire au contact du liquide injecté, parce que la moelle dont ils émanent est touchée par la maladie, je n'en sais rien; mais, quelle que soit l'interprétation que vous adopterez, le fait existe. Cela ne doit pas, cependant, vous faire rejeter systématiquement l'emploi des injections sous-cutanées, mais vous engager à choisir parmi les divers sels usités la préparation qui est la mieux tolérée.

Je me sers habituellement de la solution de peptonate de mercure ammonique (formule de Delpech) que vous trouverez toute préparée dans le commerce et qui renferme environ, par seringue de 1 centimètre cube, 10 milligrammes de sublimé associé à la peptone. Vous pourrez employer aussi la préparation préconisée par M. le professeur Panas, consistant en 4 milligrammes de biiodure de mercure dans 1 centimètre cube d'huile stérilisée. De l'une ou l'autre de ces deux préparations, faites, en général, une injection de 1 centimètre cube par jour, deux dans les cas de grande urgence. L'injection, vous le savez, doit être profonde, intra-musculaire. Vous vous servirez d'une seringue stérilisable et d'une aiguille de platine que vous flamberez, puis tremperez dans l'huile phéniquée au quinzième, afin de faciliter son glissement. Vous aurez eu soin de désinfecter localement la peau avec un bourdonnet de coton hydrophile trempé dans la liqueur de van Swieten.

Faites les injections, je vous l'ai dit, dans l'espace rétro-trochantérien en empiétant à chaque fois sur la fesse, alternativement d'un côté et de l'autre; évitez surtout d'injecter à nouveau dans une région qui aura déjà reçu précédemment le liquide mercuriel, vous ne manqueriez pas de provoquer des douleurs et des indurations locales. Procédez avec attention sous ce rapport; ne disséminez pas trop vos piqûres cependant, car vous vous rappellerez que vous êtes en présence d'affections où le traitement doit être de longue durée, et la place favorable aux injections n'est pas illimitée.

Il arrive parfois que les injections ne provoquent aucune douleur, sont à peine senties. Cela se produit lorsque, par le fait de la myélite, il existe de l'anesthésie localisée ou généralisée du segment inférieur du tronc et des membres inférieurs. Évidemment, cette anesthésie est favorable dans l'espèce, en tant qu'elle évite les douleurs. Mais vous vous souviendrez aussi que l'abolition de la sensibilité des tissus cutanés et profonds est surtout l'apanage des myélites aiguës, et que, lorsqu'elle est très marquée, elle prélude souvent à l'apparition d'escrares des régions sacrées et trochantériennes. Je crois que pratiquer des injections de liquides irritants dans des tissus ainsi modifiés, c'est non seulement risquer que l'absorption en soit défectueuse, mais encore s'exposer à favoriser l'apparition des troubles trophiques. Faites donc les injections, en pareille occurrence, dans la région inter-scapulaire, ou, mieux, employez les frictions mercurielles, ou administrez le mercure à l'intérieur à la dose quotidienne d'une ou deux pilules de sublimé, de 1 centigramme chacune, associé à l'extrait thébaïque (pilules de Dupuytren) ou de pilules de biiodure ioduré (formule Gibert).

Si les inconvénients que je viens de vous signaler ne sont pas à redouter, agissez comme avec les frictions mercurielles, faites une série de quinze ou vingt piqûres, suivant la gravité du cas, laissez le malade se reposer huit ou dix jours et faites une nouvelle série de 20 injections. Pendant toute cette période, sans interruption, administrez comme devant l'iodure de potassium aux doses tolérées de 3, 4, 5 ou 6 grammes par jour.

A propos de ce dernier, dans les cas de syphilis cérébro-spinale, par exemple, où vous pourrez vous trouver en présence d'un ictus apoplectique, pendant la durée duquel l'absorption de l'iodure par la bouche est difficile, sinon impossible, n'hésitez pas à recourir à l'administration sous-cutanée de ce sel. Celle-ci est beaucoup plus facile qu'on ne le croit communément. J'ai démontré, en 1882 (Soc. de biologie), que les injections sous-cutanées d'iodure de potassium, à la dose relativement élevée de 50 centigrammes pour 1 centimètre cube d'eau distillée, étaient parfaitement tolérées. Ayez une seringue d'une contenance de 2 centimètres cubes et injectez à la fois 1 gramme d'iodure. Faites ainsi 3 ou 4 injections par jour, ou davantage si votre solution est plus diluée, joignez-y une injection mercurielle. La place ne vous fera pas défaut, car si la mort ne survient pas, le coma ne se prolongera guère au delà de deux ou trois jours, et au réveil vous pourrez toujours abandonner la voie cutanée pour la voie stomacale. Je préfère, pour ma part, de beaucoup cette pratique à celle singulièrement plus infidèle des lavements médicamenteux qui sont rarement gardés, au moins en totalité. Inspirez-vous donc des circonstances, mais ne négligez pas ce moyen de traitement qui, dans les cas d'extrême urgence, vous rendra, j'en ai fait l'expérience, des services signalés.

*
* *

Les myélites syphilitiques, quelque forme qu'elles revêtent, nécessitent toujours, je vous l'ai dit, un traitement de longue durée et des séries successives de frictions ou d'injections sous-cutanées. Ces dernières, en particulier, peuvent laisser après elles des indurations qui limiteront la place où vous devrez les faire à nouveau. Employez donc, lors d'un premier traitement, par exemple, les piqûres; lors d'un second, les frictions. Ou bien alternez avec les pilules de biiodure à la dose de 2 à 4 par jour; continuez sans interruption, cette fois, pendant trente ou quarante jours, concurremment avec l'iodure de potassium.

Rappelez-vous à ce sujet que, chez le même malade, les frictions, les injections sous-cutanées ou les pilules, même à doses équivalentes de mercure, ne produisent pas toujours des effets curatifs analogues. Je soigne, depuis plusieurs années, avec M. le professeur Fournier, pour une syphilis récidivante à forme cérébro-spinale, une dame, chez laquelle les frictions, les pilules de sublimé restent constamment inefficaces, alors que les injections de peptonate de mercure sont pour ainsi dire souveraines, au moins momentanément, car l'affection ne tarde pas à se montrer de nouveau agressive lorsque le sujet n'est plus sous leur influence. J'ai essayé chez cette personne bien des préparations mercurielles administrées par la voie stomacale; le sirop de Gibert, seul, à la dose de deux cuillerées à soupe par jour, c'est-à-dire le biiodure associé à l'iodure de potassium, s'est montré relativement utile, mais à un degré beaucoup moindre toutefois que les injections de peptonate. Les piqûres de calomel n'ont pas été tolérées. N'hésitez donc pas à modifier vos moyens thérapeutiques, si le succès ne répond pas à votre attente, car vous rencontrerez souvent des idiosyncrasies que vous constaterez beaucoup mieux que vous ne sauriez les expliquer.

*
* *

J'en ai fini avec la thérapeutique proprement dite des myélites syphilitiques; je tiens cependant à compléter mon exposé par quelques considérations qui pourront avoir leur utilité, je l'espère. Dans les formes flasques, de toutes les plus rares, vous retirerez quelques bénéfices de l'électricité faradique, qui fait contracter les muscles que la paralysie rend inertes. Mais l'action électrique est ici purement palliative, elle n'atteint pas le mal à sa source, son usage reste donc très limité.

Dans les myélites spasmodiques, l'électricité faradique serait nuisible : elle augmenterait la tonicité déjà trop exagérée des muscles et pourrait provoquer la rigidité des membres. Par contre, l'électricité galvanique, les courants continus me paraissent tout indiqués : appliquez le pôle positif sur la région dorso-lombaire, sous forme d'une large plaque mouillée de 10 à 15 centimètres carrés, et promenez le pôle négatif sous forme d'une autre plaque également humide sur les membres en voie de paralysie. Faites ainsi deux séance quotidiennes d'une heure de durée en employant un potentiel qui variera suivant la susceptibilité des sujets et leur résistance au courant électrique. Je dois avouer cependant que l'électricité galvanique se montrera surtout efficace lorsqu'il existera de l'atrophie musculaire, et celle-ci est rare, en réalité, dans les formes de myélites les plus communément observées. L'électricité en matière de déterminations nerveuses de la syphilis a donc un emploi assez restreint. Cependant elle reste le traitement de choix dans les polynévrites, où vous userez des courants continus de la façon que je viens de vous indiquer en faisant de longues séances quotidiennes dont vous retirerez les plus grands bénéfices. Au cours de son application, faites de temps en temps des interruptions qui exciteront la contractilité musculaire, sans nuire à l'action trophique du courant. Dans ces cas, l'examen électrique des muscles s'impose préalablement à toute intervention, ses résultats vous guideront dans le choix des divers modes d'application.

Vous serez encore autorisés, dans les myélites, tant aiguës que chroniques, à faire de la révulsion le long de la colonne vertébrale, au niveau du siège supposé des lésions. Autrefois, on attachait à ce procédé de traitement une très grande importance, mais c'est un adjuvant de la thérapeutique spécifique et rien de plus. Vous en retirerez cependant quelques bénéfices, en particulier dans les formes douloureuses. La révulsion semble, en effet, chez certains malades, calmer et éloigner les crises de douleur à caractère lancinant ou fulgurant, mais son action sur la lésion elle-même me paraît assez problématique. Abstenez-vous, dans tous les cas, de l'emploi des grands cautères, leur suppuration affaiblit les malades, et la plaie peut être l'origine de complications locales. Employez de préférence les pointes de feu, appliquées en séries le long des gouttières vertébrales et non directement sur les vertèbres elles-mêmes; elles devront être guéries dans la huitaine qui suivra l'intervention. Laissez entre elles une place suffisante pour pouvoir les renouveler à plusieurs reprises. C'est en combinant, d'une façon judicieuse, ces divers moyens thérapeutiques que vous obtiendrez des résultats satisfaisants.

*
* *

Les considérations thérapeutiques que je viens de vous exposer s'appliquent plus particulièrement aux adultes. Elles ne diffèrent pas toutefois en ce qui regarde les *enfants* atteints de syphilis héréditaire congénitale ou précoce de la moelle épinière. Les doses de mercure et d'iodure devront seulement être plus modérées. Au lieu de prescrire la dose moyenne de 4 grammes d'onguent mercuriel *double* pour une friction chez un adulte, vous réduirez à 1 gramme d'onguent *simple* chez les tout petits enfants, et à 2 grammes à dater de cinq ou six ans; de même vous prescrirez 1 ou 2 grammes d'iodure en vous guidant sur les phénomènes d'intolérance.

Vous n'oublierez pas cependant que les enfants tolèrent très bien, d'une façon générale, les deux médicaments spécifiques. Chez les enfants dépourvus de dents, la gingivo-stomatite, vous le savez, n'est pas à craindre; chez les autres, lorsque la bouche est tenue dans un état d'asepsie suffisante, elle est peu fréquente. De même l'intolérance est rare en ce qui regarde l'iodure de potassium. J'ai eu tout récemment l'occasion de traiter et de guérir un enfant de six ans d'une paraplégie flasque d'origine hérédo-syphilitique; il supporta très bien plusieurs séries de vingt frictions à 2 grammes d'onguent simple, et prit par jour jusqu'à 4 grammes d'iodure de potassium dans du lait, sans autre inconvénient qu'une éruption acnéique que je calmai par l'administration parallèle du benzoate de soude à la dose de 10 centigrammes par gramme d'iodure absorbé. En surveillant attentivement l'absorption médicamenteuse, je le répète, vous aurez peu d'accidents à redouter et vous serez vous-mêmes étonnés de la tolérance que ces jeunes sujets présentent pour le mercure et l'iodure de potassium.

Bien entendu, vous agirez par séries de frictions et de prescriptions iodurées, de même que chez les adultes; vous restreindrez toutefois un peu leur durée en n'allant généralement pas au delà de quinze frictions consécutives, mais vous renouvellerez souvent la médication, vous souvenant que la syphilis héréditaire de la moelle, plus encore que la syphilis acquise du même organe, est sujette à des récidives que vous aurez tout intérêt à éviter à l'aide d'un traitement préventif.

DIXIÈME LEÇON

DIAGNOSTIC ET TRAITEMENT DE L'ATAXIE LOCOMOTRICE

Présentation d'un malade atteint d'ataxie locomotrice.
Considérations générales sur les causes et la nature du tabes.
SYMPTOMES CARDINAUX : *crises douloureuses; troubles urinaires; troubles oculaires; abolition des réflexes rotuliens; incoordination motrice.* — Troubles trophiques. — Mal perforant; arthropathies; atrophie musculaire.
DIAGNOSTIC DU TABES : Avec les névrites périphériques. — Pseudo-tabes hystérique et *neurasthénique; myélite syphilitique à forme pseudo-tabétique.*
Évolution générale du tabes.
TRAITEMENT DU TABES. — *Traitement médicamenteux.* — Hydrothérapie; électricité. — *Hygiène des tabétiques.* — Traitement des divers accidents. — Traitement hydro-minéral.
Traitement du tabes par la méthode de l'élongation de Moczutkovski.

I

Je ne crois pas que dans le cadre des maladies de la moelle épinière, il y ait une affection aussi fréquemment observée que la maladie de Duchenne (de Boulogne), l'ataxie locomotrice, le tabes, comme on dit encore aujourd'hui. Il n'en est peut-être pas aussi dont le tableau symptomatique soit plus varié, les formes cliniques plus diverses, rendant ainsi le diagnostic souvent hésitant. C'est pourquoi j'ai cru bon de vous en entretenir.

Et pourtant j'ai hésité. Je vous ait dit, en effet, au début de ces leçons, qu'elles auraient toujours une conclusion thérapeutique. Or, je me suis demandé s'il en existait réellement une pour le tabes. Vous verrez cependant qu'il est bien peu d'affections contre lesquelles on se soit autant ingénié à trouver un remède efficace, et, pour ma part, je me suis quelque peu acharné à sa cure. Cela m'a tout au moins procuré l'occasion de voir de nombreux ataxiques et me permettra, je l'espère, de vous présenter sous une formule clinique satisfaisante la symptomatologie très étendue de l'affection médullaire avant de vous exposer sa thérapeutique.

*
* *

Le sujet qui dans un instant viendra devant vous peut être considéré comme un type de tabes; au moins réalise-t-il la modalité clinique que vous rencontrerez le plus souvent. Je vous prie de bien retenir son histoire, chaque symptôme, chaque étape y a sa valeur, que je m'efforcerai bientôt de mettre en lumière.

C'est un homme de quarante-huit ans, qui exerçait autrefois la profession d'employé de commerce, de placier en marchandises. Ses antécédents héréditaires sont assez chargés ; son oncle paternel est mort dans un asile d'aliénés ; un de ses frères est épileptique.

Bien portant pendant la jeunesse et l'adolescence, il contracta à vingt-quatre ans un chancre induré suivi d'accidents cutanés qui ne laissèrent aucun doute sur leur origine syphilitique. La vérole fut d'ailleurs bénigne, car elle ne se manifesta guère ultérieurement que par une poussée de psoriasis plantaire qui céda vite aux bains locaux de sublimé; le malade semble d'ailleurs s'être assez régulièrement soigné. En dehors de quelques excès alcooliques de courte durée, je n'ai rien d'autre à noter, si ce n'est que sa profession l'oblige à faire de longues courses à pied, très fatigantes dans l'intérieur de Paris.

A trente-quatre ans, il se maria et eut deux enfants, actuellement bien portants : j'ai pu les voir, ils sont indemnes des stigmates de la syphilis héréditaire. Sa femme, qui est parfaitement constituée et paraît saine à tous les points de vue, n'a jamais fait de fausse couche.

Vers l'âge de quarante ans environ, il y a huit ans de cela, il eut une sciatique droite de moyenne intensité, qui le força à garder la chambre pendant huit à dix jours. Quand il sortit, la guérison n'était pas complète : il gardait certains élancements qui, quelques mois plus tard, se montraient également dans le membre inférieur gauche. Il n'y attacha d'ailleurs qu'une médiocre attention, étant donné que ces phénomènes douloureux n'entravaient pas ses occupations. Toutefois, il se souvient que, dès cette époque, à plusieurs reprises, mais à intervalles assez éloignés, il eut de véritables crises de douleurs, surtout à droite, qu'un médecin consulté mit simplement à l'actif de son ancienne sciatique.

Vers 1894, il avait alors quarante-quatre ans, il fut tout surpris de constater, un matin, à son réveil, qu'il avait involontairement uriné dans son lit; il attribua cet accident à ce fait que, pressé par le sommeil et très fatigué, il avait négligé d'uriner avant de se coucher. Depuis ce moment l'incontinence nocturne ne s'est pas renouvelée plus de quatre ou cinq fois, le malade, qui s'observe bien, est très affirmatif à ce sujet. Toutefois, la vessie est devenue paresseuse, la miction est difficile, laborieuse, nécessitant parfois la position assise sur les cabinets, la vessie se vide mal et en plusieurs fois; de même il existe une constipation qui ne cède qu'aux purgatifs et aux lavements. Enfin, les fonctions génésiques, autrefois plutôt exaltées, sont à peu près réduites à néant; l'appétit sexuel a beaucoup diminué, l'érection est nulle ou insuffisante.

Ce qui l'inquiète le plus et ce pourquoi surtout il est venu demander nos conseils, c'est que depuis trois ans environ il éprouve des dificultés de la marche qui vont sans cesse en augmentant et le gênent singulièrement pour exercer sa profession de placier en marchandises. Au début, ces difficultés étaient essentiellement passagères :

tout à coup, spontanément ou à l'occasion d'une douleur un peu aiguë, il sentait ses jambes fléchir, se dérober brusquement sous le poids du corps, puis tout rentrait dans l'ordre.

Mais, il y a deux ans environ, les pieds et surtout le pied droit devinrent le siège d'engourdissements qui, fugaces eux aussi, ne tardèrent pas cependant à s'installer à l'état permanent. En même temps, un durillon qu'il avait dans la tête du gros orteil gauche devint légèrement douloureux ; il se fit à son centre une petite ulcération qui guérit, puis récidiva. La marche s'en trouva d'autant entravée. D'ailleurs, ainsi qu'il le dit lui-même, il n'était plus sûr de ses jambes qui le portaient mal, surtout dans l'obscurité, frappait du talon, était obligé d'écarter largement les pieds pour conserver l'équilibre. De ce fait, il dut cesser ses courses prolongées, user beaucoup plus souvent que par le passé de cochers que d'omnibus, après lesquels il ne pouvait plus courir. En fin de compte, il sollicita et obtint de l'entreprise commerciale à laquelle il appartenait un emploi un peu plus sédentaire.

Il allait en somme tant bien que mal, plutôt mal que bien, sentant la maladie faire lentement des progrès, mais toujours affairé, ne s'attardant guère à suivre un traitement un peu prolongé, lorsqu'il y a trois mois environ, deux accidents sensiblement contemporains le forcèrent à interrompre presque complètement ses occupations.

Une après-midi, sans raison apparente, sans écart de régime intérieur, il ressentit une douleur très violente au creux épigastrique : il vomit, rendant les aliments qu'il avait pris à son déjeuner. Mais ces vomissements ne mirent pas fin à sa douleur : elle devint atroce, irradiant dans les parties latérales du thorax et de l'abdomen, provoquant de tels efforts pour vomir qu'il sortit anéanti de cette crise qui avait duré près de quarante-huit heures consécutives. Phénomène singulier, la crise finie et finie brusquement, il put presque aussitôt, malgré sa faiblesse, ingurgiter et tolérer des aliments en assez grande quantité. Dans ces trois derniers mois, il eut à subir deux autres crises de même nature.

Le deuxième phénomène qui l'inquiéta considérablement ne fut autre qu'une chute de la paupière supérieure de l'œil gauche qui depuis est resté obstinément clos. Veut-il l'ouvrir artificiellement en soulevant avec un doigt le voile palpébral, il s'aperçoit aussitôt qu'il voit double. Justement alarmé, il se rendit aux Quinze-Vingts, et l'un des médecins de cet établissement, qui reconnut bien vite la nature de son mal, voulut bien nous l'adresser, nous priant d'instituer un traitement général, de le soumettre en particulier, si nous le jugions à propos, à l'élongation de la moelle épinière.

Avant de me prononcer sur la thérapeutique à mettre en œuvre, je désire insister sur quelques points de l'histoire clinique de ce malade. Ils me serviront plus utilement qu'un exposé didactique pour préciser devant vous la symptomatologie générale de l'ataxie locomotrice, affection dont cet homme est atteint, ainsi que vous l'avez déjà deviné sans peine.

Je vous signale d'abord le sexe et l'âge de mon client. Les hommes, en effet, sont beaucoup plus souvent les victimes du tabes que les femmes. A quoi cela tient-il ? Peut-être à ce que fait la syphilis est plus fréquente dans le sexe masculin, mais ce n'est là, en somme, qu'une vue théorique sur laquelle j'aurai bientôt à m'expliquer avec vous. Faut-il incriminer les fatigues dérivant de la profession ? Cela est possible, plausible même dans ce cas particulier où le malade, pendant de longues années, a été forcé de se tenir debout, de marcher sans relâche ; mais cette influence est encore problématique ; retenons-la cependant, pour y revenir au chapitre de la thérapeutique.

Quant à son âge, l'âge moyen de la vie, quarante ans, car c'est l'époque où le tabes a débuté chez lui, c'est bien l'époque où se montre le plus souvent l'ataxie locomotrice.

Au sujet de l'âge, il est des particularités qu'il vous faut connaître, car elles vous serviront souvent pour étudier ce pronostic. Il existe des tabes à marche rapide, d'autres à allures moyennes, d'autres qui affectent une lente évolution. Or il est certain que plus le tabes débute de bonne heure, c'est-à-dire vers vingt-cinq à trente ans, époque à laquelle il est exceptionnel de l'observer, plus vite il parcourt les diverses phases de son cycle morbide. Par contre, lorsqu'il se montre vers cinquante ans, à plus forte raison après soixante, il y a bien des chances pour que non seulement son allure soit bénigne, mais encore pour que son évolution soit traînante et retardée. C'est en présence d'un cas moyen que nous nous trouvons aujourd'hui, bien que la maladie, au cours de ces trois derniers mois, ait encore accentué ses coups et que les crises gastriques, symptôme toujours sérieux, soient venues, avec le ptosis, assombrir singulièrement le pronostic.

Mais n'allons pas plus loin dans cet ordre d'idées : car il me faut encore insister sur les antécédents héréditaires et acquis de notre sujet; nous allons y trouver matière à d'intéressantes considérations.

Ce malade, vous l'avez appris, est un héréditaire nerveux : un de ses oncles paternels est mort aliéné, un de ses frères est atteint de mal comitial. D'autre part, dans ses antécédents personnels, notons, à l'exclusion presque de toute autre maladie, la syphilis, bénigne à la vérité et assez bien traitée, mais nettement confirmée.

Ceci nous conduit naturellement à nous demander à quelle source, héréditaire ou acquise, l'affection médullaire dont il souffre a puisé son origine. Le sujet, en un mot, est-il victime de son hérédité nerveuse agissant chez lui par transformation, ou bien doit-il ses souffrances à la maladie vénérienne contractée à l'âge de vingt-quatre ans?

Cette question, dogmatique en apparence, est beaucoup plus importante que vous ne le croyez peut-être au point de vue pratique, celui que je n'ai cessé d'envisager au courant de ces leçons. Elle est, en ce qui regarde le tabes, d'une portée très générale, devant laquelle s'efface, pour ainsi dire, le cas particulier soumis à notre observation.

Si, par exemple, elle pouvait être nettement résolue dans le sens de la syphilis, nous n'aurions plus à chercher quelle thérapeutique devrait être immédiatement mise en œuvre, la médication spécifique s'imposerait d'elle-même. Si, au contraire, l'origine héréditaire du tabes était démontrée, il serait à présumer qu'en matière d'ataxie locomotrice, comme en bien d'autres maladies du système nerveux prenant leur source dans l'hérédité, nous serions bien embarrassés pour formuler un traitement radicalement effectif.

Je ne crois pas que ce soit ici le lieu de m'engager trop à fond dans une discussion qui a déjà suscité de nombreuses controverses auxquelles les médecins les plus éminents de notre époque ont pris part, sans résoudre d'ailleurs complètement la question qui leur était posée.

Il est certain que la syphilis existe très fréquemment, je ne dis pas toujours, dans les antécédents des tabétiques, ainsi que l'a indiqué M. le professeur Fournier, ce qui a conduit M. Erb, d'Heidelberg, à soutenir l'origine toujours syphilitique du tabes.

D'autre part, chez ces malades, — notre sujet en est un exemple, — l'hérédité nerveuse est aussi souvent très chargée. La syphilis, lorsqu'elle coexiste, rencontre un terrain favorable à l'éclosion du tabes, elle en devient la cause provocatrice très fréquente, mais non absolument nécessaire. C'était l'opinion de mon regretté maître Charcot, celle qu'il a toujours soutenue. D'autant, je le dis sans empiéter sur la partie thérapeutique de cette leçon, que l'ataxie, chez les syphilitiques, est loin de se comporter vis-à-vis du traitement mercuriel et ioduré à la façon des myélites syphilitiques proprement dites.

Si vous le voulez bien, et je crois que là réside la vérité, nous adopterons l'opinion de M. Fournier, qui fait, en dernier ressort, du tabes une affection parasyphylitique, c'est-à-dire contingente à la syphilis sans lui être exclusivement subordonnée.

*
* *

Après cette digression indispensable, vous le comprenez maintenant, au point de vue de la thérapeutique à instituer, nous n'avons plus qu'à reprendre pas à pas, pour ainsi dire, l'évolution du cas qui nous est soumis. Son étude me permettra, je vous l'ai dit, mieux qu'une description sèchement nosographique, de vous tracer la symptomatologie de l'ataxie locomotrice nécessaire à bien connaître pour établir le diagnostic de cette affection, sur lequel j'ai l'intention d'insister plus particulièrement dans la première partie de cette leçon.

Ne vous étonnez pas du luxe des symptômes qui vont se dérouler devant vous, le tabes étant, vous le savez, une affection qui intéresse tout le système sensitif de la moelle, cordons et racines postérieures, l'origine bulbaire des nerfs, tant moteurs que sensitifs, les nerfs périphériques, voire même les grandes cellules des cornes antérieures. L'ensemble par lequel il se révèle peut donc être des plus touffus. En outre, la prédominance de certains symptômes imprime parfois à cette affection des allures spéciales constituant autant de formes cliniques, au point que si tous les tabétiques ont entre eux un même air de famille qui permet de les reconnaître, de les classer sous une même dénomination générale, il n'est peut-être pas un ataxique qui ressemble exactement à son voisin.

Mais suivons notre malade, je le répète, type moyen de tabes, et par cela même favorable à un exposé général de l'affection dont il est porteur.

*
* *

Il y a dix ans environ, étant alors en pleine santé au moins apparente, il ressentit dans le membre inférieur droit des douleurs de sciatique qui bientôt se généralisèrent, sous forme de crises, à l'un et l'autre membre. A part les premiers jours, où la sciatique fut permanente, les douleurs revêtirent bientôt un caractère tout particulier : elles étaient fugaces, apparaissant et disparaissant avec une égale rapidité, se groupant parfois sous forme de crises constituées par des élancements douloureux rapprochés.

Vous avez reconnu là, sans qu'il soit nécessaire que j'y insiste davantage, ces douleurs à caractère fulgurant, ces crises douloureuses qui font si rarement défaut, avant que les troubles de la marche se soient montrés, dans cette période que M. le professeur Fournier, auquel nous devons tant en la matière, a nommée préataxique. Chez notre malade, elles se sont localisées aux membres inférieurs, mais il est loin d'en être toujours ainsi. En effet, si ces membres sont incontestablement leur siège de prédilection, il n'est pas moins vrai que dans la majorité des cas les douleurs sont beaucoup plus généralisées, affectant l'abdomen, le thorax qu'elles enserrent, d'où le nom de douleurs en ceinture qui leur a été aussi attribué. Elles peuvent intéresser également les membres supérieurs, siégeant en particulier dans le domaine du cubital, où elles laissent presque toujours après elles un certain degré d'engourdissement qui tend à devenir permanent si leurs récidives sont rapprochées.

Enfin elles envahissent assez souvent les viscères. Notre malade est encore un exemple de cette localisation. Les douleurs qu'il a si subitement éprouvées du côté de l'estomac sont sous la dépendance directe de son affection. Elles constituent une des manifestations les plus sévères du tabes, qui en compte cependant tant d'autres, et des plus graves, à son actif. Début subit de la crise par une douleur excessive au creux épigastrique, vomissements d'abord alimentaires, puis vomituritions douloureuses ; l'estomac étant vide, efforts sans nombre, au point que parfois, ainsi que l'a montré Charcot, il se fait une expuiration sanglante assez abondante dans certains cas pour s'accompagner de melœna. Puis, tout d'un coup, le spectacle change du tout au tout ; les douleurs disparaissent, et le sujet peut s'alimenter sans vomir. Ce sont là des phénomènes bien caractéristiques qui ne répondent guère à la symptomatologie d'une affection organique de l'estomac à laquelle on pourrait penser au premier abord.

Je dois cependant vous dire que ces crises n'affectent pas toujours un tel caractère d'acuité instantanée et de rémission pour ainsi dire complète des douleurs dans leurs intervalles. M. Lépine a autrefois décrit une forme de gastralgie nettement tabétique, mais affectant certaines allures de chronicité susceptibles de changer considérablement l'aspect ordinaire de ce phénomène. Mais il s'agit là de cas rares, sinon exceptionnels, et si je devais insister sur toutes les manifestations exceptionnelles du tabes, il me faudrait consacrer plusieurs leçons à les décrire. Je vous ferai remarquer en passant que ces crises gastriques ont débuté chez notre sujet en même temps que s'effectuait le ptosis de la paupière supérieure gauche : je crois qu'il y a là plus qu'une coïncidence. J'estime, en effet, pour ma part, que les crises gastriques du tabes sont d'origine bulbaire, et j'ai pu souvent noter, pendant leur durée, une fréquence exagérée du pouls qui indiquait bien la participation que prend le pneumogastrique à cette détermination stomacale.

L'estomac n'est pas le seul viscère que le tabes puisse affecter douloureusemet. Souvent les crises gastriques elles-mêmes s'accompagnent d'irradiations douloureuses dans l'abdomen qui, lorsqu'elles sont primitives et isolées, constituent les crises entéralgiques dont nous avons en ce moment dans le service un remarquable exemple. C'est peut-être une des formes les plus douloureuses de la série tabétique. Le malheureux auquel je fais allusion ressent dans la fosse iliaque gauche, où la palpation ne révèle d'ailleurs rien, si ce n'est quelques matières fécales très dures, car la constipation opiniâtre est de règle en pareils cas, des douleurs si intenses que j'ai été forcé de l'isoler dans une chambre particulière, ses plaintes troublant le repos des autres malades. Rien, y compris la morphine, n'a pu jusqu'à présent le soulager.

Viennent ensuite, parmi les plus fréquentes, les crises vésicales et les crises rectales, caractérisées par un ténesme intense, des envies constantes d'uriner ou d'aller à la garde-robe; il semble aux malades qu'on leur cautérise la vessie avec un acide, qu'on leur enfonce dans le rectum un fer rougi à blanc.

Si j'insiste quelque peu sur ces crises viscérales, c'est que, isolées parfois, elles marquent le début du tabes et sont bien souvent la cause d'erreurs de diagnostic. J'ai vu récemment une malade chez laquelle on avait fait la gastrostomie pour ces crises douloureuses, attribuées à tort à un retrécissement spasmodique du pylore.

Mais j'ai hâte de revenir aux douleurs à caratère fulgurant siégeant dans les membres inférieurs, de toutes les plus souvent observées, qui, par leur fréquence et surtout par la précocité de leur apparition, mettent souvent sur la voie d'un tabes qui commence son évolution.

En dehors de l'acuité, de la rapidité de l'élancement douloureux, il est certains signes en apparence de minime importance, mais de grand intérêt pour différencier ces phénomènes de ceux névralgiques ou autres qui les pourraient simuler.

Interrogez soigneusement ces malades, ils vous diront que souvent la douleur laisse après elle, à l'endroit où elle a passé, une hyperesthésie très vive de la peau, qui fait que le contact des vêtements, le simple frôlement de la chemise ou du corset, si le tronc en est le siège, devient intolérable, et cela pour une période de temps souvent assez longue. Chez un individu que vous soupçonnerez de tabes, recherchez ces zones hyperesthésiques, s'il a existé récemment des douleurs, elles feront bien rarement défaut, surtout à la région dorsale, le long de la colonne vertébrale. Elles seront d'un précieux appoint pour le diagnostic, car je ne connais guère qu'une autre maladie, l'hystérie, où il en existe de semblables, tant spontanément actives que révélées par la plus légère pression, et, à moins d'association morbide, il faut une certaine bonne volonté pour confondre l'hystérie avec le tabes.

Ces douleurs fulgurantes, de même d'ailleurs que les douleurs viscérales, ont encore ce caractère de se montrer, surtout lors des changements de temps, en coïncidence avec la dépression de la colonne mercurielle. Sous ce rapport, les tabétiques sont d'excellents baromètres ; la neige surtout les impressionne défavorablement.

Les crises douloureuses, je vous l'ai dit, sont souvent précoces ; elles peuvent persister pendant toute l'évolution de la maladie ; généralement, cependant, elles se calment à mesure que celle-ci progresse et peuvent disparaître lorsque l'incoordination motrice s'est définitivement constituée.

*
* *

Voilà donc un des grands phénomènes de la série tabétique éprouvé par notre malade. A côté, comme précocité et comme fréquence, je place les *troubles urinaires* dont il est aussi porteur.

Il vous a dit que presque au début de son mal, une nuit il s'était réveillé ayant souillé d'urine les draps de son lit, que depuis cette incontinence qui, chez lui, avait toujours affecté le caractère nocturne, s'était reproduite à plusieurs reprises, mais à de rares intervalles ; que, par contre, s'étaient installés à l'état permanent des phénomènes indices de la parésie vésicale.

Les troubles vésicaux du tabes méritent d'être analysés. On peut avoir des douleurs dans les membres inférieurs sans être tabétique ; mais, à moins d'être épileptique, on n'a pas le droit d'uriner dans son lit ou, dans la journée, dans ses vêtements, si la moelle n'est pas sévèrement touchée ou si la vessie n'est pas le siège d'une grave affection organique.

Or, le centre vésico-spinal est si souvent touché dans le tabes, que les spécialistes en la matière qualifient volontiers ces tabétiques de faux urinaires, parce que ces malades les consultent souvent avant les médecins neurologistes ; il faut donc bien savoir sous quelle forme ces troubles urinaires se présentent ; ils sont d'ailleurs très variés.

Il peut se faire qu'il se produise d'emblée, au début d'un tabes encore insoupçonné, de l'incontinence ou de la rétention, cette dernière nécessitant l'intervention de la sonde. Mais dans la majorité les phénomènes, à cette date sont beaucoup plus atténués.

Les malades éprouvent seulement de la difficulté à uriner ; ils doivent pousser, le jet est mou, la vessie se vide mal. Sondez-les après une miction de cet ordre, vous verrez que leur réservoir est encore à demi-plein ; parfois dans la journée, s'écoulent involontairement quelques gouttes d'urine, surtout lorsque le besoin n'est pas immédiatement satisfait. Et pourtant, d'une façon générale, à moins de crises vésicales qui se jugent par d'impérieux besoins, la vessie paresseuse devient extrêmement tolérante, les malades n'urinent que deux ou trois fois par jour ; ils ne le font d'ailleurs qu'au prix d'efforts, et souvent la miction ne s'effectue convenablement que dans la situation accroupie.

Il résulte de cet état de choses que l'urine stagne dans la vessie ; il se produit alors de la cystite chronique, et le liquide peut devenir purulent. C'est là une complication aussi fréquente que grave à laquelle vous devrez toujours penser pour y remédier de bonne heure, au moins aussitôt que vous le pourrez. M. Charcot avait coutume de dire qu'il existait deux grands dangers chez les tabétiques, qui, par des voies différentes, les conduisaient également à la terminaison fatale : la morphine, intoxication chronique qui hâtait l'apparition de la période cachectique ; la vessie, qui de son côté produisait l'intoxication urinaire. J'insisterai au chapitre du traitement sur la nécessité de parer à cette dernière éventualité à l'aide de moyens appropriés. J'ajoute que les troubles urinaires s'accompagnent souvent d'une paresse rectale produisant bien plus souvent la rétention stercorale que l'incontinence des matières fécales, que l'on peut observer cependant.

Enfin, dans un ordre d'idées un peu connexe, les tabétiques présentent fréquemment des troubles des fonctions génitales. Au début, on peut voir des excitations génésiques se traduisant par des érections incessantes que le coït ne satisfait pas. Mais il se produit bientôt une période de dépression : l'appétit sexuel s'affaiblit ou est conservé, mais les érections deviennent insuffisantes et souvent ne tardent pas complètement à disparaître. C'est un des phénomènes qui conduisent le plus sûrement à l'état neurasthénique secondaire, si fréquemment observé chez les tabétiques.

*
* *

A côté des douleurs fulgurantes et des troubles vésicaux, je vous signale chez notre malade, comme troisième symptôme cardinal de son affection, les troubles oculaires dont il est porteur.

Il vous a dit qu'il y a quelques mois il s'était réveillé avec une chute de la paupière supérieure droite ; lorsqu'il la relevait artificiellement, il voyait double, il existait de la diplopie, l'œil restant fixé en permanence dans l'angle externe de l'orbite ; à n'en pas douter, il existe encore chez lui une paralysie de la troisième paire.

Ces manifestations oculaires d'ordre paralytique sont d'habitude plus précoces, et, par ce fait, d'un grand intérêt pour le diagnostic de l'ataxie locomotrice.

Il y a longtemps déjà que M. le professeur Fournier a

attiré l'attention sur ces paralysies prémonitoires du tabes se montrant parfois isolées plusieurs années avant l'apparition des douleurs fulgurantes et des autres symptômes de l'affection. De plus, elles sont souvent transitoires, guérissant complètement, soit qu'elles intéressent la troisième paire ou le moteur oculaire externe, même le pathétique à l'état isolé, soit qu'elles produisent l'ophtalmoplégie totale, interne et externe, ainsi qu'il en a été rapporté des exemples, auquel cas elles laissent souvent des reliquats, quand elles ne persistent pas complètement.

Je laisse ici de côté les lésions du fond de l'œil, les troubles de la pupille qui peuvent aussi marquer le début du tabes. A l'inverse des précédentes, ces altérations sont incurables et conduisent le plus souvent à une rapide amaurose.

Au point de vue du diagnostic, il faut dire cependant que les paralysies de la musculature de l'œil, quelque importantes qu'elles soient, ne sont pas caractéristiques du tabes. Outre qu'elles se voient dans nombre d'autres affections où le bulbe et la protubérance sont touchés en dehors d'une lésion tabétique, elles appartiennent fréquemment à la syphilis, dont les malades que nous envisageons sont, vous le savez, assez rarement indemnes. Elles constituent des signes de présomption de grande importance, parce qu'elles sont fréquemment observées au début de l'ataxie locomotrice, mais rien de plus en réalité.

*
* *

Il n'en est pas de même de certains signes, oculaires eux aussi, dont je désire maintenant vous parler avec quelques détails.

Examinez les yeux de ce second malade. Vous voyez sur le fond bleu de l'iris se détacher deux points noirs : il existe un myosis très accentué. De plus, les pupilles sont inégales, quoique petites, toutes les deux très resserrées ; la gauche est manifestement plus large que la droite.

Approchez une bougie, fermez les paupières et ouvrez-les brusquement, vous constatez que, pas plus l'une que l'autre, elles ne réagissent à la lumière. Par contre, invitez le sujet à regarder au fond de la salle, puis faites-lui porter son regard sur votre doigt placé entre ses deux yeux, vous observerez des alternatives de contraction et d'élargissement : en un mot, les pupilles ne réagissent plus à la lumière, mais elles réagissent à l'accommodation. Tel est le signe qui, signalé pour la première fois en 1877 par un médecin français, le docteur Vincent, dans sa thèse inaugurale, porte aujourd'hui le nom d'un médecin anglais, sir Argyll Roberston.

Ce signe, auquel s'ajoutent souvent le myosis et l'inégalité pupillaire, très fréquents dans le tabes, est de première importance pour le diagnostic. Non seulement on le note dans la majorité des cas, mais encore il est précoce. Enfin, en dehors de l'ataxie locomotrice, on ne le voit guère que dans la paralysie générale.

Chez un sujet d'allures générales satisfaisantes qui se plaint d'éprouver quelques douleurs dans les jambes et un peu de difficulté pour uriner, inspectez rapidement les pupilles : si le signe de Vincent existe, le diagnostic du tabes s'imposera presque à coup sûr.

A l'inverse des paralysies oculaires, dont les malades s'aperçoivent immédiatement, par suite de la diplopie qu'elles déterminent, le signe de Vincent veut être recherché, car il n'entraîne avec lui aucun trouble très appréciable de la vision.

Par contre, lorsqu'un tabétique viendra se plaindre de mal distinguer les objets, surtout en pleine lumière, ne manquez pas de pratiquer l'examen du fond de l'œil, vous constaterez le début de cette névrite optique, qui est un accident fréquent de l'affection et dont l'évolution est presque fatalement progressive. Sachez aussi que cette atrophie grise peut être une des premières révélations du tabes, et que si elle entraîne, en ce qui regarde la perte de la vision, un pronostic presque fatal, il n'est pas moins vrai aussi qu'on a vu, dans ces cas, bien souvent les autres symptômes de la série tabétique ne se montrer que longtemps après, et peu intenses. En un mot, l'atrophie grise peut être une manifestation presque isolée du tabes.

Je voudrais, en terminant ce chapitre, appeler votre attention sur un signe oculaire qui n'a pas encore été signalé, au moins que je sache. J'ai eu l'occasion fréquente de le faire constater aux élèves de mon service. Il m'est arrivé souvent, les jours de consultation, en voyant entrer un sujet dont la démarche correcte ne dénonçait aucune ataxie, d'annoncer, avant tout interrogatoire, que je me trouvais en présence d'un tabétique. C'est que l'aspect particulier de ses yeux m'avait frappé à distance. Ce n'est plus du myosis qu'il s'agit, qui, lorsqu'il est punctiforme et siège sur les iris bleus, permet de penser au tabes, mais bien de quelque chose de spécial que vous allez constater facilement, au moins, je l'espère, chez les deux sujets que je vous présente.

Chez ces deux malades, tabétiques avérés, l'œil est brillant, mais le regard paraît sans expression : *œil brillant, regard atone*, telle est la formule qui me paraît le mieux qualifier l'aspect particulier de l'œil que j'ai, je le répète, très souvent observé chez les ataxiques et qui mérite d'attirer l'attention, car c'est encore là un signe précoce du tabes. J'ajoute que ce signe est surtout facile à noter chez les tabétiques dont l'iris est foncé en couleur.

Aux phénomènes cardinaux que je viens de vous décrire : douleurs fulgurantes, troubles vésicaux, signes oculaires, et, en particulier, myosis et signe de Vincent, doit s'ajouter un autre signe qui n'est pas moins important que les précédents, bien qu'il soit en général moins précoce, au moins dans certaines formes de tabes. Je veux parler de l'abolition des réflexes rotuliens signalée par

Westphall. Cette abolition existe chez tous les malades que je viens de vous présenter; chez eux, la percussion des tendons ne provoque en aucune façon la projection de la jambe en avant lorsque celle-ci repose sur la cuisse opposée les membres inférieurs étant croisés, ou le sujet étant assis sur le bord d'une table, les membres inférieurs pendants.

L'abolition des réflexes rotuliens ne se montre pas soudainement chez les tabétiques, à part ceux qui, parfois, présentent ces phénomènes de paralysie subite que je vous ai déjà indiqués. Elle s'installe lentement, progressivement; les réflexes, que je suppose normaux, diminuent, puis disparaissent après s'être montrés parfois inégaux, à savoir que la diminution a souvent été, à un moment donné, plus marquée d'un côté que de l'autre.

Cette abolition n'est d'ailleurs pas l'apanage des tabétiques, bien qu'elle soit un excellent signe révélateur de leur affection. Il est certains sujets dont la moelle ne saurait être soupçonnée et qui n'ont pas de réflexes; ces sujets sont rares. Elle existe, vous le savez, dans les cas de paraplégie flasque en dehors du tabes; on la rencontre enfin, avec l'inégalité comparative que je vous ai signalée, dans la paralysie générale; à une période avancée des polynévrites, lorsque l'atrophie musculaire est déjà marquée. Mais, dans aucune affection des centres nerveux, on ne la rencontre aussi fréquemment que dans le tabes, c'est vous dire son importance. C'est au point que la persistance des réflexes chez un sujet que vous soupçonnez tabétique à l'aide d'autres signes, doit vous inspirer des doutes sur la réalité du tabes.

En réalité, cependant, le signe de Westphall peut cependant faire défaut chez quelques ataxiques. Ce sont ceux chez lesquels les lésions portent principalement et d'emblée sur le bulbe et la moelle cervicale, où il existe de la diplopie, de l'atrophie de papille avec de rares douleurs fulgurantes, et peu ou pas de phénomènes vésicaux, lorsque de ce fait le tabes est dit *supérieur*. Ces tabes, je vous l'ai dit, ont parfois une évolution très lente, les lésions restent cantonnées, mais il est bien rare qu'elles n'atteignent pas, au bout d'un certain temps, la moelle lombaire, siège d'élection ordinaire du tabes au début, et déterminent alors l'apparition du signe de Westphall.

La persistance des réflexes ne doit donc pas forcément vous faire écarter l'hypothèse d'une maladie de Duchenne, elle doit vous engager surtout à chercher plus avant, et souvent, dans ces cas, vous aurez à modifier votre diagnostic dans le sens d'une myélite syphilitique proprement dite, ainsi que j'aurai bientôt l'occasion de vous le montrer en traitant du diagnostic général du tabes.

*
* *

Si les signes que je viens d'étudier avec vous sont pour ainsi dire fondamentaux, et, en outre, précoces, à part quelques réserves en ce qui regarde l'abolition des réflexes rotuliens, il en est un autre, lui aussi, d'une grande importance, bien qu'on ne le constate le plus souvent qu'à une époque où généralement le diagnostic n'a plus besoin d'être confirmé.

Si je commande à ce malade de se tenir debout, les yeux fermés, vous voyez qu'il oscille sur sa base de sustentation et ne peut garder l'équilibre ; il tomberait s'il n'était soutenu, ou si l'occlusion des paupières restait permanente : c'est le signe auquel Romberg a attaché son nom. Il n'a pas toujours besoin d'être cherché : bien des sujets vous diront qu'ils ne peuvent marcher dans l'obscurité, ils ont réalisé d'eux-mêmes l'expérience que je viens de faire devant vous. Au début de son apparition, vous le décèlerez encore en commandant à celui que vous soupçonnez de tabes, de se tenir sur un seul pied, pendant qu'il ferme les yeux.

Le signe de Romberg est presque toujours lié aux troubles de la marche, qui ont valu à la maladie de Duchenne le nom d'ataxie locomotrice. Au moins il indique que ceux-ci ne tarderont pas à se montrer.

Je crois inutile d'insister longuement sur ces phénomènes très caractéristiques et d'une facile appréciation, qui se montrent généralement à une période où ils sont inutiles pour le diagnostic. Ils peuvent être cependant précoces dans certains cas de tabes à évolution rapide, particulièrement observés chez les individus jeunes; mais là, la maladie précipite ses coups, et ceux-ci sont multipliés. Il est d'autres sujets chez lesquels l'affection procède d'une façon irrégulière, son évolution étant entrecoupée par ces paraplégies dont je vous ai parlé, affectant un mode aigu, guérissant, récidivant, mais laissant après chaque récidive une incoordination motrice de plus en plus marquée.

Le plus souvent, l'incoordination si magistralement décrite par Duchenne est tardive et s'établit progressivement. Les sujets, en proie à des douleurs fulgurantes dans les membres inférieurs, ressentent dans les pieds des engourdissements qui gênent la marche et la rendent hésitante. Le sol leur semble être un tapis moelleux; s'ils viennent à fermer les yeux, ou si, comme je vous l'ai dit, ils sont obligés de marcher dans l'obscurité, la démarche, d'abord vacillante, ne tarde pas à s'altérer de plus en plus, au point de devenir impossible dans ces conditions. Ils redoutent de marcher sur un parquet glissant, de descendre un escalier, tous signes bien indiqués par M. Fournier.

Puis, enfin, au bout d'un temps dont il est difficile de préciser la durée, la marche prend un aspect caractéristique; dans la progression, les jambes sont alternativement lancées en avant et avec force, mais jamais très directement, toujours un peu de côté, le talon retombe fortement sur le sol, la base de sustentation s'élargit, le sujet marche avec un certain degré d'écartement des pieds beaucoup plus considérable qu'à l'état normal.

Examinez ces malades au lit, ordonnez-leur dans le

décubitus dorsal, alors qu'ils n'ont plus à maintenir leur équilibre, de frapper avec la pointe du pied un objet ou la paume de votre main, vous verrez que le but ne sera atteint que difficilement, avec hésitation, par saccades, ce qui vous explique l'allure spéciale de la marche, cette incoordination motrice qui s'exagère surtout lorsque l'équilibre dans la station debout doit être conservé.

Mais, je vous l'ai dit, je ne veux pas m'attarder à cette description à laquelle Duchenne a laissé bien peu de choses à ajouter : je vous parle surtout de l'incoordination par rapport aux considérations thérapeutiques, dans lesquelles j'aurai bientôt à entrer à son sujet.

*
* *

Duchenne avait noté, et c'était là pour lui un signe presque caractéristique, que l'incoordination coïncidait avec une réelle conservation de la force musculaire des membres inférieurs. Essayez de plier ce membre dont les mouvements sont si incoordonnés, et vous y arriverez très difficilement. Pas toujours, cependant, car vous noterez souvent, quand l'incoordination est très accentuée, que certaines masses musculaires font défaut, que les extenseurs de la cuisse et de la jambe font des saillies moins marquées comparativement avec un sujet de même taille ou d'un côté à l'autre ; en un mot, qu'il existe une véritable atrophie musculaire.

Je ne parle pas ici de ces cas où l'atrophie très marquée réalise le pied tombant, le pied bot tabétique d'origine musculaire, bien décrit par M. le professeur Joffroy, qu'il faut opposer au pied bot tabétique arthropathique. Dans les cas que j'ai en vue, l'atrophie musculaire est plus diffuse, moins localisée à certains groupes musculaires, à l'exclusion de certains autres. Ces cas, je le répète, ont une grande importance au point de vue du traitement, au moins en ce qui regarde l'application de récentes méthodes basées sur la rééducation des muscles, et dont j'aurai bientôt l'occasion de vous parler.

Vous noterez encore que ees sujets incoordonnés, quant à la marche, présentent des troubles de la sensibilité, non seulement subjective, mais très fréquemment objective. Parfois il existe de l'hyperesthésie plantaire, plus souvent la piqûre n'est pas sentie, le tact est émoussé, le sens musculaire qui peut-être est l'aboutissant, ou au moins est lié de très près à la conservation des diverses sensibilités, est lui-même aboli ou perverti. Il résulte de tout cela que l'incoordination motrice est d'origine complexe, qu'elle prend sa source dans la perte ou la perversion d'un certain nombre de fonctions normales, et vous en tirerez déjà cette conséquence, que vouloir la faire disparaître sans abolir les causes qui lui ont donné naissance, doit conduire à des résultats illusoires. J'aurai, je le répète, à tirer des déductions thérapeutiques de ces diverses considérations.

*
* *

Mais je ne veux pas m'attarder plus longtemps, les symptômes de la série tabétique étant si nombreux que je risquerais fort, si je devais tous les décrire ou essayer de les interpréter, de dépasser le cadre de cette leçon. Aussi bien, je désire m'attacher surtout à ceux présentés par notre premier malade.

Je vous ai dit qu'il était porteur, au niveau de la tête du premier métatarsien droit, d'un durillon qui l'avait d'abord fait beaucoup souffrir; celui-ci, aujourd'hui, est moins douloureux, mais gêne encore considérablement la marche. Examinez-le avec moi, vous allez voir qu'il présente une allure toute particulière. Ce n'est pas un durillon ordinaire, bien qu'il siège au lieu d'élection le plus habituel, au niveau d'un point où s'exerce surtout la pression du pied sur le sol. Il présente en effet à son centre une petite ulcération en entonnoir de la largeur d'une lentille, légèrement suintante, sans réaction inflammatoire bien apparente, bénigne d'aspect. Et pourtant, il s'agit là d'une lésion profonde. Explorez la sensibilité de cette ulcération, vous serez tout étonnés de la voir très émoussée, sinon complètement disparue. Prenez un stylet et enfoncez-le comme je le fais au centre du pertuis, vous serez encore plus surpris de voir à quelle profondeur il pénètre. Laissez-le en place, et faites mouvoir l'articulation de la première phalange du gros orteil, vous sentirez très nettement que le stylet a pénétré en plein dans l'articulation, qu'il s'est interposé entre la première phalange et la tête du métacarpien. Cette ulcération, en apparence si bénigne, communique donc directement avec l'articulation, et celle-ci est altérée, ainsi que vous l'indique nettement les craquements que vous percevez par le palper en la faisant mouvoir. Il ne s'agit donc plus là d'une ulcération simple, mais bien d'une ulcération d'ordre beaucoup plus complexe, faisant communiquer le tégument cutané de la plante du pied avec l'articulation métacarpo-phalangienne du gros orteil.

L'anesthésie localisée des tissus, la profondeur de la lésion vous indiquent, sans qu'il soit besoin d'insister davantage, que nous nous trouvons en présense du mal perforant si commun au cours de l'ataxie locomotrice.

Bien des théories ont été émises pour expliquer la pathogénie de ce trouble trophique qu'on rattache aujourd'hui, avec raison, à une altération nerveuse qui remonte peut-être au delà des nerfs périphériques en rapport avec le territoire ulcéré. Mais la lésion elle-même, quelle estelle ?

Pour ma part, je professe depuis longtemps que le mal perforant plantaire du tabes n'est autre chose qu'une arthropathie des petites articulations des orteils. C'est cette opinion qu'a soutenue à mon instigation M. Baudet dans sa thèse inaugurale sur le mal perforant buccal, qu'il considère comme une arthropathie dentaire. L'ulcération que vous observez chez notre malade n'est, à mon avis, que la révélation cutanée de l'arthrite tabétique de l'articulation du gros orteil; le durillon n'est en lui-même qu'une lésion de second ordre.

Bien souvent, en effet, avant que l'ulcération apparaisse, l'articulation, au-dessous de laquelle elle va se montrer, a été le siège d'élancements et de gonflements; parfois l'œdème a envahi tout le pied comme chez ce malade que je vous présente : la fistule se produira bientôt vers l'articulation métatarso-phalangienne du troisième orteil, ainsi que le fait prévoir une induration cutanée avec tache légèrement ecchymotique à cet endroit. Ces poussées de gonflement peuvent s'éteindre, puis récidiver, le tout se passe généralement à froid. Un jour, après un temps plus ou moins long, l'ulcération se montre, et, dès qu'elle est constituée, vous pouvez d'emblée, à moins que le trajet fistuleux ne soit très oblique, pénétrer directement dans l'article. En un mot, la perforation ne se fait pas de dehors en dedans, ainsi qu'on pourrait le croire en tenant compte de la présence d'un durillon, mais bien de dedans en dehors. S'il en était autrement, on comprendrait malaisément comment il se fait que d'emblée, pour ainsi dire, il existe une communication articulaire.

Ce qui montre bien que le durillon ne joue, dans la circonstance, qu'un rôle secondaire, qu'il n'est lui-même qu'une ulcération trophique dermo-épidermique, c'est qu'il n'est pas besoin qu'il existe pour que le mal perforant plantaire apparaisse, c'est que la pression n'est pas nécessaire pour sa production. J'ai observé, il y a quelques années, un diabétique chez lequel la lésion dont je vais vous parler fut la première révélation du mal, à l'évolution duquel j'ai depuis assisté. Il vint se plaindre de souffrir en un point limité du pied droit. Le deuxième orteil était le siège d'un gonflement, surtout marqué au niveau de sa face latérale externe; il existait là une induration des tissus de la largeur d'une pièce de 20 centimes au niveau de laquelle on voyait un petit pertuis par où suintait, depuis déjà plusieurs semaines, un liquide clair et transparent. Je montrai ce malade à mon collègue et ami le docteur Gérard-Marchant, qui porta le diagnostic de mal perforant ; il avait pu, à travers le pertuis, pénétrer dans l'articulation qui unit la première à la deuxième phalange. L'ulcération n'ayant aucune tendance à la guérison, et l'orteil étant le siège de douleurs très vives qui gênaient singulièrement la marche, il pratiqua la désarticulation, qui montra une lésion d'ostéite raréfiante déjà très marquée des deux segments osseux de l'article. Depuis cette époque le malade est devenu un tabétique avéré.

Or, dans cette région de la face externe du deuxième orteil, il ne saurait exister ni point de pression ni durillon ; le suintement du liquide articulaire indiquait nettement l'origine de la lésion, que mon collègue n'hésita pas plus que moi à mettre à l'actif d'une arthropathie tabétique.

Je sais bien qu'on pourrait objecter que les grosses arthropathies du cou-de-pied, du genou, de la hanche ou des membres supérieurs ne présentent jamais la fistule caractéristique du mal perforant plantaire. C'est pour cela que le durillon et la pression supportée localement pourraient être invoqués comme agents provocateurs, mais pas plus, de l'ulcération cutanée.

J'estime, quant à moi, qu'en ce qui regarde les petites articulations du pied, la lésion articulaire est la première en date, et qu'il s'agit là d'une véritable arthropathie ; la constance de l'altération de l'article l'indique nettement.

J'aurais beaucoup à m'étendre sur ces troubles trophiques du tabes, dont nous devons la connaissance, au moins en ce qui regarde les arthropathies, à M. Charcot. Vous les trouverez bien décrits dans vos livres classiques. Rappelez-vous que les arthopathies, celle de la hanche en particulier, peuvent être un symptôme précoce et presque isolé du tabes, et donner lieu, de ce fait, à des erreurs de diagnostic. J'ai vu récemment un cas de cet ordre confondu avec un ostéo-sarcome de la tête du fémur.

Je vous ai déjà parlé des *atrophies musculaires* du tabes; vous savez qu'elles peuvent se généraliser, se diffusant d'une façon un peu irrégulière sur les membres inférieurs, où elles deviennent alors un des grands facteurs de l'incoordination motrice; elles atteignent plus rarement les muscles des membres supérieurs. Je vous ai dit que l'atrophie pouvait se localiser sur certains groupes musculaires, les extenseurs du pied sur la jambe en particulier, et produire le pied bot tabétique d'origine atrophique. Je vous rappelle encore qu'il existe un autre pied bot, celui-ci d'origine articulaire, dans lequel, en corrélation avec la déformation constatée pendant la vie, l'anatomie révèle l'existence de lésions osseuses considérables : c'est le pied bot arthropathique.

Mais je m'arrête dans cet exposé que je termine en vous signalant, dans un autre ordre d'idées, les crises et les ictus laryngés, phénomènes graves à début soudain, et qui, dans bien des cas, prêtent à des erreurs d'interprétation.

II

J'ai hâte d'en arriver au *diagnostic* du tabes. Celui-ci doit attirer toute votre attention, pour des raisons de premier ordre. Il importe, en effet, que vous ne vous trompiez pas. Le tabes est une affection grave à marche presque fatalement progressive. Vous n'avez pas le droit, méconnaissant par exemple une affection bénigne, de troubler profondément l'esprit du malade qui est venu vous consulter, en formulant à la légère le diagnostic d'ataxie locomotrice.

D'autre part, quelle sera votre situation quand, en présence de douleurs fulgurantes, par exemple, vous aurez mis celles-ci, ainsi qu'il arrive trop souvent, sur le compte banal d'une névralgie ou du rhumatisme, alors que rapidement viendront évoluer les signes indéniables du tabes confirmé.

Enfin, comme il est permis d'espérer qu'un tabes pris au début se montrera peut-être moins rebelle à la thérapeutique qu'un tabes diagnostiqué sur le tard, vous devrez vous efforcer de reconnaître le mal avant qu'il ait poussé de profondes racines.

Or, en pratique, la question de diagnostic de l'ataxie locomotrice réside presque toute en ceci : la reconnaître de bonne heure, car lorsque l'affection est constituée, le luxe de ses symptômes la rend vite des plus évidentes. C'est donc, je le répète, un diagnostic précoce qu'il vous faudra établir.

Dans ces conditions, mis en éveil par la possibilité de cette affection chez un sujet qui vient réclamer vos soins, vous devrez toujours avoir présent à l'esprit les symptômes fondamentaux sur lesquels j'ai insisté en vous présentant le malade qui fait l'objet de cette leçon.

Attachez donc une grande importance aux douleurs vagues, disséminées, dont on viendra souvent vous entretenir, surtout si elles siègent dans les membres inférieurs et, tout en étant transitoires, d'allures rapides, présentent un caractère marqué de réapparitions par intervalles. N'ayez pas cette tendance dont je vous ai parlé à les qualifier de rhumatismales ou de névralgiques, et dans les cas où le doute naît dans votre esprit, surtout s'il s'agit d'un homme à l'âge moyen de la vie, possédant des antécédents de syphilis, recherchez l'existence de la triade fondamentale : troubles pupillaires sous forme de signe de Vincent, abolition des réflexes, troubles vésicaux.

J'ai parlé des douleurs fulgurantes en premier lieu, car c'est le phénomène subjectif dont le malade est porté, vous le comprenez sans peine, à vous entretenir tout d'abord ; c'est aussi d'une façon générale celui dont l'apparition est la première en date. Il importe donc, lorsque ces douleurs existent, que vous puissiez les rattacher à leur véritable cause, et je ne saurais mieux faire que de comparer devant vous, avec le tabes, les maladies à réactions douloureuses qui, de ce fait, pourraient être confondues avec lui.

Ces maladies, au premier abord, semblent nombreuses; en réalité, celles qui pourraient en imposer au point de vue du diagnostic le sont beaucoup moins qu'on ne le pourrait croire.

A mon avis, une des erreurs le plus souvent commises dans cet ordre d'idées est celle qui consiste à confondre le tabes avec la forme pseudo-tabétique ou douloureuse de la myélite syphilitique que je vous ai décrite dans une précédente leçon. Le malade que vous interrogez déroule devant vous le tableau clinique presque complet du tabes : douleurs dans les membres inférieurs à caractère souvent fulgurant, troubles vésicaux, difficulté de la marche. Vous allez conclure au tabes lorsque la percussion des tendons rotuliens vient vous montrer que vous faites fausse route, car non seulement ils ne sont pas abolis, mais encore il existe souvent, si la maladie date déjà d'un certain temps, de la trépidation spinale. La syphilis existe dans les antécédents, chassez l'hypothèse du tabes, traitez le malade avec énergie, et parfois vous obtiendrez la guérison.

Les névrites périphériques, en particulier celles qui sont liées à l'intoxication alcoolique, peuvent simuler le tabes pendant la première période de leur évolution qui est fréquemment douloureuse, mais il n'existe pas de troubles de la miction, les pupilles réagissent normalement à la lumière; bientôt l'atrophie des muscles, en particulier celle des extenseurs, vient donner à la marche une allure caractéristique de steppage qui lèvera tous vos doutes.

Chez certains diabétiques, il peut exister des douleurs à caractère lancinant très généralisées s'accompagnant parfois de l'abolition des réflexes rotuliens : il est rare que votre attention ne soit pas attirée par quelque phénomène du côté des urines, dont l'examen vous donnera bientôt la clef de la situation.

Il est deux névroses, l'hystérie et la neurasthénie, qui se jugent quelquefois par une expression symptomatique pouvant simuler le tabes. M. le professeur Pitres a consacré une de ses leçons cliniques à la différenciation du pseudo-tabes hystérique d'avec le tabes vrai. Je crois cependant qu'il ne faut pas trop vous préoccuper d'un semblable diagnostic. Les cas auxquels il fait allusion sont très rares et aussi des plus complexes, ainsi qu'il le note lui-même dans sa leçon.

J'ajoute qu'il n'en est pas toujours de même en ce qui regarde la neurasthénie, qui, beaucoup plus souvent que l'hystérie, peut engendrer un complexus susceptible d'être confondu avec l'ataxie locomotrice. Rien n'est plus varié que les sensations éprouvées par les neurasthéniques, et, lorsque l'affection revêt le type myélasthénique, porte ses efforts à la vérité dynamiques et non organiques sur la moelle épinière, il est parfois permis d'hésiter. Les douleurs des membres inférieurs qui sont lourds et pesants, certains spasmes de la vessie peuvent faire croire à la rétention d'urine, à la parésie du réservoir vésical d'origine tabétique. L'évolution de ces phénomènes, je le répète, quoique purement dynamiques, peut être longue et faire penser à une affection chronique d'origine organique.

Écoutez d'ailleurs ce que dit M. Pitres (t. I, p. 406), après avoir rapporté une observation de Kowaleski dans laquelle les symptômes attribuées au tabes disparurent en vingt-trois jours, sous l'influence d'un simple traitement hydrothérapique, combiné avec le repos et l'isolement : Le pseudo-tabes neurasthénique peut persister pendant longtemps. « Ainsi, dit-il, j'ai publié l'observation d'un homme de quarante-neuf ans, qui avait eu pendant dix ans des symptômes d'apparence tabétique; douleurs à type fulgurant, incertitude de la marche, sensation de dénivellement, signe de Romberg, excitation génitale, miction difficile, faux besoins d'aller à la garde-robe, crises gastralgiques, etc. Cet homme, que je considérais comme un ataxique vrai, étant venu à mourir d'une tuberculose miliaire aiguë, je pratiquai son autopsie avec un soin extrême ; j'examinai à l'œil nu et au microscope sa moelle, ses racines rachidiennes, ses nerfs périphériques, tout était remarquablement sain. Ce malade n'était donc pas un ataxique vrai, comme on l'avait pensé pendant sa vie ; c'était un pseudo-tabétique dont les souffrances avaient duré dix ans. En relevant après coup les détails de son observation, on reconnaît bien quelques anomalies qui auraient dû inspirer des réserves ; ainsi ses réflexes plantaires et rotuliens étaient conservés, ses pupilles réagissaient normalement à la lumière et à l'accommodation. Mais les grands symptômes du tabes étaient si nets que tous les médecins qui ont vu le malade, tous, sans exception, ont porté le diagnostic d'ataxie locomotrice progressive. »

Et il ajoute : « La même erreur a été commise dans des cas analogues par des hommes dont l'autorité en matière de neurologie est absolument incontestée. »

Ce sont, vous le voyez, les phénomènes subjectifs qui avaient pu induire en erreur un clinicien aussi expérimenté que le doyen de la Faculté de Bordeaux. Dans les cas douteux, ainsi que l'indique M. Pitres, insistez donc sur la recherche des signes objectifs : inégalité pupillaire avec réaction accommodante et abolition du réflexe lumineux, signe de Westphall, signe de Romberg, troubles vésicaux réels, etc. A moins de vous trouver en présence de cas très exceptionnels, analogues à ceux qu'il rapporte, vous aurez de grandes chances de ne pas commettre une erreur.

A ce propos, je vous rappelle qu'il est une certaine catégorie de tabes dans lesquels la persistance du réflexe rotulien, même à une période assez avancée de l'affection, pourrait écarter de votre pensée le diagnostic de cette affection. Ces cas, je vous l'ai déjà dit, ne sont pas fréquents, ils ont trait à des faits dans lesquels la maladie se localise, particulièrement au niveau du bulbe ou de la protubérance, voire directement et presque uniquement sur les nerfs optiques. Il est bien rare que l'apparition de phénomènes pupillaires ou de paralysies oculaires ne vienne pas juger la question. J'ajoute qu'il m'a presque toujours semblé que ces cas à réflexes conservés concernaient presque exclusivement des syphilitiques.

L'évolution de l'affection ne tardera pas d'ailleurs à vous montrer que les réflexes persistent rarement même dans ces conditions. Je dois cependant vous signaler à ce propos un cas récemment publié par MM. Léopold Levy et Achard (*Nouv. Icon.*, n° 2, 1898), dans lequel, avec la persistance des réflexes, il exista, s'étageant sur une durée de plus de 10 ans, des douleurs à caractère fulgurant, avec mal perforant plantaire, des crises gastriques vésicules et rectales et de la diplopie. L'existence de la syphilis ne put être démontrée. Le sujet succomba, et à l'autopsie on trouva les lésions caractéristiques de l'ataxie locomotrice.

Mais, je le répète, ce sont là des cas exceptionnels par rapport à la très grande majorité des malades que vous auriez à observer. Ils ne devront donc pas vous préoccuper outre mesure en ce qui regarde le diagnostic différentiel du tabes.

*
* *

Avant d'aborder la thérapeutique à opposer à l'ataxie locomotrice, je dois vous dire quelques mots de l'*évolution* de cette affection, car je considère que sa connaissance est très importante au point de vue du traitement à instituer. Incontestablement, tous les tabes doivent être soignés, mais, s'il en est certains chez lesquels la thérapeutique devra se montrer très active, il en est d'autres aussi, c'est au moins mon opinion, qu'il faut pour ainsi dire savoir respecter, de peur d'entraver la bénignité relative de leur évolution.

Le malade dont j'ai fait le thème de cette leçon présente un tabes d'allure moyenne ; après dix ans environ d'accidents divers de la série tabétique, il en arrive à la période d'incoordination, je ne dis pas à la période cachectique ou terminale, mais enfin il entre dans une phase avancée de son mal.

Celui-ci ne se comporte pas toujours de cette façon : il est des tabes affectant surtout les individus jeunes, entre 25 et 30 ans, qui d'emblée précipitent l'évolution de leurs symptômes, lesquels vont s'accumulant sans trêve : aux douleurs fulgurantes, s'ajoutent les troubles oculaires; il n'existe pas encore de troubles de la marche qu'il se montre des attaques pour ainsi dire de paraplégie aiguë, qui peuvent guérir, mais récidivent et laissent chaque fois après elles comme traces de leurs passages des désordres de plus en plus marqués de la locomotion. Bien que je soupçonne ces formes aiguës, décrites par tous les auteurs, d'être le plus souvent de véritables myélites syphilitiques, je pense cependant qu'elles existent, quoique rares, dans le tabes le plus légitime. C'est contre elles que votre thérapeutique devra se montrer active.

Par contre, il est des tabes bénins, ou au moins affectant une très lente évolution : leur allure clinique est d'ailleurs variable. Tantôt ce sont les douleurs fulgurantes qui presque exclusivement occupent la scène morbide : elles se montrent à intervalles éloignés, et persistent ainsi pendant 10, 15 ans et plus, sans autres symptômes accompagnateurs que des troubles pupillaires et un peu de parésie vésicale avec abolition des réflexes, par exemple. Il existe une grande variété de ces formes cliniques, au cours desquelles l'affection reste pour ainsi dire stationnaire, n'entraînant que peu ou pas d'incoordination motrice ou d'autres phénomènes de la période terminale ou cachectique. Généralement, ces tabès bénins sont à début tardif, apparaissant vers 50 ans ou plus tard; ils ne sont presque jamais la cause immédiate de la mort.

C'est dans ces cas qu'il faut savoir s'abstenir et ne pas s'abandonner à une thérapeutique outrancière : sans cela on risquerait d'exalter une affection qui, bien que sommeillant, est toujours susceptible de devenir grave.

Enfin, il est des tabes de meilleure composition encore, dans lesquels il semble y avoir une tendance marquée, je n'ose pas dire à la guérison, mais à la rétrocession des symptômes. J'ai vu, au moins une fois, revenir les réflexes rotuliens, et il s'agissait d'un tabes indéniable. Mais ce sont là de très rares exceptions. Soulager et obtenir le *statu quo*, c'est être déjà ambitieux en matières de tabes, car la qualification de progressive n'a pas été donnée sans raison à l'ataxie locomotrice.

III

Vous voyez qu'au moment d'aborder l'exposé du traitement à opposer au tabes, nous ne nous faisons pas de trop grandes illusions sur sa curabilité. Est-ce à dire pour cela qu'il faille se désintéresser de la thérapeutique à lui opposer? Bien au contraire : l'ignorance où nous nous trouvons actuellement d'une méthode curative proprement dite doit nous engager d'autant plus à chercher, le traitement de l'ataxie n'étant pas en médecine la seule question qui n'ait pas encore reçu de solution définitive. De plus, je crois qu'une thérapeutique bien conduite peut apporter de grands soulagements dont les malades vous seront toujours reconnaissants.

Je prends encore pour thème de mon exposé l'histoire clinique de notre malade. Si nous avions été prévenu, s'il nous avait consulté il y a quelque dix ans, lorsque débuta son affection, quel traitement général lui eussions-nous prescrit, s'adressant autant que possible à l'essence du mal, à la maladie tout entière, pour en arrêter l'évolution? Chez lui, la réponse à cette question n'eût pas été douteuse. C'est un syphilitique; il eût fallu agir énergiquement par le mercure et l'iodure combinés, employer le traitement mixte en un mot, le traiter comme s'il avait été porteur d'une myélite syphilitique vraie, suivant les principes thérapeutiques que je vous ai exposés dans une précédente leçon.

Ce traitement se fût-il montré efficace? Les opinions, ici, pourraient être divergentes. Charcot enseignait que le traitement spécifique n'exerce pas d'action sur le tabes, voire même lorsqu'il se montre chez des sujets syphilitiques, ce qui est la règle fréquente, je ne dis pas constante. Pour M. Fournier, le traitement spécifique agit, mais son action ne s'exerce pas directement, à l'instar de ce qui existe pour les syphilitiques proprement dits. Erb est plus affirmatif : la thérapeutique de choix dans le tabes consiste dans le traitement mercuriel et ioduré.

Je laisse de côté ici les cas où, au lieu et place du tabes vrai, on se trouve en face de ces myélites à forme pseudo-tabétique justiciables de la thérapeutique mercurielle et iodurée, pour me placer vis-à-vis du grand nombre de tabes avérés à diagnostic non douteux qu'on est si souvent appelé à traiter chez des syphilitiques. Mon opinion est celle de mon maître, le professeur Fournier. Comme lui, je crois qu'en présence d'un tabes et surtout d'un tabes au début, il faut d'emblée et sans hésiter recourir au traitement mercuriel et ioduré, j'ajouterai, même si le sujet n'est pas syphilitique. Le mercure et l'iodure sont encore les meilleurs médicaments que nous possédions contre les affections organiques à lente évolution. Ce sont des médicaments puissants, à longue portée; il ne faut pas hésiter à s'en servir. Bien entendu, on en usera avec prudence, car ils ne sont pas toujours inoffensifs, surtout à doses élevées : avec leur aide, on ne s'acharnera pas contre un tabes comme on s'acharnera contre une myélite nettement syphilitique.

En ce faisant, je suis persuadé pour ma part qu'on peut obtenir de bons résultats du traitement, surtout au début du tabes, et de ce fait, lorsque je vous disais que vous aviez tout intérêt à porter un diagnostic précoce, je pensais à la thérapeutique que vous auriez plus tard à instituer. J'ai par devers moi quelques cas dans lesquels le traitement mixte rigoureusement institué, longtemps poursuivi, et j'ajoute aussi, bien supporté, m'a semblé mettre obstacle à l'évolution du tabes. Peut-être me suis-je trouvé en présence de cas à évolution naturellement lente et bénigne comme il en existe. Cela est possible, mais n'est pas certain. Je le répète encore une fois, je ne vois dans l'arsenal de la thérapeutique médicamenteuse que ces deux agents, le mercure et l'iodure, qui aient une réelle valeur dans le traitement du tabes. Les autres médicaments dont je vais vous parler n'ont, à mon avis, qu'une puissance très problématique, ils s'adressent aux symptômes et non à la maladie elle-même; ce sont des palliatifs et rien de plus.

Instituez donc sans hésiter le traitement mixte au début du tabes ou dans les cas dont l'évolution est peu avancée; faites vingt frictions à 4 grammes d'onguent double, laissez un repos de dix à vingt jours, suivant que les frictions sont supportées, puis reprenez quinze à vingt nouvelles frictions. Pendant toute la durée de ces deux périodes de frictions, donnez, sans interruption, même pendant le temps intercalaire, l'iodure à la dose progressivement croissante de 4, 5 et 6 grammes par jour. Faites ainsi, suivant les cas, deux à trois cures par an pendant les trois ou quatre premières années du mal, et vous vous comporterez, à mon avis, de la façon la plus pratique, je dirais la plus rationnelle s'il existait une méthode vraiment rationnelle et scientifique de traitement du tabes. Agissez ainsi même chez les tabétiques, où la syphilis ne saurait être incriminée.

Essayez encore de ce traitement dans les cas de tabes confirmés, mais avec moins d'énergie : tâtez le terrain, n'insistez pas outre mesure, car cette thérapeutique est très déprimante, et il importe de ne pas aider à l'apparition de la période cachectique. Traitez ces malades comme les artério-scléreux, par petites doses d'iodure, 1 à 2 grammes, longtemps prolongées. Joignez-y de temps en temps dix à quinze frictions mercurielles à 2 grammes, et surtout ne négligez pas l'hygiène, très importante dans l'espèce, de même que le régime, vous servant, en outre, des médications palliatives de second ordre, que je vais bientôt vous exposer.

Si j'insiste autant sur le traitement mixte comme thérapeutique fondamentale du tabes, c'est que les autres médications très nombreuses qui ont été préconisées n'ont à peu près donné que des désillusions : faut-il vous signaler le seigle ergoté, le nitrate d'argent, la strychnine, l'arsenic? Ces deux derniers médicaments peuvent remonter la tonicité musculaire et l'état général, ils ne sauraient servir de base à une thérapeutique fondamentale.

Il est de nombreux adjuvants de cette thérapeutique, en particulier certains agents de la médication externe : les pointes de feu légères et renouvelées, placées en séries parallèles le long des gouttières vertébrales, au niveau de l'émergence des racines, donnent parfois de bons résultats contre les douleurs fulgurantes ; peut-être aussi dans les tabes à évolution aiguë, à tendance paralytique, les courants continus descendants le long de la colonne vertébrale et des membres inférieurs, dont les séances quotidiennes devront être longtemps prolongées, avec une faible intensité, peuvent avoir quelque utilité.

Quant à l'hydrothérapie froide employée d'une façon systématique, qui elle aussi a été vantée, elle m'a toujours semblé inefficace et parfois nuisible. Elle peut relever l'état général, ce qui est à considérer, mais elle provoque souvent l'apparition des douleurs fulgurantes si souvent sollicitées par les temps humides, par un refroidissement passager. Évitez au moins que le jet ne soit projeté avec trop de force sur les zones hyperesthésiques, si sensibles et si fréquentes de la région dorsale et des régions latérales du tronc.

Il n'en est pas de même de l'hydrothérapie chaude, de

la médication thermale proprement dite. L'expérience a, depuis longtemps, démontré que les eaux chaudes à faible minéralisation, en particulier les eaux chlorurées sodiques, avaient une action favorable sur le tabes. Entravent-elles son évolution? Cela est possible, mais elles agissent certainement d'une manière sédative. A mon avis, une saison thermale annuelle doit faire partie de l'hygiène du tabétique, à condition qu'elle soit modérée, peu fatigante, que le malade en fasse une cure de repos, pour ainsi dire.

Sous le rapport de la station où vous enverrez votre malade, vous n'avez que l'embarras du choix : Lamalou, Bourbonne, Néris, Bagnères-de-Bigorre, etc. Gardez-vous toutefois de vouloir faire de la cure thermale une cure spécifique proprement dite, et craignez, je le répète, de tomber dans une exagération toujours nuisible. Les tabétiques sont des malades fragiles, toujours en équilibre instable de leur mal ; il faut leur éviter les fatigues qui font apparaître les douleurs fulgurantes et exagèrent l'incoordination motrice, les longs voyages en chemin de fer qui influencent défavorablement la vessie. Choisissez, autant que possible, la station la plus voisine du séjour habituel de votre client; il ne faut pas que les fatigues de l'aller et du retour compromettent les bons résultats que vous espérez de la saison thermale. Je le dis à nouveau, cette saison doit être avant tout une cure de repos et de bonne hygiène générale.

Je vous ai déjà, à plusieurs reprises, parlé de l'*hygiène.* J'estime, en effet, que celle-ci doit jouer un grand rôle dans le traitement de l'ataxie locomotrice. Aussitôt que chez un malade vous avez constaté les signes du tabes, ne manquez pas de l'astreindre à une hygiène assez sévère. Éviter la fatigue physique, et aussi la fatigue morale, doit compter au nombre de vos premières prescriptions. Je ne serais pas étonné que la profession de notre malade, qui est placier en marchandises et, de ce fait, exposé à faire de longues courses à pied ou en voiture plus ou moins bien suspendue, n'ait influencé dans un sens défavorable l'évolution de son affection. Les longues stations debout chez les tabétiques sont mauvaises, si un exercice modéré est incontestablement favorable.

Vous proscrirez les abus de toutes sortes, l'usage immodéré des liquides alcooliques en particulier ne pouvant que favoriser la sclérose médullaire, comme elle favorise celle des autres tissus de l'économie. Vous insisterez encore sur l'abstention presque complète des rapports sexuels : je sais bien qu'il est nombre de tabétiques chez lesquels les désirs font défaut, d'autres n'ont plus d'érections, mais ont encore des désirs. Chez tous exigez que le coït soit rare, sinon supprimé. Son action retentit très défavorablement sur la moelle et prépare l'incoordination motrice, que tous vos efforts devront tendre à éloigner, sinon à éviter.

Que le régime alimentaire soit choisi, sinon abondant, le tabétique ayant besoin de forces physiques pour résister aux assauts constants de son mal. Enfin que l'hygiène morale soit scrupuleusement ordonnée ; évitez chez vos malades, autant que faire se pourra, les émotions vives, le surmenage intellectuel. Il y a peu de sujets, pour des raisons faciles à comprendre, qui, plus que les tabétiques, aient de la tendance à tomber dans l'état neurasthénique. Il ne faut pas que les sensations si variées de cet état nerveux s'ajoutent aux symptômes déjà trop luxuriants du tabes ; l'association morbide ainsi créée serait des plus fâcheuses et des plus rebelles à la thérapeutique.

Les conseils que je viens de formuler s'adressent pour ainsi dire à la maladie tout entière, ils constituent la thérapeutique générale du tabes. Il est des symptômes, des manifestations particulières contre lesquels vous devez intervenir par une médication appropriée. Je n'envisagerai ici que ceux contre lesquels la thérapeutique offre une réelle efficacité.

Sans préjudice du traitement général que vous devrez fondamentalement mettre en œuvre, vous serez souvent sollicités d'agir contre les manifestations douloureuses du tabes, dont vous connaissez la variété. Toute une série d'anti-spasmodiques, de calmants, de sédatifs du système nerveux peuvent être opposés aux douleurs fulgurantes en particulier. Les meilleurs me paraissent être la phénacétine et l'antipyrine. La phénacétine surtout vous donnera de bons résultats. Ne l'employez pas dans l'intervalle des douleurs, elle ne saurait prévenir leur apprition ; usez-en dès que celles-ci auront de la tendance à se manifester, ce que les tabétiques savent généralement vous dire un peu à l'avance. Prescrivez 1 gramme 50 à 2 grammes de phénacétine dans les vingt-quatre heures, par cachets de 50 centigrammes, les deux ou trois premiers étant donnés à intervalles assez rapprochés. Faites de même pour l'antipyrine, dont l'action, d'une façon générale, est moins parfaite daus ce cas particulier ; cela dépend, d'ailleurs, des malades et aussi des susceptibilités individuelles pour les divers médicaments. Si la crise douloureuse était très violente, donnez, après chaque cachet, dix gouttes de laudanum de Sydenham, sans dépasser trente à quarante gouttes dans les vingt-quatre heures. Cette association de la phénacétine et de l'opium vous donnera souvent de remarquables résultats, tant dans les douleurs fulgurantes que contre les diverses crises viscérales du tabes, vésicales, rectales ou autres.

S'il existe des crises gastralgiques, l'estomac se montrant alors intolérant, prescrivez un ou deux quarts d'un lavement tiède, dans lequel vous ferez dissoudre un gramme ou 1 gr. 50 d'antipyrine, la phénacétine étant peu soluble ; ajoutez à chaque lavement quinze gouttes de laudanum.

Enfin, dans les cas rebelles où ces médicaments auraient échoué, vous pourriez avoir recours à la morphine, le sédatif par excellence, à action rapide. Faites vous-même la piqûre, ne laissez pas la seringue aux mains du tabétique, il deviendrait rapidement morphinomane. Je vous rappelle que M. Charcot avait coutume de dire qu'il existait deux grands dangers dans l'ataxie locomotrice : la morphine et la vessie, parce que l'abus de la première et l'infection de la seconde conduisaient sûrement, par des voies différentes, à la même cachexie tabétique.

En ce qui regarde les troubles vésicaux, contre l'incontinence d'urine, vous serez désarmés ou à peu près, bien que le seigle ergoté et la strychnine puissent parfois l'influencer favorablement.

Contre la rétention, vous emploierez les sondages à l'aide desquels vous vous assurerez aussi que l'incontinence n'est pas due au regorgement. Ce qu'il faut obtenir avant tout, c'est que le tabétique vide régulièrement son réservoir vésical, afin que l'urine stagnante ne l'infecte pas.

Régularisez la fonction du réservoir pervertie ou abolie à l'aide de la sonde employée aseptiquement et régulièrement à heures fixes. Le matin, au lever, un sondage; un second vers deux heures de l'après-midi, un troisième après le dîner, un quatrième au coucher et un autre pendant la nuit, s'il est nécessaire avec une sonde molle, de façon à ne pas irriter le canal de l'urèthre. Deux ou trois fois la semaine, un lavage à l'eau boriquée tiède. De cette façon, vous parerez aux éventualités redoutables de l'infection urineuse.

*
* *

J'en arrive maintenant aux *troubles de la locomotion* qui, bien que parfois très précoces, marquent généralement l'apparition de la période avancée du tabes. Vous vous efforcerez de les prévenir en entravant, par tous les moyens possibles, l'évolution de l'affection. Lorsqu'ils seront constitués, votre action sera des plus limitée. J'ajouterai que j'aurais volontiers négligé de leur consacrer un chapitre spécial de thérapeutique, si, au cours de ces dernières années, il n'avait été mené grand bruit autour d'une méthode préconisée pour la première fois à Brême (1890) par son auteur, M. Frenkel.

Cette méthode vise uniquement le syndrome ataxie, l'incoordination motrice qui frappe les membres supérieurs ou inférieurs. Pour rétablir la coordination des mouvements, M. Frenkel s'adresse à l'attention des tabétiques et se propose de leur apprendre à nouveau à marcher, à s'asseoir, etc., le tout en décomposant les mouvements, en les recomposant à l'aide d'une série d'exercices et d'appareils qu'il serait trop long de décrire ici. Dans les cas les plus favorables, ces exercices doivent être répétés quotidiennement pendant plusieurs mois sous la direction de personnes expérimentées, si l'on veut obtenir des résultats satisfaisants. Pour ma part, ceux que j'ai vus m'ont toujours semblé très problématiques. L'incoordination motrice des tabétiques est une résultante pour ainsi dire : aux membres supérieurs, elle coïncide très fréquemment avec la perte du sens musculaire, avec des troubles subjectifs et objectifs des diverses sensibilités. Comment arriver par une simple rééducation à rétablir ces sensibilités abolies, causes, au moins pour une large part, de l'incoordination?

Aux membres inférieurs, ces divers troubles sensitifs existent également. La plupart des incoordonnés ne sentent pas ou sentent mal le sol ; de plus, lorsque l'incoordination est accentuée, il existe fréquemment un degré marqué d'atrophie des muscles, facile à constater si on veut bien se donner la peine de la rechercher. A notre avis, ce mode de traitement ne trouverait son application que dans des cas très rares où l'incoordination ne coïnciderait pas avec des troubles de sensibilité ou de l'atrophie musculaire. Il ne faut pas oublier non plus que l'abus des exercices rééducateurs est susceptible, ainsi que l'a démontré Kalinine, de réveiller les douleurs fulgurantes dans les membres inférieurs.

*
* *

J'en aurais fini avec l'exposé des moyens thérapeutiques à opposer au tabes, si je n'avais pas réservé une place particulière à une méthode de traitement qui s'adresse à un groupe important de phénomènes tabétiques, et peut-être a aussi la prétention de combattre la maladie elle-même, d'arrêter son évolution en agissant directement sur la moelle épinière, siège du mal. Je veux parler de la méthode de traitement par l'élongation de la moelle, qui appartient tout entière à Moczutkovski.

C'est en 1883 (*Vratsch.*, nos 17, 21) que le médecin d'Odessa, aujourd'hui professeur des maladies du système nerveux à l'Institut clinique de Saint-Pétersbourg, publia pour la première fois les résultats satisfaisants qu'il avait obtenus chez 13 tabétiques traités d'une façon toute particulière : la suspension par la tête à l'aide de l'appareil de Sayre. Il partait de ce principe que dans cette situation il se faisait par le poids même du corps une élongation du canal rachidien et de son contenu, et que l'action qui s'exerçait ainsi sur l'axe spinal et sur les gros troncs nerveux des membres inférieurs influencait favorablement l'ensemble symptomatique du tabes.

Déjà, d'ailleurs, en 1879, Langenbuch préconisait l'élongation directe des nerfs dans le traitement des douleurs fulgurantes. Il avait été suivi dans cette voie par un grand nombre d'auteurs français et étrangers, mais cette méthode, parfois dangereuse, était tombée dans l'oubli. Elle pouvait cependant donner de bons résultats dans certains cas particuliers, puisque M. Chipault (Acad. de méd., 6 avril 1897) a fait de l'élongation des nerfs plantaires la base de sa cure radicale du mal perforant.

Le travail fondamental de Moczutkovski était resté complètement ignoré, lorsqu'au mois d'octobre 1888, M. Raymond, de retour d'un voyage en Russie, fit connaître à M. Charcot les bénéfices qu'il avait retirés lui-même de cette méthode dans le service du médecin d'Odessa. Notre regretté maître nous confia le soin de l'expérimenter : le 19 janvier 1889, nous publiions les premiers résultats obtenus à la clinique de la Salpêtrière ; le 23 février, nous précisions la technique à suivre, nous basant sur l'étude de 40 malades ; enfin, en mai 1890, tablant sur la statistique considérable de 100 cas, nous disions : « 100 ataxiques, à la période moyenne de leur affection, soumis à la suspension, peuvent, après 30 à 40 séances, être divisés ainsi qu'il suit au point de vue des résultats thérapeutiques obtenus : 20 à 25 sont améliorés suivant la totalité des symptômes de la maladie, particulièrement en ce qui regarde les douleurs fulgurantes, l'incoordination motrice, les troubles génito-urinaires, sans qu'il y ait de changements appréciables dans les troubles oculaires et le signe de Westphall ; 30 à 35 ressentent à des degrés divers une amélioration d'un ou de plusieurs, mais non de la totalité des symptômes. Les autres 35 à 40 pour 100 environ ne retirent aucun bénéfice de la suspension, ou du moins n'en retirent que des bénéfices trop passagers pour entrer en ligne de compte dans les résultats favorables. »

On se souvient de l'enthousiasme qui accueillit la méthode de Moczutkovski, placée désormais sous l'égide du chef de l'école neurologique moderne. Cet enthousiasme même devait lui être des plus préjudiciables. Il n'y eut bientôt plus en France un établissement hydrothérapique, voire une salle de gymnastique, où elle ne fût appliquée, laissée le plus souvent aux mains de garçons de bains, de gens complètement ignorants des choses de la médecine. On y soumit à tort et à travers tous les ataxiques, si bien qu'il se produisit des accidents graves, même des cas de mort subite, qui jetèrent sur elle un fâcheux discrédit.

Aussi, en 1891-92, vit-on, sous l'influence de Brown-

Séquard, les injections de suc testiculaire se substituer à la thérapeutique mécanique du tabes : leur vogue fut d'ailleurs de courte durée, car elles ne tinrent en rien leurs promesses.

C'est pourquoi, au cours de ces dernières années, on en revint peu à peu à la suspension. Erb la préconise à nouveau comme donnant d'excellents résultats, surtout marqués chez les sujets qui ont des douleurs, de l'anesthésie, de la faiblesse musculaire, des troubles vésicaux. Vorotinsky arrive de son côté à des conclusions à peu près analogues. Récemment, enfin, le professeur Raymond (1896) déclare que l'élongation préconisée par Moczutkovski reste pour lui la méthode de choix dans le traitement du tabès.

La suspension des sujets par le cou offrait des inconvénients indéniables que les auteurs cherchèrent à atténuer ou à supprimer. M. Bonuzzi (1890), se basant sur des recherches anatomiques, montrait que l'élongation réelle de la moelle, à laquelle tendaient tous les efforts, se produisait au maximum dans la flexion du tronc, qu'il pensait réaliser sur le vivant en fléchissant fortement les membres inférieurs sur le tronc, celui-ci restant fixe sur le plan du lit, la tête étant un peu relevée par un coussin. M. Blondel (1895) traitait les douleurs fulgurantes « en fléchissant les cuisses sous le corps et la jambe sous la cuisse, de façon à amener les genoux aussi près que possible du menton » , une courroie solide passée derrière la nuque et glissant sous les genoux permettant au sujet de conserver cette position sans trop de fatigue, ou plus exactement sans effort.

Pour notre part, depuis l'époque déjà éloignée (1888) où M. Charcot nous avait confié le soin d'expérimenter la méthode de Moczutkovski, alors presque inconnue, sur les tabétiques de la Salpêtrière, nous étions resté complètement fidèle à l'élongation médullaire proposée par cet auteur.

Nous pensions aussi, en présence de certains accidents

liés à la compression presque inévitable des vaisseaux du cou par l'appareil de Sayre, qu'il fallait chercher un autre procédé que la suspension pour obtenir l'élongation de la moelle. C'est alors qu'en collaboration avec M. Chipault nous fûmes conduit, ainsi que l'avaient fait Bonuzzi et Moczutkovski lui-même le premier, à expérimenter sur le cadavre.

Les recherches entreprises à ce sujet en 1894 nous montrèrent d'abord que la suspension par le cou ne produit pas d'allongement appréciable de la moelle. Si l'on suspend un cadavre non autopsié à l'aide d'un appareil de Sayre dépourvu de goutières axillaires, on constate, le canal vertébral ayant été préalablement ouvert sur toute sa longueur, qu'il ne se produit aucune modification appréciable de son contenu. Cette manœuvre augmentant la longueur du rachis de près d'un centimètre, il est toutefois probable qu'elle exerce une action réelle sur la moelle et sur les paires radiculaires, mais c'est une action minime évidemment, moindre encore lorsque la suspension est faite sur un sujet vivant, chez lequel les muscles périvertébraux augmentent la résistance qu'oppose le rachis au poids des membres inférieurs, seul facteur possible de son allongement dans ce cas particulier.

Par contre, nous constations, nous aussi, que la flexion forcée du rachis produisait un allongement vrai, mesurable avec un centimètre souple ordinaire, de la moelle épinière et de ses racines

Vous me permettrez d'entrer quelque peu dans le détail de nos expériences sur le cadavre ; elles sont importantes à connaître pour l'interprétation des résultats auxquels elles conduisent chez le sujet vivant atteint de tabes.

Nos premières recherches, exécutées sur des rachis vidés de leur contenu, nous avaient montré que la flexion de la colonne vertébrale faisait subir à la paroi antérieure de son canal un allongement considérable portant principalement sur les vertèbres dorso-lombaires. Cet allongement, sur les sujets où nous l'avions mesuré, avait été considérable : 3 cent. 1, 3 cent. 5 et 4 cent. 3, soit près du vingtième de la longueur totale de la colonne vertébrale au repos qui était respectivement de 52 centimètres, 60 cent. 3 et 72 cent. 8. Chez notre premier sujet, sur 3 cent. 1 d'allongement, 8 millimètres étaient revenus aux vertèbres cervicales, 4 aux dix premières dorsales, 12 aux 3 vertèbres suivantes, 7 aux 4 dernières ; chez notre second sujet, sur 3 cent. 5, l'allongement avait été respectivement de 6.6, 14 et 15 millimètres ; chez notre troisième sujet, sur 4 cent. 3, de 10.6, 15 et 12 millimètres.

Nous devions dès lors nous demander comment s'accommodait à de telles modifications le contenu du canal, relié à sa paroi antérieure par de multiples attaches.

Un essai fut fait tout d'abord sur un cadavre dont le canal rachidien renfermait intact le fourreau dural mis à nu sur toute son étendue; pendant la flexion, celui-ci se tendit, s'aplatit, se rida longitudinalement et s'allongea de 1 cent. 7, passant de 51 cent. 1 à 52 cent. 8, au niveau de sa face postérieure seule mensurable.

Malgré l'importance de cette constatation, il nous sembla préférable de faire porter ultérieurement nos mensurations, non plus sur le fourreau dural, mais sur les organes nerveux intra-duraux eux-mêmes, ce que nous fîmes, alors, sur trois sujets et, depuis, sur deux autres ; soit, en totalité, cinq expériences, qui nous ont donné les résultats suivants :

a) La flexion du rachis produit un allongement constant de l'ensemble des organes nerveux intra-duraux : il a été, sur nos cinq cadavres, respectivement de 1 cent. 3, 1 cent. 2, 1 cent. 6, 2 centimètres et 1 cent. 1.

b) Cet allongement total se partage entre la moelle et la queue de cheval. La part qui revient à la moelle ne varie que fort peu d'un sujet à l'autre. Au contraire, la part qui revient à la queue de cheval varie très notablement : c'est à elle que sont dues presque exclusivement les variations individuelles du total.

En effet, nous avons obtenu les résultats suivants :

	Allongement total.	Moelle.	Queue de cheval.
1re exp.	1 cent. 3	7 mill.	6 mill.
2e exp.	1 cent. 2	7 mill.	5 mill.
3e exp.	1 cent. 6	9 mill.	7 mill.
4e exp.	2 cent.	9 mill.	1 cent. 1
5e exp.	1 cent. 1	7 mill.	4 mill.

Notons à propos de ces chiffres que la différence entre l'allongement de la moelle et l'allongement des corps vertébraux correspondants explique l'ascension de l'extrémité terminale de la première le long de cette face pendant la flexion du rachis : ascension bien réelle, connue depuis longtemps, et dont les conséquences chirurgicales ne sont pas sans intérêt ; nous tenions à faire constater que son existence ne contredit en rien la notion de l'allongement vrai de la moelle pendant le même mouvement.

c) Il résulte encore de nos mensurations que l'allongement proprement dit de la moelle ne porte pas avec une égale intensité sur les divers segments de cet organe. Dans le sens longitudinal, il se localise au-dessous de la deuxième paire radiculaire dorsale, avec maximum à la hauteur des premières paires lombaires ; nous renonçons à donner à ce sujet nos mesures millimétriques, qui, par suite de la variabilité, avec les régions, de l'intervalle entre deux paires radiculaires consécutives, ne pourrait offrir de ce résultat très net qu'une idée tout à fait inexacte. Dans le sens antéro-postérieur, d'autre part, l'allongement porte nécessairement davantage sur les parties postérieures de la moelle que sur ses parties antérieures, puisque l'axe de flexion du rachis passe en avant de cet organe ; cette différence d'action est évidente : nous n'avons pas réussi à la mesurer d'une manière précise.

Telles furent nos expériences ; j'ajouterai, en terminant leur description, que toutes furent exécutées le cadavre étant assis sur la table d'amphithéâtre, les membres inférieurs étendus et fixés à plat sur cette table, les pieds se joignant et se touchant par leur bord interne.

Elles nous permettaient, en somme, de conclure que : tandis que la suspension du rachis ne produit qu'une élongation insignifiante de la moelle, sa flexion sur un sujet assis, les jambes étendues, détermine une élongation de cet organe de près de 1 centimètre, portant presque toute son action sur ses parties postérieures, au niveau des premières paires lombaires.

*
* *

Il restait à utiliser pratiquement ces données. Nous essayâmes chez les malades ataxiques qui vinrent réclamer nos soins de pratiquer l'élongation de la moelle de la façon dont nous procédions sur le cadavre, le sujet reposant sur le plan du lit, les jambes étendues, le tronc étant soumis à une flexion forcée par une forte pression sur les épaules. Ce procédé est brutal, la pression qui s'exerce ainsi d'une façon très limitée devient rapidement douloureuse. Après bien des tâtonnements et des essais infructueux, après avoir essayé des moyens préconisés par Bonuzzi et par Blondel, qui nous semblèrent passibles des mêmes inconvénients que la flexion directe exercée manuellement, soit en exerçant une traction sur les membres inférieurs (Bonuzzi), soit en fixant la flexion du tronc à l'aide d'une courroie (Blondel), nous fîmes construire l'appareil suivant, qui permet de doser, pour ainsi dire mathématiquement, le degré de flexion sans dépasser le but qu'on veut atteindre.

Cet appareil, que nous présentâmes le 26 avril 1897 à l'Académie de médecine, en exposant les résultats satisfaisants que nous en avions obtenus dans la cure du tabes et sur lesquels nous allons revenir (1) (fig. 1), se compose

(1) Gilles DE LA TOURETTE et CHIPAULT, *Le traitement de l'ataxie par l'élongation vraie de la moelle*. Acad. de méd., 26 avril 1897.

essentiellement d'un table basse, longue de 1 m. 50, large de 45 centimètres, portant à sa partie postérieure un petit dossier auquel est fixée une courroie ou sangle.

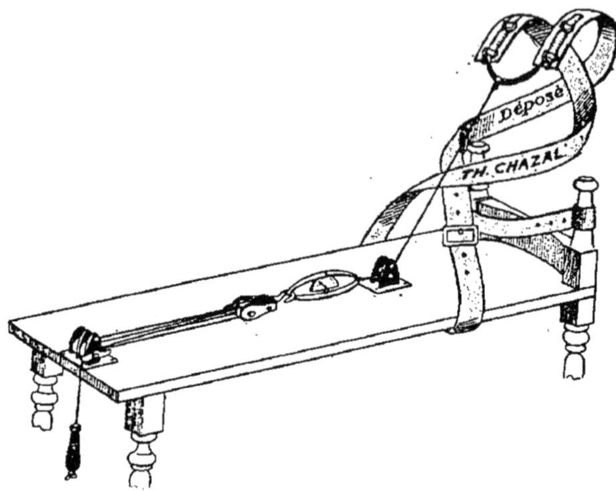

Fig. 1. — Table pour l'élongation de la moelle.

Sur la ligne médiane, à l'union du tiers postérieur et des deux tiers antérieurs de la table, est adaptée une poulie sous laquelle passe une corde de traction reliée à une

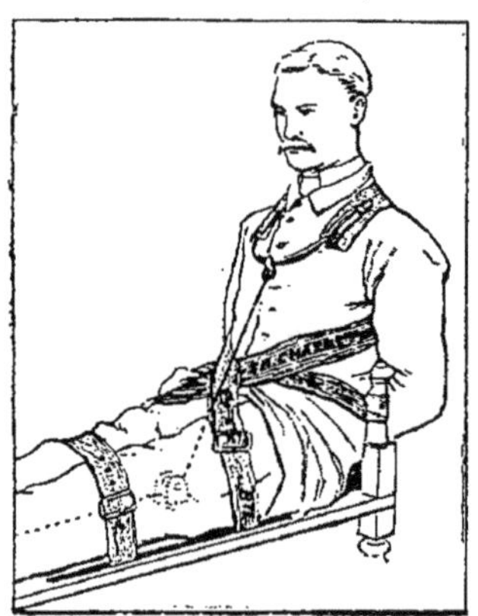

Fig. 2. — Le malade placé sur la table à élongation : disposition des courroies.

moufle fixée au niveau du bord libre. Le patient s'assied bien d'aplomb sur la table, les jambes étendues, la poulic située dans leur intervalle (fig. 2) : le tronc est fixé par la sangle du dossier, afin d'éviter le glissement du corps en avant; les jambes sont maintenues dans la rectitude, les pieds reposant sur la table par les talons et leur bord interne se touchant, par une sangle passée autour de la table et fixée au-dessus des genoux. On dispose alors la partie essentielle de l'appareil, qui consiste en une sangle à quatre branches affectant la forme d'un X. Ses deux branches supérieures sont munies d'anneaux situés à diverses hauteurs ; leur face antérieure porte cette indication destinée à éviter des erreurs d'application : face, côté droit, côté gauche. Des deux branches inférieures, la plus petite, qui doit être placée du côté gauche du sujet, est pourvue d'une boucle ; la plus grande passe autour du bassin, puis sous la table, et va se fixer à la boucle de la précédente. Les deux branches supérieures passent sous les bras. Au niveau de la région dorsale on les entrecroise à la façon d'une croix de Saint-André, de manière que la branche droite passe à gauche, et réciproquement, et que leur extrémité libre munie d'anneaux vienne de chaque côté se poser sur les épaules à la façon de deux bretelles. A ces anneaux, un peu plus haut, un peu plus bas, suivant la taille des sujets, se fixent les deux extrémités terminées en crochet d'une petite barre de fer disposée en forme de cintre et munie, à sa partie médiane, d'un anneau dans lequel s'engage la corde de traction; celle-ci se réfléchissant sur la poulie située entre les jambes du sujet, la traction, d'horizontale, devient verticale, ce qui force le malade, l'appareil étant en place et manœuvré, à se courber, à fléchir le rachis (fig. 3).

*
* *

Il est des sujets chez lesquels les disques invertébraux sont assez élastiques pour que la flexion maximum soit dépassée immédiatement; ils se plient en deux comme une charnière, à la façon de certains acrobates ; ces sujets sont rares : la flexion forcée du rachis, on le comprend, ne leur est pas applicable. Il en est d'autres chez lesquels le développement exagéré du tissu adipeux qui double les parois abdominales met obstacle à la flexion en avant : ceux-là sont peut-être dans l'espèce encore plus rares que les précédents, les ataxiques, loin d'être adipeux, étant presque toujours émaciés.

En dehors de ces deux conditions exceptionnelles, la flexion à l'aide de l'appareil est toujours et facilement applicable.

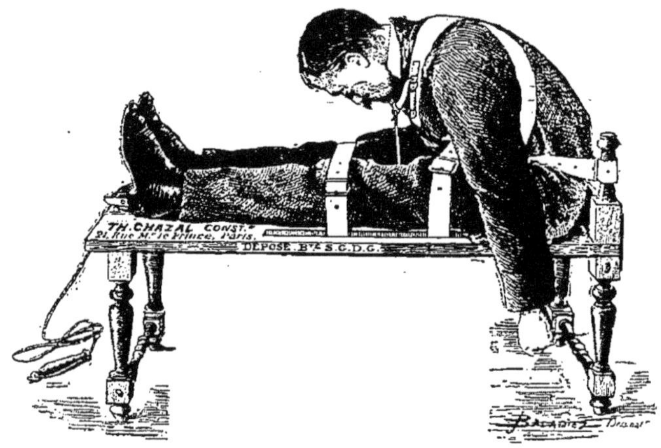

Fig. 3. — Le malade placé sur la table à élongation : attitude pendant l'élongation.

Dans la majorité des cas la force à déployer, mesurable à l'aide d'un dynamomètre qu'on peut interposer entre le crochet de la moufle et la corde de traction, varie entre 60 et 80 kilos, soit une moyenne de 70 kilos fournie par dix ataxiques.

Ce maximum de traction n'est pas obtenu dès la première séance. Le sujet forcé de se courber en avant éprouve, de ce fait, dans la région lombaire, lors des premières applications, une sensation de flexion exagérée, qui pourrait devenir douloureuse si la traction était portée trop loin. La tolérance s'établit généralement dans les trois ou quatre premières séances, et la traction s'exerce chaque fois de plus en plus, pour devenir stationnaire à un moment donné, ainsi que l'indique le dynamomètre.

Corrélativement, avec la sensation de flexion forcée dans la colonne lombaire, il doit se produire, lorsque la traction est devenue suffisante et tolérée, c'est-à-dire généralement au bout des trois ou quatre premières séances, une sensation de fourmillement et d'engourdissement dans les pieds, que les malades apprennent bien vite à connaître. Cette sensation prouve que l'élongation a réellement lieu, car elle est incontestablement liée à l'allongement de la moelle et, en fin de compte, des sciatiques. Lorsqu'on n'a pu l'obtenir au bout de cinq ou six séances, *il est inutile de continuer de soumettre les sujets à l'appareil, ils n'en retirent aucun bénéfice*. Outre les tabétiques dont je vous ai parlé, chez lesquels la colonne est très flexible ou qui ne peuvent se courber suffisamment, par suite du développement exagéré du tissu adipeux, il en est dont la colonne vertébrale est réellement très rigide. Chez ceux-là, qui ont généralement dépassé quarante-cinq à cinquante ans, il faut procéder avec lenteur. Soumettez pour ainsi dire leur colonne à une certaine gymnastique, et, au bout de sept ou huit séances, ils arriveront à ressentir cette sensation d'engourdissement et de fourmillement dans les pieds qui, je le répète, est indispensable, car elle est pour ainsi dire la preuve de votre opération.

Cette sensation disparaît aussitôt l'élongation terminée : chez certains sujets, elle peut être très vive lorsque la traction est immodérée ; je l'ai vue, dans deux cas, occasionner une sciatique traumatique de quelques jours. Il suffit d'agir avec prudence pour éviter ces petits ennuis de peu d'importance, mais qui ne doivent en aucune façon exister lorsque l'appareil est manœuvré par une personne expérimentée.

Pendant l'opération, les membres inférieurs doivent rester étendus à plat, de façon à ne pas permettre le relâchement des sciatiques. La tête sera libre, moyennement fléchie sur le thorax, les bras pendants ou repliés le long du tronc.

Dans ces conditions, pas d'accident à redouter, la respiration se fait librement, la circulation n'est en aucune façon gênée, à l'inverse de ce qui existe généralement pendant la suspension, et de plus l'élongation de la moelle se produit sans conteste.

De même qu'au début de toute séance, la traction doit être progressive, à la fin de l'opération on ne produira pas, en lâchant brusquement la corde de traction, une déflexion subite du rachis ; on filera peu à peu, puis le malade sera rapidement démuni de son appareil et pendant quelques instants se placera sur un canapé ou un lit de repos. Il pourra ensuite, s'il est encore valide, se livrer immédiatement à ses occupations habituelles.

La durée moyenne d'une séance oscille entre huit et dix minutes, temps maximum.

*
* *

Je vais maintenant vous exposer les résultats que j'ai obtenus à l'aide de cette technique.

Après avoir expérimenté sur dix sujets valides qui avaient bien voulu se prêter à nos investigations, de façon à nous permettre de nous rendre un compte exact des sensations éprouvées et de préciser ainsi la technique de l'intervention mécanique, nous avons appliqué l'appareil à 47 ataxiques : 39 hommes et 8 femmes.

Dès maintenant, je vous dirai que tous les ataxiques qui se présentèrent à la consultation ne furent pas indistinctement soumis à la flexion rachidienne : le discrédit qui, à un moment donné, a atteint la suspension, est venu souvent, pour une part au moins, de ce qu'aucune sélection n'était faite parmi les tabétiques traités par cette méthode.

Il faut, je le répète encore, savoir respecter certains cas de tabes. Tous les médecins ont observé des tabétiques chez lesquels l'affection nettement déterminée se jugeait uniquement après une durée de dix ans et plus, par l'abolition des réflexes lumineux et patellaire, le signe de Romberg, quelques douleurs fulgurantes et un peu de parésie vésicale. Il est évidemment inutile d'intervenir par les moyens mécaniques dans ces cas dont l'évolution semble arrêtée ou très peu active.

De même et surtout, l'intervention mécanique n'est plus indiquée à la troisième période du tabes, lorsque l'incoordination est très accentuée, que les malades sont en proie à ce que l'on a appelé, avec juste raison, la cachexie tabétique. Enfin, il existe des tabes à marche aiguë, qui semblent, à quelque époque que ce soit, défier tous les efforts de la thérapeutique. J'estime que l'élongation ne doit pas intervenir dans ces cas.

Restent les ataxiques parvenus à la deuxième période de leur mal, en voie d'incoordination, chez lesquels l'affection se révèle par son luxe habituel de symptômes : crises de douleurs fulgurantes dans les membres, crises viscérales, anesthésies, troubles génitaux et vésicaux.

Si l'on n'intervient pas, les sujets de cette catégorie sont presque fatalement voués à une évolution progressive et assez rapide de leur mal. Chez ces tabétiques, de tous les plus nombreux, lorsque l'élongation de la moelle est supportée dans les conditions que je vous ai indiquées, elle constitue, à n'en pas douter, la méthode thérapeutique de choix, ainsi que le disait M. le professeur Raymond. Nous pensons, en outre, que l'appareil que nous avons fait construire constitue, jusqu'à présent, le procédé à la fois le plus pratique et le plus scientifique d'application de l'élongation médullaire.

*
* *

Les résultats que nous en avons obtenus sont d'ailleurs des plus remarquables.

Je vous ai dit que nous avions, dans une première série d'expériences, opéré sur 47 ataxiques, comprenant 39 hommes et 8 femmes.

Or, en effet, 22 de nos sujets, soit près de la moitié, ont été améliorés suivant la presque totalité des symptômes de leur maladie. Cette amélioration a porté, en premier lieu et surtout, sur l'ensemble des phénomènes douloureux : crises à caractère fulgurant, troubles de la sensibilité. En second lieu, nos malades ont retiré un grand bénéfice de la méthode par rapport aux troubles urinaires, la rétention en particulier : l'incontinence a été moins favorablement influencée, sans que nous puissions en donner une interprétation suffisante. Enfin la flexion a eu une action presque constamment favorable sur l'impuissance. Sur nos 22 malades, 12 présentaient une incoordination motrice assez marquée : chez 10 la marche a pu se rétablir dans des conditions satisfaisantes. Dans tous les cas les symptômes oculaires ou bulbaires n'ont été que très médiocrement modifiés.

Ces résultats cadrent, notons-le en passant, avec les résultats de nos recherches anatomiques : la flexion, nous l'avons vu, a une action surtout marquée sur la moitié inférieure de la moelle dorsale, la moelle lombaire et les nerfs de la queue de cheval ; or, cliniquement, c'est incontestablement, d'une façon prédominante, sur les symptômes imputables aux lésions de ces régions, par lesquelles débute du reste presque toujours le tabes, qu'a porté l'amélioration : douleurs en ceinture, crises gastriques, douleurs dans les membres inférieurs, parésie vésicale et incoordination motrice.

A côté de ces 22 cas où le résultat a porté d'une façon générale sur la totalité des symptômes de l'affection, 15 *autres en ont retiré des bénéfices également, mais plus restreints et limités à quelques-uns seulement de ces symptômes.*

Chez 10 *seulement la flexion rachidienne n'a produit aucune amélioration.* Cette proportion est d'un quart à peine, au lieu du pourcentage de 35 à 40 insuccès pour 100 établi dans notre première statistique portant sur 100 cas de tabes traités par la suspension dans le service du professeur Charcot, à la Salpêtrière.

Cette proportion peut être rendue plus favorable encore lorsqu'on établit très rigoureusement la sélection dont je vous ai parlé. Dans une série d'expériences poursuivie en collaboration avec M. le docteur Gasne (1), dans le service de la clinique des maladies du système nerveux à la Salpêtrière, du 15 juillet au 19 novembre 1898, 17 malades sur 21 ont obtenu des bénéfices considérables, portant, comme toujours, sur les divers phénomènes douloureux, les troubles génito-urinaires, l'incoordination motrice.

Dans cette dernière statistique, nous avons uniquement compris les malades venus du dehors, le déplacement qu'ils étaient obligés d'effectuer dans des conditions souvent difficiles pour se rendre, trois fois par semaine, à la Salpêtrière étant une véritable garantie de leur sincérité. Nous avons éliminé les sujets déjà hospitalisés, ceux-ci pouvant avoir intérêt à exagérer les bénéfices de l'élongation, dans le but de satisfaire l'expérimentateur sous la direction médicale duquel ils se trouvent placés, ou au contraire à accuser un état stationnaire, afin de prolonger leur séjour à l'hôpital.

J'ajouterai, au point de vue technique, que l'amélioration s'est montrée généralement vers la dixième ou quinzième séance à dater du moment où la traction maximum avait été tolérée. La pratique nous a conduit à conseiller une séance tous les deux jours ; la séance quotidienne n'est efficacement tolérée qu'à la condition de ne pas excéder cinq à huit minutes de durée; elle peut être utile dans les cas où les phénomènes douloureux sont prédominants. Il nous a semblé inutile d'appliquer la méthode pendant plus de trois à quatre mois consécutifs, soit quarante à cinquante séances. Il arrive, en effet, presque toujours une période où dans un traitement de longue durée tel que celui du tabes par l'élongation de la moelle,

(1) Gilles DE LA TOURETTE et GASNE, *Le traitement de l'ataxie locomotrice par l'élongation vraie de la moelle épinière.. Nouv. Icon. de la Salp.*, n° 1, 1898.

les bénéfices obtenus semblent, au moins momentanément ne pouvoir être dépassés. Il faut alors interrompre les séances et profiter de ces interruptions pour instituer un traitement médicamenteux, prescrire une saison thermale, car l'élongation n'est pas exclusive des autres méthodes thérapeutiques et se combine heureusement avec elles. Bien entendu, après un mois et demi ou deux d'interruption, on devra reprendre, pour une nouvelle période de durée variable, les séances de flexion revenues utilisables.

TABLE DES MATIÈRES

DEUXIÈME LEÇON

LES ÉTATS NEURASTHÉNIQUES ET LEUR TRAITEMENT.

TROISIÈME LEÇON

DIAGNOSTIC ET TRAITEMENT DE L'ÉPILEPSIE.

QUATRIÈME LEÇON

TRAITEMENT DE L'HYSTÉRIE.

CINQUIÈME LEÇON

DIAGNOSTIC ET TRAITEMENT DU TIC DOULOUREUX DE LA FACE ET DE LA MIGRAINE.

SIXIÈME LEÇON

LA MORPHINOMANIE ET SON TRAITEMENT.

SEPTIÈME LEÇON

LE VERTIGE DE MÉNIÈRE ET SON TRAITEMENT.

HUITIÈME LEÇON

PATHOGÉNIE ET TRAITEMENT DES PIEDS BOTS.

NEUVIÈME LEÇON

FORMES CLINIQUES ET TRAITEMENT DES MYÉLITES SYPHILITIQUES.

DIXIÈME LEÇON

DIAGNOSTIC ET TRAITEMENT DE L'ATAXIE LOCOMOTRICE.

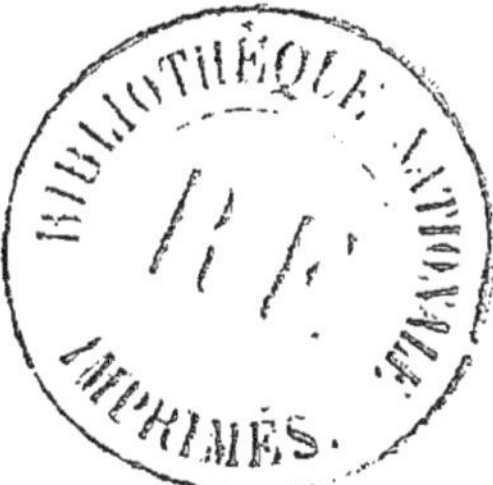

PARIS

TYPOGRAPHIE DE E. PLON, NOURRIT ET Cie

Rue Garancière, 8.

PARIS. TYPOGRAPHIE DE E. PLON, NOURRIT ET Cie, 8, RUE GARANCIÈRE. — 4126.

www.ingramcontent.com/pod-product-compliance
Ingram Content Group UK Ltd.
Pitfield, Milton Keynes, MK11 3LW, UK
UKHW012144240726
13966UKWH00001B/149